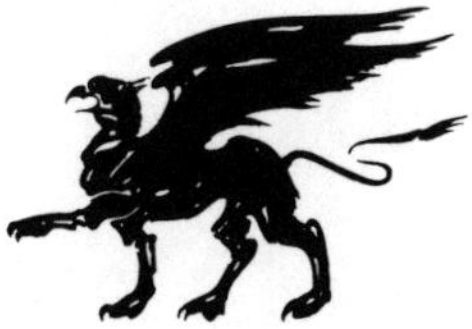

GIULIA SISSA

DIE LUST UND DAS BÖSE VERLANGEN

Eine Philosophie der Droge

Aus dem Französischen
von Christine Schmutz

KLETT-COTTA

Klett-Cotta
Die Originalausgabe erschien unter dem Titel
„Le Plaisir et le Mal"
bei © Éditions Odile Jacob, 1997
Für die deutsche Ausgabe

Printed in Germany
Schutzumschlag: heffedesign, Rodgau
unter Verwendung einer Abbildung
von Achille-Jacques-Jean-Marie Devéria, „Odalisque" (1831?)
© Norton Simon Art Foundation, Pasadena, CA
Gesetzt aus der Melior von Offizin Wissenbach, Höchberg bei Würzburg
Auf säure- und holzfreiem Werkdruckpapier gedruckt
und in Fadenheftung gebunden
von Freiburger Graphische Betriebe, Freiburg, i. Br.
Einbandstoff: Garantleinen

Die Deutsche Bibliothek – CIP-Einheitsaufnahme
Sissa, Giulia:
Die Lust und das böse Verlangen : eine Philosophie der Droge /
Giulia Sissa. Aus dem Franz. von Christine Schmutz. – Stuttgart :
Klett-Cotta, 1999
Einheitssacht.: Le plaisir et le mal <dt.>
ISBN 3-608-91917-1

INHALT

Die Sorgenbrecher

Wir sind längst alle gleich. Wir alle, nicht erst als die zweitklassigen Dandys, die wir seit der Eröffnung der Kaufhäuser und der Erfindung des Schaufensters geworden sind,[1] nein, wir alle als Menschen sind schon immer Begehrende und werden es immer bleiben. Verfressen, gierig und ungeduldig sind wir und wollen wenigstens unseren Frieden, am liebsten das Glück, auf jeden Fall aber Wohlstand. Die Dinge um uns scheinen das Glück buchstäblich zu versprechen. Also begehren wir sie. Wir wollen sie betrachten, berühren, kosten, einatmen, begreifen – sie in Besitz nehmen.

Wir wollen erwerben, zum Beispiel Blumen, Bücher und venezianische Gläser – wie auf den flämischen Stilleben des 17. Jahrhunderts – oder einen Sportwagen, Maßanzüge, Bordeauxweine in Reichweite unserer Sinne bringen, ganz so, wie in unserer Gesellschaft *Konsum* verstanden wird. Unser Körper läßt uns die Wohltaten spüren und auch ihre mißlichen Folgen.

Das Industriezeitalter hat Menge und Vielfalt der Waren eingeschränkt, und die zeitgenössische Philosophie lehrt uns, ihnen zu mißtrauen: Hinzu kommen eine Geringschätzung der Technik, der Argwohn gegenüber der Öffentlichkeit, die Verurteilung des Tauschwerts, hinter dem sich ja die Ausbeutung versteckt; die Sehnsucht nach einer Welt, in die man sanft hineingeboren wird, in der sich niemand an unseren Begierden stört, in der man nicht für andere arbeiten muß. Woher so viele Ressentiments gegen die Demokratisierung des Wohlstands? Und aus welchem Grund sieht man die Ausbreitung des *homo aestheticus* als Herrschaft der eitlen Leere an?

Weil sich das Denken in der abendländischen Tradition bis heute gegen die Empfindung – die Ästhetik, griechisch *aísthēsis* – stellt, und damit gegen die sinnliche Erfahrung der wahrnehmbaren Welt und gegen die Erfahrung von Gefühlen wie Verlangen, Schmerz und Vergnügen. Seit den Griechen bildet man sich ein, die gedankliche Reflexion zeige schon allein durch ihre Aktivität, wie lächerlich und zweifelhaft doch all jenes ist, was wir wahrnehmen und fühlen. Alle Empfindungen seien trügerisch, lehrt die platonische Tradition. Nein, korrigieren die Stoiker, die Wahrnehmungen seien glaubwürdig, die Leidenschaften hingegen beruhten auf Fehlurteilen. Jeder Wahrnehmungsakt sei lediglich eine Sinnestäuschung, meinen die Skeptiker. Unser Jahrhundert sei überladen mit Versuchungen und von Köstlichkeiten, aber ihr Genuß, sagt die Kirche, mache uns zu Sündern vor Gott. Der Materialismus wenigstens hätte die Sinnlichkeit und die Welt der Dinge feierlich hochhalten müssen; statt dessen habe er uns vor unseren kleinbürgerlichen Gefühlen und – was schlimmer sei – vor unserem Hang zum Luxus gewarnt.

Die abendländische Philosophie, die immer von Grund auf asketisch gewesen ist, hat uns gleichwohl ohne Unterlaß die eine Botschaft von anthropologischer Bedeutung gepredigt: der Mensch begehrt. Er fühlt in sich Begierden, diese Begierden haben auch eine Ursache, und diese Ursache können wir mit den Sinnen wahrnehmen. Immer ist also der Körper involviert: in die Wahrnehmung – nämlich gegenwärtiger, erinnerter oder phantasierter Wunschobjekte – wie auch in das Erlebnis des Genusses. Diese Botschaft scheint mir bedeutsamer und wahrer als zahlreiche kurzlebige Erklärungsmodelle, die wir den Sozialwissenschaften verdanken. Eine skeptische Zurückhaltung beherrscht die human- und gesellschaftswissenschaftliche Praxis. Wer einen historischen oder kulturellen Kontext absteckt, ein

Phänomen darin einschließt, es möglichst genau bestimmt, der ist legitimiert und gilt jedesmal wieder als innovativ. Und doch kann das, was bereits gedacht worden ist, unserem Denken viel mehr nützen.

Wir sind, wie gesagt, bereits alle gleich – wir begehren. Daß die Philosophie uns hilft, dieses *wir* zu betonen, indem sie das Thema unaufhörlich variiert, ist eine Chance. Sie müssen wir ergreifen, um beispielsweise eine soziale Tatsache zu verstehen, die unsere Gegenwart kennzeichnet – den Drogenkonsum.

Ich definiere die Drogensucht als Verhalten, das ausschließlich der Macht einer Begierde gilt, einer Begierde, die unersättlich ist und alles verzehrt, bis zu dem Punkt, an dem die Befriedigung – die normalerweise die wesentliche Voraussetzung für einen mehrmaligen, jedesmal anderen und wiederkehrenden Genuß ist – nicht mehr eintritt und sich in Gewöhnung und Abhängigkeit verwandelt: Die Folge ist die Fixierung auf Produkte, ohne die man nun nicht mehr auskommt, will man nicht übermäßig leiden. Anders gesagt, in der Drogensucht verwirklicht sich eine Theorie der Begierde, die aus dieser Störung nicht den bösen Dämon eines genußsüchtigen Lotterlebens macht, sondern ein verständnisloses menschenfressendes Ungeheuer; nicht die unbezahlbare Frische, die dem Glück ein bißchen Schwung gibt, sondern ein schwarzes Loch, in dem höchste Lust und schrillster Schmerz nicht mehr zu unterscheiden sind. Kein Zweifel, die Droge demonstriert uns beispielhaft die Macht des Begehrens, so extrem, daß der entstehende Defekt nun nichts mehr mit beglückter Lebensfreude zu tun hat, sondern im Gegenteil zu einem fürchterlichen körperlichen und seelischen Zustand führt. Nach und nach findet die Begierde in der Droge nicht mehr die antreibende Kraftquelle, sondern nur noch eine derart tyrannische Überreizung, von der sie nie mehr loskommt, um sich anderen Dingen zuzuwenden. Die nächste Dosis, statt Hochgenuß zu erzeugen, verhindert nur den Absturz ins Leiden. In dieser Gestalt wird die Störung von nun an immer als unerträglicher, doch unwiderstehlicher Schmerz erlebt. Somit hat sich das Vergnügen mit einem Mal in ein Beenden des Leidens, in Schmerzfreiheit, in negative Lust verwandelt.

Zu dieser Theorie, die uns die Droge kraft ihrer Wirkungen aufzudrängen scheint, hätte der *Junkie* einigen modernen Philosophen viel zu erzählen. Etwa zu Fragen wie: Haben wir hier nicht eine von Hegel herrührende, dialektische Herr-Knecht-Beziehung vor uns, die lediglich chemisch verschlüsselt ist? Kann die Abhängigkeit, diese grundlegende Veränderung der Sorge, nicht auch – mit Heidegger – in den Begriffen Zuneigung, Neigung, Absturz gedacht werden, läßt sie sich doch quer durch das semantische Feld des ‚*Hangs*‘ beschreiben, von ‚*hangen*‘ und ‚*anhangen*‘? Die Metaphern jener Fixer, die schreibend über sich selbst Aufschluß geben, führen uns auf die Spur einer Theorie der Gegenwart, der Herrschaft und der Zeit. Und eine weit zurückreichende Geschichte zeigt, daß die Theorie der Begierde – ohne Zweifel eine philosophische Tradition hat; jedenfalls so, wie sie ist, vielleicht nicht an den Rändern der westlichen Kultur, aber doch an ihrem Ursprung, in Griechenland. Für die lebenden Zeugen dieser philosophischen Tradition halten sich diese Drogensüchtigen, immer wenn sie die Dosis erhöhen, immer wenn sie denken, daß sie nie genug bekommen.

Die Begierde ist ihrer Natur nach unersättlich. Dies rückt die antike Philosophie in den Mittelpunkt ihrer ethischen Reflexion. Das Verlangen (nach Sex, Trinken, Essen, Geld) ist derart, daß ihm nachgeben sich aufgeben bedeutet, sich einem Tyrannen ausliefern, der maßlos ist. Die Anziehung durch jedes nächstbeste wahrnehmbare Objekt ist von Natur aus dazu verurteilt, unbefriedigt zu bleiben. Auf der

Suche nach Erfüllung wollen wir sammeln, horten, uns einverleiben. Wir werden zu Investoren, Sammlern, Gourmets, Verführern. Und gehen dennoch leer aus. Sind niemals zufrieden, denn wir sind unfähig zur *Zurückhaltung*. Sind nie befriedigt, denn wieviel wir auch verschlingen, es ist niemals genug. Die Leere ist kein stabiler Zustand, nicht das Gegenteil der Fülle, sie wird vom Überfluß nicht überwunden: Sie tut sich viel mehr in dem Maße auf, in dem wir sie zuschütten. Das Verlangen breitet sich in einer Bewegung steter Erneuerung weiter aus, leer und rastlos, immer wieder von neuem beginnend, und es hat keinen Grund, nachzulassen, da unsere begierige Seele jeden Boden verloren hat. Dies veranschaulicht uns Platon in einer Sprache voller Bilder als zerbrochenen Krug, als Regenpfeifer – ein Vogel, der zur selben Zeit frißt und ausscheidet –, als kuhförmigen, ausgehungerten Körper, als verwildertes Zwitterwesen, als unzähmbares Roß, kurz, als Behältnisse oder Tierkörper, die ohne „Erfüllung" bleiben müssen, da sie im wörtlichen Sinn „den Boden verloren" haben.

Die visuelle und gegenständliche Sprache der Drogenabhängigkeit lädt zu Assoziationen ein, die Bilder gleichen sich: Sich Heroin spritzen heißt auf französisch *se piquer,* „sich stechen", auf italienisch *bucarsi,* „sich ein Loch beibringen"; um sich „voll wie ein Ei" zu fühlen – französisch: *plein comme un œuf* –, sticht sich der Süchtige eine Öffnung in die Haut. Ein flüssiger Stoff, die Quelle der Lust, ergießt sich in den Körper, strömt in ihn hinein. Der Körper wird zum Abgrund, zu dem, was wörtlich den Boden verliert, eben im buchstäblichen Sinn bodenlos wird. Aus Lust wird Not, unbeherrschbarer Zwang. Alkoholmißbrauch heißt in der Umgangssprache „saufen wie ein Loch". Auch hier macht die Lust den Körper zur klaffenden Öffnung, zum Übergangsort für bewegliche Flüssigkeiten. Auffüllung und Entleerung – der Strom ist immer derselbe. Sich reinspritzen, reinziehen, abheben (den Boden verlieren). Bis zum Exzeß die natürlichen Körperöffnungen ausnützen und sich weitere zufügen, die direkte Verbindung zu den Blutgefäßen haben, durch die Stoffe hineingegossen werden, die mit Wohlbefinden erfüllen, dem Glück, das man kaufen und in der Tasche davontragen kann, diesen Ekstasen im Taschenformat, von denen uns Thomas de Quincey seinerzeit berichtet hat. Wird man mit all dem glücklich und erfüllt sein? Die Süchtigen verneinen es. Und, wenn auch nicht auf griechisch wie die Athener, so sagen sie es doch in den Bildern Platons, einer Rhetorik, die ihre Erfahrungen mitteilbar macht. Bei William Burroughs zum Beispiel: „Die Zeit des Stoffs", „das Stundenglas des Schnees", „die Tage auf der Spritzennadel aufreihen", „der am Hals festgeklammerte Affe", „die verdurstenden Zellen". Diese Sprache, die den Körper zerfleddert, in dem die Zeit sich vollständig im Fließen der Substanzen verliert, bringt uns in eine schwindelnde Nähe zur antiken Metaphysik der Begierde.

Diese immer härtere Anspannung in einem Mangelzustand, die im Phänomen der Abhängigkeit einen offenbar einzigartigen modernen Ausdruck findet, schien die Wahrheit hinter jeder Begierde zu sein, hinter dem menschlichen Begehren überhaupt. So veraltet sie auch scheinen mag, Platons Theorie der Begierde und die antike Philosophie sind durch die Erfahrung mit der Droge auf eklatante Weise bestätigt worden. Die gleiche Sprache, das gleiche metaphorische Feuerwerk, wo Abgrund, Versklavung, Wiederholung und Unendlichkeit zusammenfinden, trifft auf jene Philosophie zu, in der die Seele ein Gefäß ohne Boden ist, das die Begierde immer wieder „randvoll" machen will, wie auch auf den Junkie, der nicht aufhört, sich mit Drogen „vollzupumpen".

Das Einvernehmen zwischen der Philosophie der negativen Lust und der Realität der Gewöhnung öffnet den Blick für die Beurteilung der Drogensucht aus einem großzügigen, grundlegenden und kulturübergreifenden Blickwinkel. Der große Opiumverehrer und genaue Kenner der Antike, Thomas de Quincey, gestand seit dem ersten Schluck Laudanum* feierlich: „Welche Auferstehung des Geistes aus seinen tiefsten Abgründen! [...] Ich besaß ein Wundermittel – *phármacon nepénthes* – gegen jedes menschliche Leiden: mit einem Schlag hielt ich das Geheimnis des Glücks in Händen, über das die Philosophen seit Jahrhunderten diskutiert hatten."[2]

Dieser bewegliche, handliche und preisgünstige Stoff „Opium" war in seinen Augen nichts weniger als die kondensierte Seligkeit, flüssiges Glück, eßbarer Seelenfriede. „Man konnte jetzt das Glück für einen Penny kaufen und in die Westentasche stecken: die Ekstasen ließen sich nun schoppenweise [...] davontragen, die Beruhigung des Geistes in Gallonen mit der Post verschicken."[3] Welch ein Treffer, welch ein Zusammentreffen in der Tat, zwischen der unermüdlichen Suche der Philosophen – auf der Jagd nach einem Genuß**, den die Begierde** jedoch unerreichbar macht – und der jetzigen Entdeckung, daß dieser Traum mit einer Substanz in Erfüllung geht, die man nur zum Munde zu führen und sich in den Hals zu gießen braucht. Das Glück ist ein meßbarer Zustand, keine flüchtige Empfindung, kein philosophisches Problem mehr, es ist nun einfach die Folge einer Ursache: Laudanum zu trinken. Das Glück liegt im Laudanum selbst, das Opium *ist* das Glück.

* [Laudanum – vor der Entwicklung der modernen Neuroleptika häufig als Schlafmittel verwendete alkoholische Opiumtinktur, Anm. d. Ü.]

** [Das dt. *Lust* kann zwei im Text relevante Bedeutungsrichtungen annehmen, nämlich im Sinne von Lust der Begierde, des Verlangens u. ä., frz. *désir*, oder aber im Sinne von Lust beim Genuß, Vergnügen u. ä., frz. *plaisir*. Es wird deshalb an all jenen Stellen vermieden, wo es auf diesen Unterschied ankommt. Die frz. *plaisir* bzw. *désir* werden dann meist, wenn auch nicht immer, mit *Genuß* bzw. *Begierde* übersetzt. Anm. d. Ü.]

Ob er das, je nach kulturellem Hintergrund, weiß oder nicht, jeder Drogenkonsument liefert eine praktische Antwort auf das menschliche Problem des Glücks. Aus diesem Grund muß man ihn verstehen lernen. Verstehen nämlich in seiner falsch kalkulierten Aktion, die dennoch für alle Welt so viel verspricht: die Sorgen zu zerstreuen, mit Unvollkommenheiten, Mühe und Leid fertigzuwerden. In der Tat, wir sind da längst alle gleich. Wir, die Kinder der Sorge, die Geschöpfe der *cura*: Wie könnten wir einem Mittel widerstehen, das die Seelenruhe als Stoff verkörpert? Das betäubende Vergnügen fasziniert, weil es in zweifacher Hinsicht negativ ist. Über die Befreiung von körperlichen Schmerzen hinaus bedeutet es die Linderung der Mühsal des Lebens. Alle, auch die euphorisierenden Drogen wirken merkwürdig betäubend.

Jahre, nachdem er seinen Kokainkonsum eingestellt hatte, schrieb Freud mit erstaunlichem Ernst, das erste Mittel gegen das Leiden an der Zivilisation – ein Leiden, dem der Mensch als soziales Lebewesen nicht entkommt, wo immer er lebt – sei der Gebrauch der „Sorgenbrecher". So nannte er die Drogen, und diese Wendung ist recht interessant. Er hatte bis dahin die Wirkungen der Euphorie, Entspannung, Leistungsfähigkeit und die schmerzstillende Wirkung des Kokains empirisch getestet. Daneben hatte er Goethes *Faust* gelesen und darüber nachgedacht, über dieses Drama der Begierde, das mit dem sarkastischen Triumph der *Sorge* in Person endet, die unkündbar unter jedem menschlichen Dach wohnt. Die Sorge in Stücke brechen, das ist das erste und augenfälligste Heilmittel, das unmittelbarste und schnellste. Aber auf welche Indikation hin? Das Leben in der Zivilisation, das heißt die Existenz des sprechenden und demnach bereits in seinem Ursprung sozialen Wesens. Indem er so präzise auf die Krankheit namens „Mensch" abzielt, rückt Freud den Griff nach den

Betäubungsmitteln in eine existentielle Perspektive. Als Arzt faßt er die Anwendungsmöglichkeiten des Kokains als Anästhetikum in der Chirurgie ins Auge. An sich selbst aber testet er ein Produkt, das ihm ungeheuer wertvoll erscheint, um alles, auch die kleinste Bagatelle des Alltagslebens, was immer es sei, damit zu behandeln. Ausgeglichenheit, gute Laune, sich gut fühlen, in den Salons eine gute Figur machen, es sich behaglich sein lassen bei französischer Konversation, mühelos arbeiten… Das Kokain bringt eine Art Leichtigkeit mitten ins aktive Leben. Es stumpft die Ecken ab, ölt die Mechanik der Gebärden, verringert gleichsam den durch die Schicksalsschläge der Existenz entstehenden Reibungsverlust. Energie wird zur Lässigkeit.

Wie jene, die damit anfangen, Opiate einzunehmen, etwa Thomas de Quincey und die anderen Autoren, in deren Autobiographien wir lesen werden, findet Freud im Kokain anfangs einen unleugbaren Vorzug. Einmal davon entwöhnt, wird er sich eingestehen, daß die Falle der Drogen eben in ihrer Fähigkeit besteht, sofortigen und bedingungslosen Hochgenuß zu verschaffen. Er wird dem Gegensatz von Lust- und Realitätsprinzip im Kern der psychoanalytischen Theorie einen zentralen Platz einräumen.

Die Lust ist das erste Prinzip des psychischen Lebens. Für den Analytiker ebenso wie für Aristoteles bildet sie die mächtigste Triebfeder menschlichen Verhaltens. Für jedes naschhafte, genußsüchtige und ungeduldige Kind bedeutet das Größerwerden aber auch, den Genuß aufschieben zu lernen, indem es ihn auf Objekte verlagert, die mit der Welt, den anderen und der Selbsterhaltung kompatibel sind. Das Kalkül der Risiken lehrt, sekundäre Befriedigungen zu schätzen, die nicht griffbereit stehen, sondern die man sich um den Preis einer gewissen Anstrengung erkämpfen muß. Das unmittelbare, sorglose, nicht erkaufte Vergnügen der Kindheit – und der Drogen, die erstklassige und in einem gewissen Sinn kindliche Sorgenbrecher sind – wird gegen die Gewinne eingetauscht, die man erst durch Verzicht erzielen kann.

Zu der Zeit, als Freud die euphorisierende Wirkung des Kokains erprobte und studierte, arbeitete er an einer Theorie über die anästhetische Struktur des Genusses. Er hat dieses Modell nie oder fast nie aufgegeben. Gleichwohl geht der zunehmende Stellenwert des Realitätsprinzips in seinem Werk Hand in Hand mit der Erkenntnis, daß die Drogen eine Wollust entfesseln, die von der Welt isoliert. Der philosophische Ertrag der Psychoanalyse liegt für uns hierin: Unser Nervensystem ist so sehr dazu prädestiniert, in träger Bequemlichkeit zu genießen, daß wir uns, wenn wir es darin bestärkten, mit nichts anderem mehr beschäftigen würden. Die Sorglosigkeit gegenüber Dingen und Menschen wird aber nun von der ausschließlichen Sorge, der beherrschenden Beschäftigung mit einer einzigen Sache aufgeschreckt: dem Produkt, das uns doch von allen Sorgen erlösen sollte. Wenn wir dagegen den geduldigen und beschwerlichen Umweg über die Wirklichkeit nehmen, gewöhnen wir uns daran, für unser Vergnügen Sorge zu tragen. Und mittels solcher Geduld und Ausdauer gelingt es uns zu genießen. Die Wirkung der Drogen kommt unserer Neigung zum Vergnügen auf vollkommene Weise entgegen. Wir sind der ganzen Fülle des Genießens, deren wir fähig sind, nicht gewachsen.

Bei William Burroughs lesen wir, das Morphium habe ihn gelehrt, was Lust bedeute, daß sie als Schmerzlinderung zu verstehen und negativ sei. Mehr noch, daß negative Lust und unersättliche Begierde gekoppelt seien. Wollust und Betäubung sind somit in einer endlosen Schleife miteinander verbunden. Die Platonische Ethik erhebt sich über dem Nichts, dessen Verlockungen und unersättlichen Lüste eine Existenz in den Abgrund ziehen können. Die Toren löschen Durst und Hunger, was sie als „Vergnügen" bezeichnen, ohne zu bemerken, daß sie niemals aufhören werden zu begehren und immer auf der Suche nach dem Ende des Leidens sind. Auch hier begegnen sich die unstillbare Begierde und das negative Vergnügen. Für die Freudsche Psychoanalyse bedeutet Genuß Reduktion unangenehmer Erregung, in der jeder Affekt besteht. Indessen sind die Begierden, unter der Bedingung, daß man sie in spezifischer Weise zu befriedigen versucht, nicht notwendig unersättlich. Nur in der Neurose, im Traum und im Fall der Drogensucht wird das Verlangen drängend und unstillbar. Wie Epikur hält auch Freud an der negativen Struktur der Lust fest, aber seine ganze Theorie der Triebhandlungen basiert auf der Möglichkeit einer normalen und wirksamen Entladung der psychischen Energie. Es ist Lacan, der die Psychoanalyse letztlich wieder zum platonischen Nihilismus zurückführt und ein unbefriedigtes und daher immerzu lebendiges Verlangen postuliert. Die Argumente für und wider die beiden Thesen – das Vergnügen ist negativ; die Begierde ist unstillbar – ermöglichen es, zwischen Philosophie, Psychoanalyse und Neuropharmakologie eine Geschichte der Lust zu entwerfen.

ERSTES KAPITEL

Die Zeit des Stoffs

Der Stoff siegt durch einen Mangel

In den Autobiographien der Drogenbenutzer bildet die besondere Zeitlichkeit den grundlegenden erzählerischen Rahmen – die Erfahrung wird als vorübergehende Zeit wahrgenommen, als das Bewußtsein, daß der Genuß eine eigene Zeit hat, die anfängt, das Leben zu bestimmen. Will man die Geschichte einer Gewohnheit, einer Regelmäßigkeit erzählen, die nach und nach zur zwanghaften Wiederholung wird, muß man zunächst die Augenblicke suchen, in denen der alte Rhythmus unterbrochen wurde, einem anderen Takt folgte, die Tage anfingen, um eine einzige Sorge zu kreisen, wann der Wechsel der Zeitabschnitte mit oder ohne den Stoff außer Kontrolle geriet, wann das Vergnügen zur Betäubung wurde. Und man muß ganz an den Beginn zurückgehen: Wie hat das eigentlich angefangen?

Die Psychoanalyse neigt zu einer Theorie, in der das Schicksal dem Süchtigen seit seiner Kindheit vorgezeichnet und vom Wunsch nach der Mutter bestimmt ist.[1] Unter den lacantreuen Psychoanalytikern, die so gut gerüstet sind, um die Problematik des Mangels anzugehen, haben mehrere versuchsweise über die Zuflucht zum Rauschgift nachgedacht. Danach ist der Süchtige zu Beginn jemand, der eine Entbehrung in ihrer noch harmlosen Version, in der sie der Lust [désir] noch als Triebfeder dient, schon nicht aushält – und deswegen sich „den Hals voll" stopft und sich „Löcher" setzt.[2] Die Erfüllung, Ruhe, Ausgeglichenheit oder Hochstimmung, die ihm der „Stoff" verschafft, bildet so einen schützenden Vorhang gegen das

Unbehagen, sein Leben zu gestalten. Ja zum Heroin, Kokain, Crack sagen heißt, sein Leben einer Sache überlassen, die Halt gibt. Man klammert sich an sie, legt sich fest, gewöhnt sich. Das erfüllt die Existenz, höhlt jedoch den Körper aus. Es verwandelt ihn in ein Loch. Und schon sehen wir die Entbehrung in ihrer schonungslosen Variante. Die Begierde nimmt zu; der Druck, verzichten zu können, wenn etwas nicht zur Verfügung steht, obwohl man unbändig darauf Lust hat: Aus dem Begehren ist pure, unbeherrschbare, unerbittliche Not geworden.

Die autobiographischen Berichte der Drogenabhängigen bestehen hartnäckig darauf, daß der erste Kontakt, die erste Begegnung zufällig passiert. Beim ersten Mal ist es, als gebe es eigentlich keinen Grund, nicht einmal eine von diesem Ding selbst ausgehende Anziehung, noch weniger irgendeine feste, zielgerichtete Absicht. Am Anfang ist man Opfer der Situation, die Gelegenheit ergibt sich, jemand macht den Vorschlag. Es ist ein rein zufälliges Zusammentreffen, wenn nicht sogar eine Ungelegenheit; unvorhergesehene Umstände oder purer Zufall. Die Phase der Abhängigkeit beginnt wie aus Versehen: man fällt, gleitet, stolpert in sie hinein. Es geschieht nicht aus Verlangen.

Thomas de Quincey passierte die allererste Begegnung mit dem Opium eines schönen Tages, als er, an einer Gesichtsneuralgie leidend – der Schmerz hatte begonnen, nachdem er zufällig seine täglichen Gesichtswaschungen mit kaltem Wasser unterbrochen hatte –, wie blind, „mehr, um möglicherweise meinen Qualen zu entkommen, als mit einem bestimmten Ziel“,[3] auf die Straße rannte. Und hier, an diesem unbestimmten Ort und zu dieser ungelegenen Zeit, stieß er nun durch puren Zufall auf einen Bekannten, einen nicht näher bezeichneten Kommilitonen. Diese namenlose Person, der er zufällig wiederbegegnete, empfiehlt ihm – warum auch nicht –, es doch mit Opium zu versuchen. Später, nachdem er die Macht der „himmlischen Droge" entdeckt hat, wird sich de Quincey der unbedeutendsten Details und Umstände dieser Enthüllung erinnern, so als ob ihn damals ein unglückliches Schicksal geleitet hätte. Der „halbverrückte Apotheker", der ihm jenen ersten Schluck Laudanum verkauft hatte, muß mit einer speziellen Mission zur Erde gesandt worden sein, nur für ihn persönlich.[4] Das ist jedoch erst die spätere, endgültige Rekonstruktion. Jedenfalls, wenn auch der Apotheker ein Bote des Himmels war, er selbst ist nur durch Zufall ins Paradies der „himmlischen Genüsse" gelangt.

Ein Jahrhundert später wird William Burroughs den Faden wieder aufnehmen: „Es wird oft gefragt, wie es dazu komme, daß jemand rauschgiftsüchtig wird." Die Antwort ist: Man hat gewöhnlich nicht die Absicht, es zu werden. „Man wacht nicht eines schönen Morgens auf und beschließt, von nun an ein Leben als Rauschgiftsüchtiger zu führen."[5] Nein. Man wacht nicht eines Morgens auf und fällt Entscheidungen. „Man wacht eines Morgens mit Entzugserscheinungen auf und weiß, daß man eine Sucht hat."[6] Und es ist geschehen: Man ist süchtig, ist es geworden, ohne es gewollt oder geplant zu haben. Eine Existenz nimmt, aus der reinsten Zufälligkeit, unbarmherzig Form an. Man hat einen Kontakt zustande kommen lassen, und der Alltag hat automatisch den Rest besorgt. Eines schönen Morgens ist es passiert, man hat sich in etwas anderes verwandelt: in einen *Junkie*, in wortwörtlichen „Abfall". „Man greift zur Droge und wird süchtig", beharrt Burroughs, „weil man nichts hat, das einen dazu motiviert, etwas anderes zu tun. Junk geht immer den Weg des geringsten Widerstandes. Ich versuchte es aus reiner Neugier. Ich ließ mich treiben und setzte mir einen Schuß, wenn ich gerade an das Zeug herankommen konnte. Am Ende war ich süchtig."[7] Burroughs, der auch neugierig darauf ist, was andere davon halten, schmeichelt es zu erfahren, daß es den meisten ähnlich erging. Keiner erinnert sich daran, irgend etwas beabsichtigt zu haben. Die erste Berührung ergibt sich aus einer Aneinanderreihung bloßer Ideen.

Oder, wie für Christiane F.: der Einstieg erfolgt brutal und so wenig freiwillig wie eine Vergewaltigung. Im Berliner Vorstadtmilieu der siebziger Jahre will die kleine Zwölfjährige eigentlich einer Bande Jugendlicher angehören, den beinahe Erwachsenen, von denen sie fasziniert ist. Eines Tages weiß sie, daß sie sich nicht mehr weigern kann, Haschisch zu rauchen; so wie sie sich jetzt auch befummeln läßt, denn das ist der „Preis dafür, daß du jetzt in dieser Clique bist".[8] Wenig später, am Abend eines Konzerts, wird sie, die sie „ja nur aus dem Unterbewußtsein"[9] lebte, sich „reif" fühlen, um zum Heroin überzugehen.[10] Im Gegensatz zu William Burroughs und Thomas de Quincey spricht Christiane F. darüber wie über einen Entschluß,[11] zu dem sie sich, noch ganz im Gefühl der Vertrautheit mit „weichen" Drogen, im Laufe der Tage durchgerungen hat. Die verlockende Süße lädt zur Wiederholung ein, zur Variation, und schon die Vorstellung einer wie auch immer gearteten beunruhigenden Merkwürdigkeit wird ruhiggestellt und heruntergespielt. Die allmählich sich entwickelnde Gewohnheit hat Mut gemacht, der tägliche Umgang ließ die Drogen immer vertrauter werden, und so ist die „Entscheidung" gereift und schließlich ganz von selbst gefallen.[12]

Die rosa Zeit

Auf den zufälligen Einstieg folgt eine Periode des Glücks und der Jagd nach Wiederholung des Genusses: eine Suche, die tatsächlich und großzügig belohnt wird. Die Entdeckung der Euphorie, der Entspannung, eines unerschöpflichen lebendigen Überflusses verwandeln die Begegnungen in Rendezvous. Und das, was man dabei sofort und unverzüglich entdeckt, entspricht vollständig der Erwartung. Die Glieder werden angenehm schwer und sind doch federleicht, und eine köstliche Müdigkeit überkommt einen, mit der alle Sorgen entweichen: „Ich fühlte mich so toll wie noch nie", erinnert sich Christiane,[13] wenn sie über jene Wochen spricht, in denen sich das Glücksgefühl ohne Enttäuschung einstellte. Diese „Welle der Entspannung", die sich über den ganzen Körper ausbreitet, dieses behagliche Gefühl, in warmem Salzwasser zu baden: Das findet auch Burroughs immer wieder und vertraut sich ihm gutgläubig an.[14]

Das Glück ist also möglich, das Vergnügen findet tatsächlich statt. Eine gewisse Verwunderung über die Entdeckung einer solchen Möglichkeit macht sich breit, von der man gar nicht gewußt hat, wie naheliegend und überaus praktisch sie ist. Begeisterung entsteht über die Erfahrung, daß Morphium und Heroin nicht nur spezifische Mittel sind, die ein einzelnes Leiden kurieren können, sondern so großzügig betäuben, daß sie einen vom Schmerz überhaupt erlösen und neben der Linderung der Schmerzen noch einen allgemeinen Zustand glücklicher Unbekümmertheit hervorrufen. Diese Wirkung, die man wie eine zusätzliche Portion an Erfüllung, als überraschendes, unverhofftes und unschätzbares Geschenk aufnimmt, fasziniert augenblicklich durch ihre Heftigkeit und die Mühelosigkeit, mit der sie sich hervorrufen läßt. Jeder Drogenabhängige ist zuerst ein Experimentator an der Chemie seines Glücks.

„Eine Stunde, nachdem er die Opiumlösung in der vom Apotheker vorgeschriebenen Menge eingenommen hatte, war jeglicher Schmerz verschwunden. Aber diese Wohltat, die ihm eben noch so groß erschienen war, war nichts im Vergleich zu den neuerlichen Genüssen, die ihm ebenso plötzlich zuteil wurden. Welch eine Erhebung des Geistes! Was für innere Welten! War dies das Wundermittel, das *phármakon nepénthes* gegen alle menschlichen Gebrechen?" In der Formulierung Baudelaires* spricht aus der Erzählung de Quinceys[15] die Freude, die Überraschung und Überschwenglichkeit des Philosophen, der zufällig auf das stößt, wonach wir alle seit jeher suchen: die Quelle des Glücks. Und natürlich denkt der Entdecker dabei sofort an den Trank, den Helena reicht. Sein Fund macht einen Traum wahr, der ebenso alt wie vertraut ist, ebenso elementar wie vernünftig: der philosophische Traum schlechthin. „Das große Geheimnis des Glücks, um das sich die Philosophen all die Jahrhunderte über die Köpfe zerbrochen haben, war also wahrhaftig entdeckt worden! Man konnte das Glück für einen Penny kaufen und es in der Westentasche davontragen; man könnte die Ekstase in eine Flasche gießen und den Seelenfrieden augenblicklich mit der Post verschicken!"[16]

Für Thomas de Quincey, einen Philosophen, der in der Tat vor allem in der griechischen Philosophie bewandert ist, stellt sich das Opium als genau dasjenige materielle, konkrete und unglaublich handliche Ding dar, das endlich dem Verlangen der Menschen entgegenkommt, das als dringlichstes empfunden wurde und am schwersten zu befriedigen war: die begehrte und unerreichbare *eudaimonía*, nach der zu fragen das antike Denken nie aufgehört hatte. Und bei einem, der von langer Reise in persönliche Schmerzerfahrungen zurückkommt und mit der theoretischen Aufarbeitung seines Schicksals vertraut ist, trifft das Laudanum-Fläschchen ins Schwarze. So preiswert ist es, so bequem zur Hand, so leicht herumzutragen: Wir haben endlich die Taschenversion des Glücks, „die tragbare Ekstase"! Und

* [Charles Baudelaire, 1821–1867, hat den englischen Schriftsteller Thomas de Quincey für Frankreich entdeckt und übersetzt, Anm. d. Ü.]

diese Leichtigkeit, die Schluß macht mit der Vorstellung, das Glück sei unerreichbar oder flüchtig, ist direkt proportional dem Reichtum an Empfindungen, dem Zugewinn an guter Laune und der Steigerung des geistigen Vermögens. „Der Genießer des Opiums fühlt ganz und gar, daß der gereinigte Teil seines Wesens und seine sittlichen Handlungen sich eines Maximums an Gewandtheit erfreuen und vor allem sein Verstand eine tröstliche, wolkenlose Klarheit bekommt.“[17] Das Opium hebt die Energie und das geistige Wohlbefinden. Es ist kein Betäubungsmittel für die Sinne, es macht sie keineswegs dumm, schläfrig oder stumpf. Es bringt einen buchstäblich zum Staunen.

Mehr noch: diese tiefrote Lösung, farblich dem Rubinrot so verwandt wie der homerische Göttertrank, erscheint selbst wie ein Geschenk der Götter, gottbegnadet und von göttlicher Wirkung. Man spricht davon wie über Ambrosia,[18] die Nahrung, die – und das wußte de Quincey zweifellos – die Olympier jeglichen Mangels enthob, von allen Unzulänglichkeiten erlöste und mit unerschöpflicher Lebenskraft ausstattete. Die Wonnen des Opiums sind himmlisch.[19] Man kann sich ihnen stundenlang hingeben, Stunden unversehrter Glückseligkeit und langanhaltenden Genusses.[20]

Es gibt somit eine mehr oder weniger lange Zeit, in der die harten Drogen die Süße des Lebens nahebringen. Einige Wochen waren es für Christiane, mehrere Monate für William Burroughs, acht schöne Jahre für Thomas de Quincey. Ein begrenzter Zeitraum, sicher, aber ausreichend lange, um einen auf den Gedanken zu bringen, daß eine solche Existenz, so voll, überbordend und reich, eine wirkliche Lebensform sein kann. Man muß nur die Dosis im Griff behalten – und welcher Einsteiger schwört dies nicht, in aller Aufrichtigkeit, im Vertrauen auf seine Selbstbeherrschung –, um sich den geregelten Rückzug aus der süßen Lust jederzeit vorzubehalten. All diesen Wonnen, die sich als Mehrwert des normalen Lebens anbieten, kann man ja jederzeit wieder abschwören und zurückkehren. Man hat es doch in der Hand... Während der Einstieg noch unfreiwillig war, erhebt man nun, um die Gewohnheit mit der Droge aufrechtzuerhalten, den Anspruch, die Kontrolle und die Wahl zu haben.

Von der Lust zum bösen Verlangen

Es ist gerade die leichte Handhabung, die in der folgenden Zeit den Übergang zum bösen Verlangen bewirkt. In den Autobiographien wird das eingestanden, diese bequeme und griffbereite Anwendungsmöglichkeit, diese Leichtigkeit der Gebärde, die durch Wiederholung zur Gewohnheit und somit schließlich automatisiert wird. Und diese Gewißheit, im guten Glauben natürlich, man könne aufhören, wann immer man wolle – denn jede einzelne Dosis ist gewollt, und zwar jedesmal aus guten Gründen, die sich so ergeben haben, und nicht etwa aus Gewohnheit. Der Einsteiger geht in die Falle der Illusion, die Sache im Griff zu haben. Der einzige überzeugende Beweis dafür – nämlich die mittlerweile zur Regel gewordene Gewohnheit zu durchbrechen – wird wieder und wieder in die Zukunft projiziert. Währenddessen kristallisiert sich in den Wiederholungen der augenblicklichen Befriedigung heimtückisch eine neue Form des Tagesverlaufs heraus. Denn warum heute damit aufhören, wenn es doch gerade so schön ist und ich auch morgen noch aufhören kann, fragt man sich. Die Frage ist weniger bequem, als sie scheint, denn sie hängt mit einer anderen zusammen: „Warum das Glück auf morgen verschieben, das ich heute haben kann? Wozu warten, es hinauszögern, vertagen? Weshalb meine Zeit verlieren auf der Suche nach einem Glückszustand, der so leicht jetzt gleich einsetzen kann?“ Genau dieser Fragen wegen müßte man sich die Philosophie Senecas vornehmen. Diese Ungeduld, glücklich zu werden, jetzt, da man weiß, wie es anzupacken wäre, wird geradezu als Manifestation des Willens und der Handlungsbereitschaft erlebt.

Wie alle, die begreiflich zu machen versuchen, wie sich das abspielt, verweilt Christiane lange bei der Beschreibung dieses langen Zeitraums, in dem das Glück Einzug hält. Die Ruhe, das Gefühl, „total *cool* zu sein“,[21] ein ganz neues Wohlwollen der Welt gegenüber zu empfinden, denn sie ist „mit Menschen und Dingen ausgesöhnt“. Sie bildet sich ein, eine „Wochenend-Fixerin“[22] zu bleiben. „Jeder, der mit H[eroin] anfängt, bildet sich das ein, obwohl er natürlich niemanden kennt, der Wochenend-Fixer geblieben ist.“ Nachdem sie überzeugt ist, warten zu können, und fest an ihre Überzeugung glaubt, nimmt Christiane früher als geplant die zweite Dosis.[23] So dringt das Heroin Wochenende für Wochenende in ihr tägliches Leben ein. Denn es gibt „andauernd“ Probleme: die normalen Schulsorgen, die Beziehung zur Mutter, ja selbst die Alltagsroutine. Und wenn man „snieft, verflüchtigen sich die Probleme“. Die kontrollierte Regelmäßigkeit folgt präzis den banalen Unannehmlichkeiten des alltäglichen Lebens. Aber genau hier schnappt die Falle zu. Denn seit der Rhythmus – mit welchem Zeittakt auch immer – gleichmäßig geworden ist, befindet man sich schon in einer neuen Ununterbrochenheit; und die ist um so pervertierter, als sie von Dosis zu Dosis, dank der – scheinbar – leeren Zeiten dazwischen, unbemerkt abläuft. In der Tat kann die Anwendung des Heilmittels, solange einen das Übel dauernd befällt, nicht episodisch bleiben. Warum sollte man sich von Zeit zu Zeit der Erleichterung enthalten, deren Möglichkeit man in jedem Moment kennt? Eines schönen Tages gibt Christiane sich darüber Rechenschaft, daß so ein Snief längst nicht mehr eine Woche lang vorhält.[24] Und indem sie sich selbst derart das Phänomen der Toleranz – die Tatsache nämlich, daß dieselbe Dosis immer weniger Wirkung zeigt – eingesteht, macht sie recht deutlich, daß die Wirkung des Heroins als Veränderung der zeitlichen Ordnung erlebt wird. Eine bestimmte Menge Stoff reicht zunächst, und später nicht mehr, eine bestimmte Zeit lang. Das ist die Art und Weise, in der der Betroffene die Vorgänge in seinem Leben und in seinen Nervenzellen empfindet, wobei er hinterher entdeckt, daß die Intervalle zwischen den Dosen keine Pausen sind. Es wechseln sich nicht Tage „ohne" und solche „mit" ab, vielmehr sind die ersteren die Zeitspannen, in denen die Droge sich ihren Weg bahnt und großzügigerweise noch etwas länger wirkt. In gewisser Hinsicht hat sich die Abhängigkeit also von Anfang an kontinuierlich gesteigert. Die geringe Frequenz verschleiert das nur. Wenn Christiane es aushielt, eine Woche zu warten, dann deshalb, weil die Wirkung dieses einen Sniefs sie genausolange begleitete. Wenn es weniger lang anhält, wartet sie auch weniger lang ab. Erschöpft sich die Wirkung der Dosis allmählich und verliert ihre Kraft, nimmt man sie häufiger. Man erhöht nicht einfach die Menge des Stoffs: Man paßt sich vielmehr seiner abnehmenden Wirkdauer an, man folgt seinem *Tempo*, das bekanntlich ein *Crescendo* ist.

Man muß, um dieses Abrutschen zu verstehen, genau den Verbindungspunkt zwischen Zeit und Verlangen in den Blick nehmen, und auch die unerbittliche Komplizenschaft von Alltag und Chemie. Gerade als das Heroin ihr zur Gewohnheit wird, glaubt Christiane noch immer, sie könnte ohne es auskommen und sie hätte sich jedesmal, wenn sie wieder anfängt, aus eigenem Antrieb und nur für dieses eine Mal dafür entschieden. Aber sie weiß natürlich auch, daß der Grund, weswegen sie diese Entscheidung immer wieder fällt, die „Scheiße" in ihrem täglichen Leben ist. So wird sie durch das tägliche Einerlei dazu verleitet, sich auf den täglichen Drogengebrauch einzulassen. Christiane gibt sich sehr wohl Rechenschaft darüber, daß sich der fröhliche, neue und unerwartete Genuß, den sie ganz am Anfang empfunden hat, nach und nach in simple Erleichterung verwandelt. Jetzt kommt der Genuß nicht mehr als Zugabe, um eine auch anderweitig erreichbare durchschnittliche Stimmung zu intensivieren, er taugt nicht mehr zur Verbesserung des Gewöhnlichen. Nachdem sie es zwei Wochen „ohne" versucht hat, wird Christiane bewußt, daß sie wieder sniefen will, einfach nur, um ihr Leben erträglich zu machen und ihre Lebenslust wenigstens auf Nullniveau zu bringen. Vierzehn Tage Abstinenz haben ihr gezeigt, daß sie nicht abhängig ist, da sie keine Entzugserscheinungen hat; aber sie haben ihr auch bewiesen, daß sie das Heroin braucht, um nicht in einen Zustand völliger Empfindungslosigkeit dem Leben gegenüber abzustürzen.[25] Sie entdeckt, daß ihre Lust negativ geworden ist und nur noch dazu dient, die Leere zu kompensieren, und nicht, zusätzliches Wohlbefinden hervorzurufen. Der Wechsel zwischen Tagen mit und Tagen ohne ist also in höchstem Maße zweischneidig, ein Zeichen zwar, daß aus dem Verlangen noch keine Sucht geworden ist, aber auch die Bestätigung, man brauche die Befriedigung von nun an. Das ist die Falle des Alltags, mit seiner besonderen Art, gegen kleine Abhängigkeiten unsensibel zu machen, das ist aber auch die unleugbare Macht der Wirkung, die die Opiate auf die Endorphinrezeptoren* ausüben. Die Schönheit des Vergnügens nimmt objektiv mit der Zeit ab. Eine Diskrepanz tut sich auf. Je mehr man das Vergnügen existentiell braucht – weil man sich das Leiden ersparen will –, desto wirkungsloser wird das Molekül. Die Begierde

* [Empfängerstrukturen an den Gehirnzellen für die körpereigenen euphorieauslösenden „Endorphine", die in Aufbau und Funktion den Opiaten analog sind, Anm. d. Ü.]

nimmt aber deshalb zu – wird häufiger und dringender –, weil diese Moleküle genauso funktionieren. Sie machen die Rezeptoren auf chemischem Wege unersättlich.

Die definitive Gewißheit der Veränderung stellt sich an jenem Morgen ein, als Christiane, wie William Burroughs und alle Opiatfreunde, erwacht und sich krank fühlt. In diesem Augenblick wird ihr klar, daß der Stoff nur noch dazu dient, die elementarsten Lebensfunktionen aufrechtzuerhalten. Denn „auf Entzug" sein bedeutet, daß ohne die Anwesenheit von Heroin im Blut nichts mehr funktioniert. Bizarre, „verrückte", beunruhigende Wahrnehmungen. Eine Spritze, und „mir ging es wieder gut. Die Farben waren sanft und der Speichel weg".[26]

Christiane F. schläft wieder ein. Nun also ist die Metamorphose des Genusses abgeschlossen: Es handelt sich nicht länger darum, sich in Form zu fühlen, an den Freuden des Lebens zu nippen, in gutem Einvernehmen mit anderen zu sein, in der Schule bessere Leistungen zu erzielen. Von nun an ist das Höchste, worauf man hoffen kann, „pennen" und nicht gelangweilt sein, von was auch immer.[27] Das Heroin ist alles geworden, es nimmt die gesamte Zeit in Anspruch, denn jede Unterbrechung beschwört von nun an eine Krise herauf; es verdrängt alle denkbaren Interessen, da man für nichts anderes mehr, was immer es sei, Sinn hat. Vielmehr taugt es – in stetig größer werdenden Dosen – nur noch dazu, eine Art Existenzminimum, eine sehr bescheidene Menge an Wohlbefinden zu sichern. Wurde es anfangs noch geschätzt, weil es den Geschmack des Lebens verfeinerte, Mitwelt und Menschen aufwertete, wirft es einen jetzt in Egoismus und Gleichgültigkeit zurück. Das Leben schrumpft zum Nichts zusammen, es besteht nur noch aus Empfindungslosigkeit und anderen negativ definierten Zuständen: nicht zittern, nicht frieren, sich nicht von den Farben bedroht fühlen, und vor allem, sich nicht vollkommen ausgepumpt fühlen.[28] Die Droge ist nicht mehr optional – eine luxuriöse Bereicherung, etwas Erlesenes –, sie ist vielmehr unverzichtbar, damit alles wieder in Ordnung kommt, in die schwankende, traumartige Ordnung eines möglicherweise niemals endenden Lebenselends. Christiane weiß, daß sie durch die Erfahrung des Entzugs sich selbst als eine Vernichtete enthüllt hat.[29] Und gegen diese Leere, dieses Nichts, hilft nur wieder eine weitere Injektion, ein neues Loch.

Man muß tatsächlich diese Negativität im Auge behalten, die sich ihren Weg durch den Konsum harter Drogen bahnt, denn sie ist das, was alle wissen und kein Anfänger wahrhaben will: die Macht, die ehemals hochmütige Jagd nach außergewöhnlichen Lusterlebnissen – wie im Orgasmus, sogar besser als ein Orgasmus – zu verwandeln in die erniedrigende Suche nach winzigsten Erleichterungen, in ein „armseliges Wunder“, wie Henri Michaux es nannte, in eine schwache Abwehr des drohenden Nichts. Dünkel, Hochstimmung, der Stolz darüber, eine Heftigkeit des Lebens zu kennen, die allen anderen überlegen ist; Demütigung, Entwertung beim Absturz. Auch Christiane schreibt über ihren Niedergang,[30] wie sie sich prostituiert, wie ein Straßenköter lebt und mit schäbigen Tricks über Wasser hält. Diese Verwandlung kippt die Perspektive: Das Gewöhnliche, unlängst noch unbedeutend in seinen reizlosen Gewöhnlichkeiten, wird nun zum Ziel. Die trübselige, friedlich-bürgerliche Mittelmäßigkeit, die früher mit Arroganz verachtet wurde, scheint nun voller Charme.[31] Mit so wenig gibt man sich nun zufrieden! Das Heroin, mit dessen Hilfe man aufbrach, um sich pfeilartig über ein flaches und mittelmäßiges Leben zu erheben, reicht nun gerade noch dafür, einen jämmerlichen Schimmer von Leben am Glimmen zu halten. Auf halber Höhe steckt man kläglich fest zwischen dem Abgrund des Entzugs und den unerreichbaren Gipfeln des verlorenen Paradieses.

Das gleiche Erzählgerüst wie bei dem von Christiane rekonstruierten Weg findet sich in vielen anderen Berichten wieder.[32] David schildert es so: „Ich erinnere mich, [vom Heroin] ein wenig gekostet zu haben wie ein Zauberlehrling, auf dem Tiefpunkt, als ich so siebzehn oder achtzehn war. Abgesehen vom Reiz des Verbots und dem bezaubernden Gefühl, mich mit etwas Schmutzigem einzulassen, hatte es in dem Leben, das ich damals führte, eine ziemlich harmlose Bedeutung und verlor sich zwischen all den Ereignissen und Bewegungen meiner Jugendzeit.“[33] Das alles ist typisch für die „glückliche, rosarote Periode“, wie Christiane es genannt hat. Und nach einer ernsthaften Pause – die natürlich beweist, daß man noch nicht an der Nadel hängt – „passierte, was passieren mußte“: In klarer Absicht, „um den Job besser ertragen zu können“, beschließt David, regelmäßig zu fixen.[34] Drei Monate später hat sich an die Stelle des „Zaubermittels“ der Bedarf eines halben Gramms gesetzt, nicht nur, um die tägliche Maloche zu versüßen, sondern „um sich weiter sehen lassen zu können und die Kontrolle über den Körper zu behalten“.[35] Das Minimalziel ist also nicht einmal, sich „besser sehen lassen zu können“ und die Körperkontrolle zu „verbessern“. Es ist einfach nur, den Zusammenbruch zu verhindern, festzuhalten, was noch geblieben ist: den Schrott des Lebens.

Im Buch von Jacques Baudour ist Davids Text ganz aus dem Blickwinkel der Fixer selbst verfaßt, um Verständnis und Akzeptanz für die Idee des Fixens zu erzeugen. Man muß sich – das bestätigen Mediziner wie auch ihre Patienten – der verstörenden und unangenehmen Einsicht stellen, daß jedwede Psychotherapie mit dem Ziel der Entziehung ohne die zeitweilige Beibehaltung der Injektion nicht ernsthaft in Betracht zu ziehen ist. Das Fixen, oder wenigstens die Injektion von

Methadon, bleibt unerläßlich, solange das Gespräch die Bedeutung der Flucht in die Droge herauszufinden versucht. Dank der Nadel und wegen der regelmäßigen Versorgung mit Stoff hält sich der Fixer – und das ist, um genau zu sein, wer sich sozusagen als Benutzer dieses Instruments definiert – an die festen Arzttermine. Und der Arzt willigt ein, zu verschreiben, womit man die „Fixe" [*shoïteuse*] methodisch sinnvoll ersatzweise füllt (z.B. Methadon). Die Disziplin, die eine Psychotherapie erfordert, wird so durch die Gewöhnung und durch das Mittel ermöglicht, das man ergänzen und in den Körper gießen muß. Es bleibt zu fragen, welchen Platz der Arzt in diesem Pas-de-deux einnimmt, der dem Rhythmus der Droge folgt. Denn wer führt eigentlich in diesem Tanz? Völlig ungeschminkt spricht David über die Lust, sich die Flüssigkeit in den Körper zu jagen, den Drang, sich zu spritzen, zu spüren, wie sich die Flüssigkeit im Körper ausbreitet. „Manche behaupten, man könne gar nicht von der Nadel abhängig werden, das sei unmöglich. [...] Und dennoch verstehe ich, der ich es erlebt habe, daß man das nicht versteht. Ich habe selbst solche Mühe, es zu verstehen! Und es fällt mir um so schwerer, es zu erklären, wenn nicht anhand der Fakten: Ich habe mir selbst verschiedene Gemische eingespritzt, die unter anderem aus Leitungswasser, Toilettenwasser, Wasser aus der Dachrinne, Essig, Zitrone, Zitronensäure, Talkerde, Coffein, Rotwein, Gin bestanden ...".[36] Man stößt den Kolben in was auch immer hinein, Hauptsache, es wird eine Injektion. „Hunderte von Süchtigen in Brüssel haben das gemacht, und anderswo."

Das Stundenglas des Junkies

Von einem bestimmten Tag an ist die Droge zu etwas geworden, das, aufs ganze gesehen, dafür sorgt, daß die überraschend wieder aufgewerteten Reize der Mittelmäßigkeit verfügbar bleiben. Das Abfüllen des Körpers mit dem Ritual seiner periodischen und regelmäßigen Wiederholung verleiht dem Dasein Sinn und Rhythmus.

Das Bewußtsein von der „Logik der Droge" – daß nämlich der Genuß nur noch in der Erlösung vom Schmerz besteht und die allerelementarsten Lebensfunktionen aufrechterhält, somit ein Mittel ist, auf das man nicht verzichten kann, also eine feste Gewohnheit –, dieses Bewußtsein wird nun also rückhaltlos eingestanden. Burroughs kennt wie kein anderer die „Gleichung des Stoffes". Eines schönen Morgens, wenn du dich beim Erwachen schon krank fühlst, weißt du, daß der Stoff „alles nimmt und nichts gibt außer der Absicherung gegen die Qualen des Entzugs".[37] Er ist keine Quelle der Lust, kein „Mittel zu erhöhtem Lebensgenuß" – er ist buchstäblich eine Lebensweise.[38] Eine sozusagen „hyper-alltägliche": Sie hilft dir, morgens aufzustehen, dich zu rasieren, das Frühstück einzunehmen, kurz: zu überleben.[39] Sie dient dazu, durchzuhalten, ohne die Schmerzen eines Entzugs ertragen zu müssen, und eine menschliche Form zu bewahren.[40] Hat denn die Gleichung des Stoffs eine noch so bescheidene, verheißungsvolle Funktion? Ja und nein, denn diese Tage, deren geregelten Ablauf das Morphium gewährleistet, wie ein Notenblatt die Abfolge der Töne in der Musik, sind in Wirklichkeit der Morphiumbeschaffung gewidmet.[41] Das unentbehrliche Lebensmittel ist zugleich der einzige Daseinszweck. Sobald der Süchtige dank dem Stoff sein Frühstück zu sich genommen hat, kann er sich auf die Suche nach dem Stoff machen.

„Junk ist kein ‚guter Kick'. Seine wesentliche Eigenschaft ist, daß es zur Sucht führt."[42] Denn diese Gewöhnung, also die Tatsache, daß man nicht davon lassen kann, ist ein Genuß an sich.[43] Ein Genuß, der darin besteht, „nach dem Gesetz" des Produkts zu leben. Burroughs erkennt erschütternd hellsichtig die Paradoxie des negativen Vergnügens, die Tatsache, daß man eine Erfahrung als „Genuß“ bezeichnet und als solchen erlebt, die im Grunde darin besteht, unaufhörlich und erfolglos dem Mangel hinterherzulaufen. Und er spricht damit genau den zyklischen, mechanischen, endlosen Aspekt der Wiederbeschaffung an. Mit einem Wort, der Genuß wird als herrschsüchtiges, schmerzhaftes und fortgesetztes Verlangen entlarvt. Die Lust auf die Droge ist nach William Burroughs unersättlich, wird immer unersättlicher.[44] Nie hat man genug davon, weil die Zellen des Junkies am Verdursten sind, und nie und nimmer wird ihr Durst versiegen.[45] Der Körper eines Süchtigen leert sich in dem Maße, wie man ihn vollschüttet. Wie ein Regenpfeifer? Vielleicht auch wie ein Stundenglas.[46]

Wenn wir in der unverblümten Sprache des Meisters an die *beat generation* denken, kommen wir der Platonischen Theorie der Lust recht nahe. Wie im *Philebos,* so auch im *Gorgias* und im *Staat* verliert die Geste des Vollgießens – für den Philosophen Platon – jeden Anschein eines möglichen Erfolgs. Sie wird als vollständig gescheitert entlarvt, und das hinsichtlich ihres ureigenen Ziels, nämlich zu wissen, wie der Überfluß zu garantieren sei. In Wirklichkeit erschöpft sie sich völlig in sich selbst. Es gibt, auch bei der Droge, keine Abfolge von Mangel und zeitweiliger Sättigung mehr. Denn anstatt Linderung und Erfüllung zu bringen, ermöglicht die Anwesenheit der Substanz im Blut gerade noch die Aktivität der Neubeschaffung. Statt den Drang zu stillen, erhält sie ihn aufrecht. Und von genau diesem Verlangen, dieser Unruhe, dieser Bewegung wird man abhängig. Also, sagt uns Burroughs, von nahem besehen wird man nicht abhängig vom Fixen, sondern man fixt, um abhängig zu sein.

In seiner eigenen Theorieschrift geht der Autor des *Junkie* diesen Weg bis zum Ende: Die einzige sogenannte Lust ist für ihn der Mangel. Der Mangel ist die Wahrheit des Genusses. Vielleicht ist es nur so hingesagt, der Stoff sei „kein guter Kick“, sicher; es enthüllt aber auch die bekannte Tatsache, daß lediglich ein zweitklassiger Gewinn übrigbleibt, der darin liegt, krank und abhängig zu werden. Diese Abhängigkeit, die man sich sehnlichst herbeigewünscht hat: sie ist der Genuß. Denn die umtriebige Geschäftigkeit des *Junkie* für den nächsten Schuß ist paradoxerweise eine Aufregung, die stabilisiert, dem Leben einen Sinn gibt, es befestigt. Die Droge regiert wie ein Gesetz, wie eine algebraische Formel. Man kann dem negativen Vergnügen nicht entkommen, sich der Lust, noch mehr zu bekommen, nicht entziehen, den Schmerzen des Entzugs nicht entfliehen. Daher ist alles in Ordnung, man muß nur gehorchen. Der Weg ist bereits vorgezeichnet.

Es kommt nicht oft vor, daß man in der psychoanalytischen Literatur eine solche Hellsichtigkeit über die Metamorphose der positiven Lust zu negativem Genuß und, vor allem, zur unersättlichen Begierde findet. Die Drogensucht ist dort vielmehr eine Flucht vor dem Verlangen, die Leugnung seiner unersättlichen Natur und die Illusion, daß es möglich ist, adäquate Objekte der Begierde zu finden. Hingegen zeigt Odile Lesourne in einem glänzenden Buch, daß sie aufmerksam den Berichten ihrer Patienten, die starke Raucher waren, zugehört hat. Aus ihren Reden über das Rauchen – das keinen Spaß mache, sondern ein „angenehmes Gefühl bringt, weil es ein Bedürfnis ist, das befriedigt werden muß“, und das „so schön ist wie über Wasser zu sein, wenn man unter Wasser gewesen ist, ohne Luft zu bekommen“[47] – zieht Lesourne denselben Schluß wie Burroughs. Die Abhängigkeit reduziert sich auf die Verfolgung eines negativen Vergnügens, eine notwendigerweise endlose Verfolgung, in deren Verlauf man sich ein „Zweitbedürfnis“ schafft, ein neues und herrisches Verlangen, das die kindlichen Allmachtsphantasien wiederbelebt und die Befriedigung unmöglich macht.[48]

So wie der Philosoph des *Gastmahls* [Platon] richtet auch der Verfasser von *Naked Lunch* [Burroughs] seinen Blick auf den Mechanismus der Begierde, der unter die Oberfläche zielt, anders als die Konsumenten, die vom Erlebnis geblendet und übertölpelt werden. Was Kallikles, der zu Sokrates geworden ist, sieht, ist lediglich die zeitliche Wirkung dieser Begierde. Die Sorge um den Stoff zieht eine vollständige Daseinsveränderung nach sich wie auch eine dauerhafte und systematische Art und Weise, mit der Welt umzugehen. Im Gegensatz zum Süchtigen, der „sich dabei ein[bildet], er führe ein ganz normales Leben und Junk spiele nur eine Nebenrolle",[49] stellt er fest, daß der geliebte Stoff zum Organisationskriterium des gesamten Lebens wird. Mehr noch, er betont, daß man seine ganze Zeit in die Suche nach dem Stoff investiert, die zielbewußt und mechanisch zugleich ist. „Sobald man körperlich abhängig ist, verlieren alle anderen Interessen an Bedeutung. Das Leben verengt sich auf einen Punkt: Junk. Ein Fix, und dann das Verlangen nach dem nächsten. Sichere Verstecke, Rezepte, Nadel und Tropfer."[50] Alles, was „nicht unmittelbar mit Junk zu tun hat", geschieht „rein mechanisch".

Das unstillbare Verlangen nach der Droge wird damit ausgesprochen, bestätigt und mit Nachdruck als das hervorgehoben, was den Alltag ordnet. „Ein Junkie lebt nach der Uhr des Junk",[51] „nach dem Zeitplan des Stoffs".[52] Es gibt nur noch ihn, er ist das einzige Objekt der Begierde. Doch diese einzigartige Präsenz, diese Allmacht, wird gewährt, um ununterbrochen wieder entzogen zu werden. Die Zeit des Stoffs ist also eine Zeit, die wegfließt, die ausläuft, wie der Stoff selber, der durch die Nadel in die Öffnungen des unersättlichen Körpers strömt. „Mit einem langen Blutfaden an einer Spritze aufgereiht, gleiten die Tage vorüber."[53]

„Mich hat der Umgang mit Junk so manches gelehrt. Ich habe gesehen, wie sich das Leben reduzierte auf Portionen von Morphiumlösung, die mit Augentropfern verabreicht wurden.“[54] Die Droge und die Zeit sind nun eins: ein einziger Fluß, ein einziger Strom, der sich dem menschlichen Stundenglas entzieht.[55] Und genau wegen dieser so zutreffenden Beobachtung, daß die Droge die Zeit ist – die fließende und sich im bodenlosen Körper verlierende Zeit –, formulierte Burroughs seine persönliche Erfahrung als allgemeine Theorie der Begierde. Der Stoff lehrt Tatsachen von allgemeiner Bedeutung, schreibt er. Er läßt uns verstehen, daß „alle Lust vielleicht nur Erleichterung ist“.[56] Platon hätte es nicht besser sagen können.

Pulp Fiction

Die Überlegungen der Forschung zur Drogensucht zeigen einen Hang zu kontingenten Erklärungen, die das Phänomen mit unserer Zeit, unserer Umwelt und den Funktionsstörungen unserer Gesellschaft in Zusammenhang bringen. In einem erst kürzlich erschienenen Werk betont Alain Ehrenberg, daß man die Droge vor dem Hintergrund der zeitgenössischen Aufwertung von Sensationen und der Sorge um das eigene Ich sehen müsse.[57] Ach ja? Ich meine, diese Art Historiographie der Subjektivität ist ja offensichtlich sehr explikativ, aber wenig fundiert. Die Menschheit hat nicht bis zum 19. Jahrhundert gewartet, um sich endlich um das Ich zu kümmern. Die Sorge um sich selbst ist sehr alt, bedeutend älter als die hellenistische Philosophie, wie das im übrigen auch Michel Foucault sieht, der den Begriff* nach der Zeitmode geprägt hat, zum guten und zum

* [*Le Souci de Soi*, die Sorge um sich, ein Titel aus Michel Foucaults Trilogie „Sexualität und Wahrheit“, Anm. d. Ü.]

schlechten. Was den Heroin- und Kokainkonsum oder die Einnahme von Amphetaminen als praktische Anwendung der Sorge um sich betrifft, liegt meines Erachtens ein Mißverständnis vor. Gewiß stimmt er darin überein, daß er das Konzept der Sorge benutzt, um die Gewöhnung zu verstehen, aber sobald die Gewohnheit sich einstellt, besteht die Sorgsamkeit vor allem darin, sich aller Sorgen zu entledigen. Die Vernachlässigung der Körperpflege säumt im übrigen nicht lange, um den Verlust der Selbstliebe offenkundig werden zu lassen. Nachdem die anderen Menschen nicht mehr zählen, verschwindet das Selbstbild mit ihnen. Die Drogensucht, sagt uns Alain Ehrenberg, gehorcht der puren Gier nach Sensationen, nach Empfindungen. Das ist ganz richtig: Die Musik- und Fernsehkultur zelebriert, nach den Stilrevolutionen der sechziger Jahre, die Unmittelbarkeit, das *feeling*, die Vibrationen der Gegenwart. Alle Mängel, die die Philosophie gewohnheitsmäßig der Sinnlichkeit angelastet hat, werden nun zu Tugenden umgemünzt. Wie soll man nun aber die Suche nach Empfindungen einstufen, die durch Betäubungsmittel zustande kommen, Produkte also, die unempfindlich machen?

Die größere Gefahr beim Nachdenken über die Droge liegt darin, sich mit dem zu verbünden, was Sylvie Geismar-Wieviorka „das Suchtdenken“[58] nennt. Sorge um sich und Unduldsamkeit gegenüber den Widrigkeiten des Lebens miteinander zu verwechseln, Betäubung und sinnliches Erlebnis, ist nur ein Teil davon. Einen weiteren Teil machen die Interpretationen aus, die gänzlich gutgläubig den Diskurs über das Bedürfnis rationalisieren. So wie die wechselseitige Abhängigkeit eine Mutter oder einen Lebenspartner dazu bringt, sich objektiv zum Komplizen der Sucht zu machen, aus Zuneigung, Gutmütigkeit oder vielleicht auch unterschwelligem Zynismus, so willigt der Diskurs, der aus der Sucht ein medizinisches Problem macht, das den Süchtigen, weil er ja ein Kranker ist, der der Behandlung bedarf, aus aller Verantwortung entläßt – als ob sein Leiden nicht gerade die Arznei wäre –, in die Forderungen des „Affen" ein, der ihn fest umklammert hält.

Die Texte, die wir untersucht haben, ersparen uns diese Fehleinschätzung paradoxerweise, und das aus zwei Gründen. Die Sprache der Süchtigen spricht jenseits von Mitleidigkeit ganz brutal das aus, was die Erfahrung zeigt. Die Distanz durch das Schreiben, das während der nüchternen Perioden häufig möglich ist, verleiht der Beschreibung eine retrospektive Blicklinie, in der die Wonnen des Anfangs zugleich offen bekannt, ausgekostet und in ihrer Negativität erkannt werden. Diese Eröffnungsfreuden einzugestehen und ihre negative Struktur zu begreifen, die sie erst mit der Zeit offenlegen, bedeutet, den Teil des Verlangens zuzugeben und zu benennen, der dazu beigetragen hat, die Gewöhnung hereinzulassen, bevor der Mangel sie dann verdunkelte. Das läuft konsequenterweise darauf hinaus, die Erinnerungen in eine Form zu bringen, die über Determinismus hinausgeht. Natürlich gibt es immer Umstände, Versuchungen, manchmal auch Zwänge. Doch der singuläre Augenblick der Einwilligung bleibt davon ausgenommen. Diese Entscheidung, darüber zu berichten, um über die Droge nachzudenken, die man konsumiert hat, verrät eine doppelte theoretische Idee. Erst die Zeit entwirrt, was tatsächlich fest miteinander verknüpft ist. Und statt der immer nur allgemeinen und äußerlichen Ursachen gilt es, ein bestimmtes Einzelereignis und sein weiteres Schicksal zu entziffern.

Unter den Fachleuten, die auf diesem Gebiet arbeiten, ist es nicht üblich, die Wonnen der Drogen anzusprechen, ohne sie zu leugnen. Claude Olievenstein brachte das zur Sprache und erinnerte daran, wie wichtig es im Gegenteil ist, das wirkliche Wohlbefinden nicht zu verkennen, das die Drogen ihren Konsumenten verschaffen. Vor allem in der Praxis und im Gespräch mit den Süchtigen öffnet diese Aufrichtigkeit den Raum für wirkliches Verständnis. Das erlaubt, die Forderung nach dem Bedarf in ein Licht zu rücken, wo man nicht auf sie hereinfällt. „Ich kann nicht darauf verzichten." „Du kannst nicht *mehr* darauf verzichten. Vorher war das anders, wie du weißt." Die Vorsorgekampagnen könnten nur davon profitieren, wenn eine gut gemeinte Verschämtheit den kritischen Punkt nicht vernebelte, dort, wo das Vergnügen sich verwandelt. Nur den Zerfall des Körpers, das ruinierte Leben zu beschwören, bedeutet, im dunkeln zu lassen, worin die Versuchung liegt: in der Entspannung, dem Glücksgefühl, der Ekstase. Die Botschaft, die sich damit begnügt, des Rätsels Lösung zu verkünden, hört sich für ihre Adressaten falsch, unzeitgemäß an, sie klingt wie ein Widerspruch zu ihrem gegenwärtigen Wissen. Denn die Drogenkultur verherrlicht den Reiz, der von den Betäubungsmitteln ausgeht. Nun müßten Rede und Bild aber, wenn sie abschrecken sollen, in dialektischer Weise das weitere Schicksal dessen zeichnen, was sich da zwischen Subjekt und Molekül einfädelt. Sie dürften nicht den vollendeten Schrecken zeigen, losgelöst von dem, was ihm vorausgegangen war, sondern den Zusammenbruch des Vergnügens, seine Metamorphose. Zwischen dem grauen Alltag eines amerikanischen belehrenden Plakats einerseits, welches das durch Drogeneinwirkung „gebrutzelte" Gehirn als Ei in der Pfanne zeigt, und dem in wollüstiger Entrückung tanzenden Körper von Sharon Stone andererseits, die ihren Kokainrausch in *Basic Instincts* genießt, ruft Uma Thurmans schlagartig entgleisendes Gesicht in *Pulp Fiction* erschütternde Bestürzung hervor. Diese plötzliche Wendung, die dem Vergnügen widerfährt, wenn es zur Notsituation wird, das ist es, was zu denken geben sollte.

An dieser Stelle nun kann uns die Philosophie und ganz allgemein die literarische Kultur weiterhelfen. Wenn man über seine Sprache meist ungebräuchlicher Redewendungen hinwegsieht, eröffnet das Denken Heideggers einen anthropologischen Horizont, vor dem der Drogengebrauch zu einem wirklichen Verständnis kommen kann. Das Konzept der *Sorge* schließt hier all die Haltungen in sich ein, die das Dasein in der Welt annehmen kann, von der Angst bis zur Sorgfalt, vom Haß bis zur Liebe, vom Zorn zur Neugier, von der Verpflichtung zur Gleichgültigkeit, vom Heldenmut zur Feigheit. Durch die verschiedenartigsten und offenkundig widersprüchlichsten Modifikationen hindurch findet man immer die Sorge am Werk, die Bedingung der Möglichkeit unseres Tuns, Sprechens, Denkens ... Existierens ist. Auf die eine oder andere Art, positiv oder negativ, sorgt man sich immer um irgend etwas, irgend jemand oder sich selbst. So konnte Heidegger, indem er auf die ethische Tradition zurückgriff, die weite Bedeutung dieses Begriffs, der auf den Menschen als solchen zutrifft, aus der antiken Philosophie und auch aus dem Mythos schöpfen. Von dort stammt das Bild einer Menschheit, die von der *cura* hervorgebracht, geformt oder durchdrungen wird, eine sehr platonische Vorstellung.

In seiner Anthropologie, die sehr einsichtig die *condition humaine* umreißt, nimmt die Abhängigkeit (das *An-hangen)* einen besonderen Platz ein. Jemand, der abhängig ist (*hangen),* jagt immer hinter irgend etwas her. Er kommt immer zu spät zu sich selbst. Wir können den Begriff der Sorge aber noch freier anwenden. Die Erzählungen der Drogensucht sind geeignet, den Weg des Süchtigen als Suche nach Sorglosigkeit zu beschreiben.[59] „Es gibt keinen Kummer auf der Erde, der sich nicht durch Kokainrauchen heilen läßt“, schreibt ein junger Amerikaner, der von Crack abhängig ist,[60] darin Freud nachahmend, der die Drogen „Sorgenbrecher“ nannte. Doch die Suche nach Gleichgültigkeit verwandelt sich in eine zunächst gelegentliche, dann nach und nach vereinnahmende, beherrschende und schließlich totalitäre Sorge.[61] Das Produkt monopolisiert das Leben und neigt dazu, alle anderen Interessen zu ersetzen. „Das Leben auf Raten, dreimal am Tag durch ein Loch im Unterarm aufgezogen“, zieht William Burroughs in gewohnter Bündigkeit seinen Schluß.[62] „Eine Vollzeitbelagerung. Eine Höllenarbeit“, fügt Ray Shell in einem Bericht hinzu, der wie bei Christiane F., Donald Goines und Thomas de Quincey in der Verwahrlosung von Arbeit und Gefühlsleben gipfelt.[63] Durch eine unbemerkte Verwandlung hat die träge Wonne die Gestalt eines despotischen Gebieters angenommen, und man kann es sich nicht erlauben, ihn zu übergehen. Sich von jeder Langeweile, Beunruhigung, Verstimmung frei machen, sich von allem lösen, was einen betrifft, beschäftigt, belastet, auszehrt – es liegt auf der Hand, daß eine solche Befreiung sich hinterher doch als unlösbare Aufgabe herausstellt. Indem man sich von allem loszusagen wünschte, hat man sich am Ende an eine einzige Sache gebunden. *Cura* fängt diejenigen ihrer Kinder, die ihr zu entwischen hoffen, doppelt erbarmungslos wieder ein.

Viel größere Bedeutung als dem berühmten *flash* – dem ersten Moment des Genusses, nach dessen Wiederholung man sehnsüchtig verlangt – kommt im Gefüge der Erzählungen Süchtiger diesem wiederkehrenden Motiv zu: daß man zu Beginn die Illusion hatte, den Mühen des Lebens zu entfliehen, daß man ein wenig vom Frieden der Seele erlebt hat. Die ersten Male hat man sein Leben erleichtert. Die autobiographische Anamnese kennt eine rosarote Phase (Christiane F.), eine Zeit der Bindungen (R. Shell) als einen Moment des wirklichen Genusses, des pfeilartigen Höhenfluges; doch schon hier läßt sich aus den Formulierungen die Arbeit der Negativität heraushören. Wenn man mit Bedacht liest, übersetzt sich diese Wonne in Begriffe, die Indifferenz, Sorglosigkeit, Teilnahmslosigkeit evozieren. Planen bedeutet dagegen, Zuflucht zu Dingen zu nehmen, die wichtig und beschwerlich sind. Das Mehr an Genuß war von Anfang an eine Angelegenheit des geringeren Leidens. Die Algebra des Mangels hat bereits eingesetzt.

Wenn man das versteht, ist man froh, Platon gelesen zu haben. Für ihn ist eines klar: Ein unersättliches Verlangen fesselt uns an einen monotonen Stundenplan, ohne Rücksicht auf jede andere Leidenschaft. Ist die Philosophie also in der Lage, kritische Argumente gegen die Wonnen des Drogengebrauchs anzuführen, etwa weil diese Wonnen ein zufriedenes Leben in Unordnung bringen,[64] so kann sie nun auch dabei behilflich sein, über den Mechanismus der Zeitveränderung nachzudenken.

ZWEITES KAPITEL

Das Verlangen ist unersättlich

Mehrfach besitzergreifend

Für die griechischen Philosophen begründeten die *aphrodísia*, die Dinge der Liebe, keinen autonomen Erfahrungsbereich, der sich speziell dafür anböte, daß man ihn anhand ethischer Fragen untersucht. Die Liebesdinge determinieren nicht als einzige die Beschaffenheit eines Individuums, das zur Wahrheit vorzudringen befähigt ist. Ganz im Gegenteil hat es der begehrende Mensch mit einer ganzen Reihe von naturgemäß besitzergreifenden Gelüsten zu tun. Sein erstes Problem ist eben, sie zu unterscheiden und in eine Ordnung zu bringen. Die *aphrodísia* sind Teil eines ganzen Ensembles, zusammen mit dem Hunger, dem Durst, der Geldgier, der Empfindung der Leere, die allesamt die Seele zu einem Objekt hintreiben, sei es ein Lebewesen oder ein unbeseeltes Ding.

Die Unmäßigen „sind die Sklaven wahrlich harter Herren: für die einen die Völlerei, für die anderen die Wollust, für jene die Trunksucht, für diese die Prasserei".[1] Bei Xenophon im *Oeconomicus* klingt die platonische Seelenlehre an: der begehrende Teil der Seele, *tò epithumētikón,* so genannt wegen der Herrschaft der *epithumíai,* die den Menschen zum Essen, Trinken und Liebesvergnügen hindrängen. Ein Trinom, dem sich oben noch das Geld als unentbehrliches Mittel für die Realisierung dieser Neigungen beigesellt.[2] Diese Aneinanderreihung bleibt eine Konstante, wenn Platon auch bei der Einteilung der Begierden nach ihrer Heftigkeit dem Eros den Titel eines *tyrannos* verleiht. Indem er das Leben der Maßlosen beschreibt, entwirft Platon ein Tableau, in dem das Gastmahl, das *sym-*

pósion, der erotischen Begierde erst die Möglichkeit verschafft, sich zu entfesseln, und während er auch uns den Schlüssel für seine Theorie der Begierde an die Hand gibt und uns die *epithumía* darlegt, hat er dennoch im Hinterkopf, daß die Begierde als solche in ihren Varianten auftritt – als Hunger, als Durst, als Wollust.[3]

Scharfsinniger und strenger wird Aristoteles unter jenen Lüsten, die mit Berührung verbunden sind, unterscheiden, nämlich zwischen solchen, die von Natur aus alle Menschen betreffen – sich ernähren, den Durst stillen, sich paaren –, und solchen, die im Gegensatz dazu über das Natürliche hinausgehen. Erstere sind notwendig und werden durch eine körperliche Schranke reguliert, die Befriedigung. Einmal befriedigt, lassen sie nach, denn es handelt sich wirklich um Bedürfnisse, deren positive lebenserhaltende Rolle Aristoteles auch anerkennt. Was die zweite Gruppe betrifft, liegen sie nicht in der Natur begründet und treten daher in individueller und unterschiedlicher Form auf: ohne Allgemeingültigkeit, nach keinem objektiven Maßstab zu beurteilen. Darunter fällt alles, was Luxus und selbst schon in seinem Vermögen, ohne Ende Früchte zu tragen, lukrativ ist. Die Maßlosen treiben mit all diesen Begierden – angefangen bei den von Natur aus begrenzten Bedürfnissen – Mißbrauch durch Exzeß, durch die Wahl des falschen Augenblicks oder die Multiplikation der Dinge. Und wie auch immer die Stufenleiter der Phantasie aussehen mag, den unveränderlichen Kern bilden Essen, Trinken, Sex und Geld.[4]

Auch die Medizin unter dem Skalpell des Galenus unterwirft dieselbe Aneinanderreihung seiner Kritik: Der philosophische Arzt wird die Ethik zur Forderung schlechthin für seinen Beruf erheben. Die *philoponía*, der Hang zu verbissener Arbeit, ohne welche die Ausübung der Medizin unmöglich würde, paßt nicht zu der Neigung für Tisch,

Lebensfreude und Bett. Und obendrein verachtet der Menschenfreund natürlich das Geld.[5]

Die Begierden als Sorge

Kurz gesagt, die *sexuellen Akte* sind nicht als solche schon Gegenstand der philosophischen Problemstellung, sondern insofern, als sie *Wirkungen der Begierde* sind. Doch weshalb, aus welchem triftigen Grund, stellen die so klassifizierten *Begierden* – bei Platon Neigungen eines bestimmten Teils der Seele, bei Aristoteles Manifestationen einer bestimmten Form des Empfindungsvermögens – ein Problem für den Philosophen dar? Die Antwort darauf ist in den Äußerungen von Galenus angedeutet, dem würdigen Vertreter einer ganzen Tradition: Diese Begierden fordern zu einer Lebensweise auf, sie bauen einen Lebensstil auf, der in seiner besonderen Beständigkeit und Kohärenz unvereinbar mit Philosophie, Wissenschaft und Wahrheit ist. Das ist es, was bei Platon die Trennung, die Unterscheidung der Seele in drei Teile bedeutet. Das *epithumētikón* ist eine zweite – und im Hinblick auf das Prinzip der Vernunft antagonistische – Erscheinungsform der Subjektivität. Zwischen den beiden herrscht eine immerwährende Andersartigkeit, ein potentieller Konflikt. Vom Resultat dieser Spannung hängt die Beziehung zur Wahrheit ab, die Möglichkeit ihrer Erkenntnis. Und das ist nicht nur so in vorübergehenden, zufälligen Konfliktsituationen: Das Entweder-Oder spielt sich vielmehr zwischen zwei permanenten Anlageformen des Selbst ab. Folglich spielen die Sexualität, aber auch Schlemmerei, Trunksucht und Luxus eine Rolle bei der Einstellung des Subjekts zum Wissen. Was man im Bereich des Geschlechtlichen tut und denkt, ist entscheidend für die Ausrichtung des Intellekts.

Michel Foucault hat sich mit einer originellen und vielbeachteten Fragestellung auf diesen Punkt konzentriert: Warum gehen *éros* und *lógos* in der westlichen Tradition gemeinsame Wege? Warum findet der Zugang zur Wahrheit ausgerechnet auf dem Gebiet der – hier sexuellen – Begierde statt – zu einer Wahrheit, die für ihn eine besondere Wahrheit ist, nämlich die Selbsterkenntnis? Er antwortet: Es ist eine Tatsache, daß das Subjekt der Erkenntnis ein Mensch der Lust ist. Sehen wir uns an, wie die Antike und das Christentum die Art und Weise verschoben haben, in der man, zwischen *Denken* und *Lust*, mit sich zu tun hat.

Die Antike hat sich dafür entschieden, Stile und Kunstfertigkeiten zu formen und auszufeilen: den Gebrauch der Lüste, die Sorge um sich. Es geht dort darum, Handlungen zu würdigen und einen Entwurf des Daseins zu empfehlen. Im Gegensatz dazu setzt das Christentum ein universelles und egalitäres Gesetz wieder ein, das jedoch im wesentlichen nicht in einem Verbot besteht, sondern – subtiler – in einer neuen Art und Weise, auf sich zu achten: im unaufhörlichen Forschen nach dem Aufkeimen des Verlangens, das es zu ertappen, aufzustöbern, zu entlarven, kurz: auszulegen gilt.[6] Mit den Christen tritt eine Hermeneutik der Lust auf den Plan, jene Untersuchungstechnik, die im Subjekt die Hoffnung nährt, sich zu erkennen, wahrhaftig, gründlich und glaubwürdig, unter der Voraussetzung, daß es kaum wahrnehmbare und selbst der eigenen Begehrlichkeit nicht bewußte Regungen erspäht und protokolliert. Während es seine Sexualität durchwühlt, in den Winkeln des geschlechtlichen Verkehrs, dort, wo die Begierden sich in statu nascendi greifen lassen, entdeckt sich das Subjekt, findet es zu sich selbst, offenbart es sich. Und bekennt.

Aus dieser Perspektive der sexuellen Lust als Spiegel des Selbst, als einzige Wahrheit dessen, was man ist, interessiert sich Foucault für eine Geschichte der Sexualität: nicht aus Neugierde gegenüber den sexuellen Praktiken an sich, sondern um die Entstehungsgeschichte dieses Glaubens an eine große Erklärungskraft des Sexus, der uns die wahre und verborgene Identität einer Person offenlegt, zu schreiben. Der erste Band der „Geschichte der Sexualität" weist bereits im Titel *Der Wille zum Wissen* darauf hin, daß der Gegenstand des Interesses an der Lust zweifellos die kognitive Gier ist: eine Gier, die vom Sakrament der Beichte bis hin zur Psychoanalyse inquisitorisch, bestrafend und schließlich therapeutisch geworden ist.[7] Für Foucault ist das Christentum lediglich deshalb repressiv, weil es zudringlich wird und die Gläubigen nötigt, über das Geschlechtliche zu sprechen, auf daß sie sich des Begehrens schuldig bekennen. Diese Behauptung erscheint mit vollem Recht paradox und aufreizend. Und das noch mehr, wenn man ermißt, wie sehr das Christentum, so betrachtet, der Psychoanalyse gleicht. Denn natürlich ist es die Freudsche Theorie, die die Ätiologie der Neurosen und der Charaktertypen auf die Grundlage der Lust stellt. Es ist Lacans Theorie, die am Wort als dem Ort festhält, wo, Signifikant für Signifikant, die Begierde hervortritt und das Subjekt enthüllt. Und in der *Gesprächstherapie* führt das Reden über die intimsten sexuellen Erregungen in privilegierter Form wieder dazu, daß man über sich spricht und das, was man wirklich ist. Folglich wird umgekehrt die Psychoanalyse, verstanden als medizinische Variante des Sündenbekenntnisses, für Foucault zur schlichten Verlängerung der christlichen Aufforderung zu sprechen, um sich schuldig zu bekennen und dem Urteilsspruch auszuliefern.[8]

Im Gegensatz zu all dem – dieser christlichen wie psychoanalytischen Hermeneutik, die zu einer mißbräuchlichen und gewalttätigen Anmaßung der Wissenschaft verkommen ist – eröffnet die Antike für Foucault das Schauspiel einer Welt diesseits der Reduktion des Menschen zu einem

„Geständnistier".[9] „Der christliche Hirtenbrief hat die Aufgabe, alles, was mit dem Geschlechtlichen zu tun hat, vor eine endlose Wortmühle zu bringen, als fundamentale Pflicht festgeschrieben", schrieb er 1976 in *Der Wille zum Wissen*. Und in einem Gespräch mit Hubert Dreyfus und Paul Rabinow, das 1982 veröffentlicht wurde, erklärt er den Gewinn, den uns die Griechen heute bringen. Auf die Frage: „Können wir denn nicht aus dieser Zeit Lehren ziehen?" antwortete Foucault: „Ich glaube nicht, daß eine Epoche, die nicht unsere eigene ist, irgendeine exemplarische Bedeutung für uns hat. Es geht nicht darum, zu früheren Verhältnissen zurückzukehren. Aber wir sehen uns hier [in der Antike] einer ethischen Erfahrung gegenüber, die eine sehr starke Betonung auf die Lust und ihren Gebrauch legte. Wenn wir diese Erfahrung mit der unsrigen vergleichen, wo jeder – der Philosoph wie der Psychoanalytiker – versichert, daß es auf die Begierde ankäme, das Vergnügen selbst aber nichts sei, kann man sich mit Recht fragen, ob diese Trennung nicht ein historisches Ereignis gewesen ist, ohne jede Notwendigkeit und ohne daß es mit der menschlichen Natur oder irgendeiner anthropologischen Gesetzmäßigkeit verbunden wäre."[10]

Nostalgie? Foucault verwahrt sich dagegen, *aber*, sagt er, die Alten sind eben der Beweis für die Möglichkeit eines anderen Denkens. Und er zeigt, daß die Verknüpfung des Bekenntnisses oder der Analyse der Lust [im Sinne von *désir*, Begierde] auf der einen mit der Selbsterkenntnis auf der anderen Seite, also die Trennung von Begierde [*désir*] und Vergnügen [*plaisir*], auf keiner Notwendigkeit beruht. Was den diagnostischen Wert betrifft, der unserer Angewohnheit, Sexualität und Wissen zu verknüpfen, innewohnt, gibt es keinen Zweifel: Foucault verachtet die Bekenner ebenso wie die Philosophen und die Psychoanalytiker mit ihren „endlosen Wortmühlen", ihrer Zurichtungsarbeit, die uns zu „bekennenden Kreaturen“ abrichten soll. Das Interesse für die Lust [désir] ist immer eine Unterwerfung, deren Gewalttätigkeit sich auf mehr oder weniger heimtückische Weise offenbart.[11] In der christlichen Ethik „ist das Verlangen das wesentliche Moment: seine Entzifferung, Bekämpfung, Ausrottung noch in seinen kleinsten Wurzeln“.[12] Wenn man uns zum Reden drängt, geschieht das nicht zu unserem Genuß, sondern damit wir lernen, den Genuß zunichte zu machen. Die Griechen machten sich dagegen Gedanken über den Liebesakt, über dessen „Häufigkeit, Ablauf, Zweckmäßigkeit, Begleitumstände“,[13] sie sprachen also nicht über Sexualität, um sie abzulehnen, sondern darüber, wie, wann und wieviel Gebrauch von ihr zu machen sei.

Nun kann man, in bezug auf die von Foucault skizzierte Gedankenbahn, aus der Entfernung eine andere, punktiert zu denkende, parallele Linie erkennen; einen Weg, der bei vielerlei Begierden beginnt – von denen die Liebe lediglich einen Aspekt darstellt – und erst weiter hinten, bei der *Ursache* dieser Kraft endet, dieser despotischen und tyrannischen Macht, die das Subjekt massiv auf ihre Seite zerrt. Einen negativen Moment lang hält die Bewegung inne, wenn das Subjekt die Wirkung der *epithumíai* entdeckt und sich ihr unterwirft, bevor es ausgiebigen Gebrauch von den *aphrodísia* machen konnte. Dieser negative Augenblick ist es, in dem sich die Begierden dem Bewußtsein als Sorge zu erkennen geben. Die Ursache dafür ist, daß man sich auf diese oder jene Weise dauerhaft in der Welt etablieren will. Denn es sind die Lüste, die genau durch ihre spezifische Wirkungsweise Typus und Form der Sorgen festlegen, die jeweils die verschiedenen Existenzformen kennzeichnen. Als die griechischen Philosophen Theorien über die Lebenskunst entwickelten, über die Möglichkeit, die eigene Existenz – den Gebrauch der Lüste und die Sorge um sich – zu gestalten, sprachen sie dabei keineswegs von bewußten

Handlungen, sondern im Gegenteil von den *epithumíai* und ihrer Struktur. *Man muß unter seinen Lüsten auswählen, darum dreht sich alles.* Davon hängt der Zugang zur Wahrheit ab – nicht der Zugang zur Wahrheit über sich selbst, sondern zur Erkenntnis im allgemeinen und zur Liebe zum Wissen – und der Typ Mensch, der man wird. Somit hat Foucault natürlich recht: Das Ziel dieser normativen Ethik ist es, etwas Vortreffliches zu schaffen, und nicht, seine Schwächen zu enthüllen. Aber die wesentliche Substanz dieses Denkens stellt deshalb nicht die Handlungen über die Begierde. Im Gegenteil.

„Sie beherrschen die Menschen so grausam ..."

Die Sexualität verwirrt, weil sie gefährlich ist. Aber was ist das Verwirrende und Gefährliche an der Sexualität? Die Antike antwortet: die Begierde. Denn jede Begierde ist schon an sich zu fürchten. Ohne Unterschied kommen die Texte Xenophons, Platons und Aristoteles' immer wieder, wenn sie sich an die Einteilung der Begierden machen, auf deren fürchterliche Macht zu sprechen. Die Lebenskunst des begehrenden Menschen ist eine martialische – Foucault besteht darauf –, ist es doch immerzu ihr Ziel, die Gewalttätigkeit der Antriebe zu zügeln. Eine bedrohliche Gewalt, weil die Begierden grenzenlos, unmöglich zu befriedigen und unersättlich sind. *Aplēstíā, áplēstos, ápeiros, pleonexía*: Diese Begriffe überwiegen in der Sprache der alten Philosophen, sowie sie sich mit den Lüsten [désirs] beschäftigen.[14]

Den despotischen und unerbittlichen Charakter der Triebe, zu deren Sklaven sich die Menschen machen lassen, kennzeichnet ein semantisches Charakteristikum: Sie wollen immer mehr. „Sie beherrschen die Menschen, die sie gerade unter ihrer Fuchtel haben, so grausam, daß sie sie zwingen, wie jung und arbeitsfähig diese auch immer sein mögen, all die Früchte und den Erlös ihrer Arbeit ihren Begehrlichkeiten zu opfern."[15] Die Begierden (Essen, Trinken, Sex), personifizierte Merkmale ihrer Besitzer, ihrer Schirmherren, sind gleichsam selbst mit Begierden ausgestattet. In ihrem Anderssein, in ihrer objektiven Existenz, stehen sie dem Subjekt gegenüber und ragen über es hinaus. Und sie fordern alles, was dieses geben kann: eine quantitative Versorgung, die zu jedem beliebigen Zeitpunkt das maximal Mögliche leistet. Vom Standpunkt des Philosophen aus gibt das Begehren nichts und nimmt alles.

Die Begierde begehrt, sie geht ganz in ihrem Verlangen, ihrer Gier, ihrem Hunger auf. Aristoteles sagt das auf sehr lapidare Weise, wenn er erklärt, warum Lust und Wissen nicht zusammenpassen. Der Grund dafür, warum der Philosoph jene Neigungen bekämpft, die mit Kontakt einhergehen (wie Essen, Trinken, *aphrodísia*), liegt darin, daß diese Begierden niemals befriedigt sind und uns folglich, haben wir uns ihnen einmal hingegeben, mit sich fortreißen, mit Haut und Haaren zu sich hinziehen, weit weg von aller Reflexion. „Das Verlangen nach Lust ist unersättlich und wird in einem Wesen, das des Verstandes beraubt ist, durch *alles* erregt; und die Erfüllung der Begehrlichkeit vermehrt noch die ihm innewohnende Kraft, und sie kann sogar, wenn die Begierden nur genügend groß und zahlreich sind, bis zur Ausschaltung des Denkens gehen."[16] Am Horizont der Begierde, die als solche unfähig ist, Befriedigung zu verschaffen, zeichnet sich eine weitere Unmöglichkeit ab, die des Denkens. Das ist nur folgerichtig, denn „der Maßlose begehrt die Vergnügungen, alle oder die größten, und er läßt sich von seinem Begehren bis zu dem Punkt treiben, wo er alles opfert, um sie zu erkaufen."[17] Die potentiell totalitäre Gewalt dieser Anziehungskraft ist es, welche die sexuelle Lust wie die anderen Begierden disqualifiziert.

Genau an diesem Punkt – dem Risiko des Subjekts, alles zu verlieren, der Neigung der Begierden, alles an sich zu reißen – löse ich mich vom Text Michel Foucaults. Ich möchte wissen, worauf nun die Betonung liegt. Man muß ein Ohr haben für die Beharrlichkeit, mit der Aristoteles, der einerseits die Beherrschung sowie den mäßigen und angemessenen Gebrauch der Lüste theoretisch faßt und zu natürlichen Begierden zu erklären geneigt ist, mit der gerade Aristoteles unterstreicht, daß die Lust auf das Vergnügen unersättlich ist, ja, es sei sogar „die Natur der Lust, daß sie grenzenlos ist".[18] Denn genau diese wesentliche und zudem natürliche Eigenschaft erklärt, warum die körperlichen, notwendigen „Bedürfnisse" zur Maßlosigkeit neigen. In der Argumentation von Aristoteles überkreuzen sich somit zwei „Naturen". Ist es nicht seltsam, daß die Ausschweifungen ausgerechnet dieser Triebe (Essen, Trinken, Paarung), die doch einer zielgerichteten Befriedigung zugänglich sind, von der Maßlosigkeit herrühren? Die Natur reicht also nicht aus, um sie zu stillen: Es bedarf der Beherrschung. Die physiologische Schranke wäre damit genau das, was der Wille durchsetzen muß gegen die ihnen inhärente Tendenz zur Grenzenlosigkeit, da ihre Besänftigung nach wieder neuem Genuß sucht. Andererseits ist die Jagd nach dem Vergnügen auch ein natürliches und naturgemäß asymptotisches Verhalten.

Man muß essen, um sich zu ernähren, trinken, um den Durst zu löschen, sich paaren, um Nachkommen zu haben und die Gesundheit eines jugendlichen Körpers zu erhalten, Geld einsetzen, um Dinge zu erwerben. Wenn man das nun alles zum Vergnügen tut, treten diese Ziele ihren Platz an die Unendlichkeit* und die Zweckfreiheit des Subjek-

* [Die Unendlichkeit des Subjektiven, im Gegensatz zur definierbaren Endlichkeit der objektiven äußeren Sachverhalte in der Welt, ist eine der Grundbestimmungen des Selbstbewußtseins in der Philosophie, Anm. d. Ü.]

tiven ab. Eine andere Natur zwingt dann ihr Gesetz auf, nämlich das der Begierde mit ihrem unbegrenzten Drang. Die Notwendigkeit der Beherrschung ist somit als Symptom der Tatsache aufzufassen, daß die Natur nicht hinreicht, die Begierden in Schranken zu halten, die aber doch natürlichen Ursprungs sind: Man muß sich gegen sie wehren, sich hüten vor ihrer „unendlichen Natur", ihrer „angeborenen Kraft". Denn diese Kraft und diese Natur machen ihre Autonomie aus. Folglich, schreibt Aristoteles, „wünscht sich niemand, maßlos zu sein".[19] Gibt es eine deutlichere Weise, die Fremdbestimmung durch eine Macht hervorzuheben, der das Subjekt ausgeliefert ist und derentwegen es zutiefst befürchtet, sich zu verlieren? Die verbissene Ausübung der „Besserung" stellt den Philosophen vor einen bodenlosen Abgrund, der zweifellos viel beunruhigender ist, als es der „Gebrauch der Lüste", der ja dennoch möglich ist, erkennen läßt. Die Begierde als Abgrund, noch vor der späteren Gleichsetzung mit einer gewissen natürlichen Funktionalität, erhält ihre theoretische Bestimmung schon bei Platon.

Das böse Verlangen

Wenn man das Wort „Unersättlichkeit" buchstäblich nimmt, kann man eine Haltung heraushören, die gewissermaßen gastronomisch ist. Unersättlich ist zunächst einer, der den Hals nicht voll genug kriegen kann. Das griechische Wort *aplēstíā*, das wir hier so übersetzen, ist konnotativ nicht an den Begriff des „genug" gebunden, den das lateinische *satis* ausdrückt (von da *Sattheit*, *unersättlich*, *Satisfaktion* u. ä.), aber nichtsdestoweniger ist es mit dem Akt der Nahrungsaufnahme verknüpft. *Áplēstos* ist derjenige, den man nicht satt machen kann. Daher behält das Wort, wie immer sein metaphorischer Gebrauch ist, diese semantische Färbung: die Unfähigkeit eines Körpers, sich zu füllen und also ausreichend lange kein Gefühl der Leere mehr erleiden zu müssen. Die griechische Unersättlichkeit wird in der Form der Freßsucht gedacht. Der gefräßige Körper – „ausgedürstete Zellen" sagt William Burroughs –, möglicherweise auch der eines Tieres – „der bedürftige Affe" –, versinnbildlichen die Wirkungsweise der Lust.

An den Anfang der Gemeinschaft setzt Platon ein Bedürfnis: die Unfähigkeit des Individuums, sich selbst zu genügen. Der Mangel ist es, der die Menschen zwingt, zueinander zu kommen und sich zusammenzuschließen. Gemeinschaft bedeutet Austausch. Nicht Austausch von Frauen, weit gefehlt, sondern von Versorgungsleistungen, Tätigkeiten und Hilfestellungen. Niemand arbeitet für sich allein, indem er all das produziert, was er benötigt, oder all die Dinge vollbringt, die ihn interessieren. Im Gegenteil, jeder geht einer einzigen Arbeit nach, die für alle anderen nützlich ist. Jede Art der Arbeit beruht auf einem allgemeinen Bedarf. Das Individuum sorgt für die Gemeinschaft, opfert ihr seine ganze Zeit und bekommt dafür diejenigen Dienste und Produkte, um die es sich selbst nicht kümmern kann.

Nun ist aber das vordringlichste und ursprünglichste Bedürfnis kein anderes als die Nahrungsaufnahme. Vor allem in dieser Hinsicht regelt also die urbane Lebensform Produktion und Arbeitsteilung. Mehr noch – sie findet darin ihre Erfüllung, dieses Bedürfnis zu befriedigen. Nach den Strapazen der Feldarbeit, des Handwerks oder des Handels widmen sich die ersten Bürger den Augenblicken der Muße: Ausgestreckt auf den Strohbetten, lassen sie sich mit ihren Kindern Kuchen aus Gersten- oder Weizenmehl schmecken, die auf Halmen oder ganz besonderen Blättern serviert werden. Als wohlbeleibte Vegetarier singen sie an der frischen Luft den Göttern während der Mahlzeiten

Hymnen, in denen sie die Linderung des Hungers und die Erfüllung all ihrer kleinen Wünsche herbeisehnen. Sie streben nach nichts anderem. Es bleibt ihnen also in gewissem Sinne nichts zu wünschen übrig.

Einer von Sokrates' Gesprächspartnern wagt hier jedoch einen Einwand. Leute, die sich mit Blätterteig trösten, dazu vielleicht noch Oliven, Zwiebeln, Käse, Gemüse – Bauerntölpel, die sich möglicherweise mit Feigendessert, Kichererbsen und Saubohnen, Heidelbeeren oder gerösteten Eicheln begnügen, glückliche Einfaltspinsel eines ebenso armen Staates –, wären das nicht letzten Endes die Einwohner einer Stadt von Faultieren? Ohne Gedeck, Geschirr, Tischordnung wären solche „Bürger" sicherlich recht unzivilisiert und im Grunde schlicht unmenschlich.

Sokrates ist also damit einverstanden, sich eine andere, weniger asketische Stadt vorzustellen. Betrachten wir daher eine Gesellschaft, die sich einer davon recht verschiedenen Festlichkeit erfreut: eine Tafel wird gedeckt, es erscheinen Fleischgerichte und Saucen, raffinierte Desserts. Und rings um die Tafel amüsiert sich eine ganze kleine Welt: Parfums, Kurtisanen zwischen wohlriechenden Räucherwaren und Essenzen. Als stellte die Tafel die Matrix für alle möglichen sozialen Verhaltensweisen dar, erwacht nun vermittels der Erfindung der Gastronomie der Sinn für Kunst, Schmuck, alles Kostbare. Unmerklich ist mit der Zivilisierung der Nahrungsaufnahme die Stadt aus dem geschlossenen System der befriedigten Bedürfnisse, des meßbaren und abgezählten Bedarfs herausgetreten, um sich auf Gnade oder Ungnade der Begierde zu überantworten, die in ihrer spontanen und subjektiven Unruhe immer nur größer werden, sich erneuern und verlagern kann, in einer gleichsam offenen und asymptotischen Bahn. Jenseits jeder Bestimmung dessen, was vorhanden sein muß, öffnet die Lust dem Überfluß, der Unrechtmäßigkeit, der Einbildung Tür und Tor.

Seitdem in der Küche das Kochen mehr ist als die Überführung unverzehrbarer Naturprodukte in Eßbares, seit die Grenze zwischen dem hygienisch Unverzichtbaren und einer immer raffinierteren Zubereitung überschritten wird, haben wir jene animalische Welt, der das Praktische genügt, verlassen. Auf ein Ragout Lust haben, das heißt bereits imaginieren, heißt: sich nicht mit dem Nahrungsmittel als solchem zu begnügen, in seiner unmittelbaren Erscheinung einer rohen Feige oder leicht angesengter Myrte. Es bedeutet, neue Objekte zu erschaffen, mit neuen Formen, Farben, ungekannten Geschmacksrichtungen.

Hier liegt der Grund, warum die gastronomische Stadt sich nicht mehr selbst genügen kann. Sie wächst, füllt sich mit zusätzlichen Gestalten an, die mit ursprünglichen Bedürfnissen nichts mehr zu tun haben: Malern, Musikern, Poeten, Rhapsoden, Tänzern, Schauspielern, Modeschöpfern. Und darüber hinaus: Pädagogen, Ammen, Gouvernanten, Zimmermädchen, Köchen und Fleischern. Die Kultur bricht herein. Die imaginäre Stadt beginnt dem zu ähneln, was Platon wohl vertraut ist, dem urbanen und gefräßigen Athen des vierten Jahrhunderts vor unserer Zeitrechnung.

Die erfinderische Kochkunst katapultiert die menschliche Stadt in eine abenteuerliche Zukunft, die von Anfang an Anzeichen des Überflusses aufwies und niemals „Faultiere“ geduldet hätte. Sie verändert die Bestandteile des Gemeinwesens und gibt dem Leben eine neue Form, vor allem aber werden in ihrem Fahrwasser die schwersten Prüfungen auf die Stadt zukommen, nämlich die Erfahrungen des Krieges. Grund und Ursache der Konflikte, die zwischen den Staaten losbrechen, sind auf nichts anderes zurückzuführen als auf genau die gleiche unersättliche Begierde, mehr haben zu wollen, einen Vorteil zu erhaschen, auf diesen selben Wunsch, der durch die kulinarische Lust geweckt und aus dem ein prickelndes Verlangen wurde. Die

„Stadt“, die sich bisher immer nur über Saucen und Süßspeisen zwischen den Hauptgerichten einigen mußte, bemerkt nicht, daß sie sich auf eine totale Transformation ihrer selbst eingelassen hat: Jetzt muß sie sich eine Armee und eine herrschende Klasse zulegen.

Die Sinnlichkeit des Gaumens hat weitreichende Folgen. Für Platon gehen Verwirrung und Wucherung der Leidenschaften offenbar auf die Ernährung zurück. Mit offenem Mund bewegt sich die Menschheit durch die Geschichte. Der Appetit führt nicht nur die Veränderung, die Wandlung in der perfekten Stadt der Phantasie[20] herbei, sondern löst auch den Wechsel von einer Staatsform in eine andere aus. Die ungestillte Begierde des Wohlstands untergräbt die Oligarchie.[21] Der unlöschbare Durst der Freiheit richtet die Demokratie zugrunde.[22] Was dann schließlich den Herrscher betrifft, so verkörpert er in seiner Person die totale Entfremdung von einer Herrschaft, die ihm selbst zum Verhängnis wird. In der Illusion seiner Macht befangen, ist er auf Gedeih und Verderb der Willkür seiner Lüste ausgeliefert, allen voran dem Eros. Indem er allen Vergnügungen nachläuft, wird er ständig nur immer ärmer und unersättlicher.[23] Die Geschichte ist durch die Kapriolen des Mundes in Bewegung gekommen.

Das Röhrensystem der Begierde

Aber es geht noch weiter: Als Platon eine anschauliche Darstellung seiner Theorie der Begierde gibt, wählt er Bilder einer buchstäblich unersättlichen Fixierung auf den Mund. Auf ihnen zeichnet sich eine zeitliche Struktur des individuellen Alltags ab.

Zunächst einmal stellt sich die Frage, warum man essen und trinken soll. Wieso dreimal täglich diese Handlungen wiederholen? Unser Körper ist aus den vier Elementen zusammengesetzt – Wasser, Erde, Luft und Feuer –, die sich in unseren Geweben und Organen mischen, ihrer Natur nach jedoch dazu neigen, sich mit ihren eigenen Quellen wiederzuvereinigen. Aufgrund einer Art sehnsüchtiger Abwanderung, unsichtbarer Verdunstung, molekularen Tropismus hält es die Bestandteile, aus denen wir gemacht sind, nicht an ihrem Platz. Die Zusammensetzung unseres Körpers ist immer instabil, die Verbindungen lösen sich allenthalben wieder auf. Jeden Moment ist das Aggregat, das wir darstellen, im Begriff auseinanderzufallen, sich zu zersetzen und aufzulösen. Prinzipiell ist die gegenständliche Welt immerfort in Bewegung, sie fließt tatsächlich in jeder Hinsicht. So lösen sich auch die lebenden Körper auf. In ihren Geweben, ihren inneren Strukturen tun sich Hohlräume auf. Nun muß ein solcher Schwund durch die geregelte Zufuhr von Elementen ausgeglichen werden. Deshalb essen und trinken wir: um die Spalten und Öffnungen eines rissig werdenden Körpers abzudichten, um das ausgewaschene Fundament durch einen aus Wasser, Erde, Luft und Feuer zusammengemischten Strom zu bewässern, der sich durch das Kanalnetz unserer Adern ausbreitet. Das Blut ist genau der Cocktail (rot wegen des Feuers), der in gegenläufiger Bewegung zu unserer Auflösung den Körper umspült.[24]

Im Verständnis einer Physiologie, die die Blutzirkulation, also die Vorstellung eines geschlossenen Gefäßsystems, nicht zur Kenntnis nimmt, wird die Nahrungsaufnahme zur gerichteten Bewegung, die einen Verlust repariert. Es handelt sich ja um einen unheilbaren Defekt, der nichts mit Energieverbrauch zu tun hat, der wiederum nur von der Unruhe und der wässerigen Verschwommenheit abhängt, wie sie für empfindungsbegabte Wesen charakteristisch sind. Indem er instabil ist, erfüllt der somatische Komplex indessen sehr gut die Aufgabe, das Gleichgewicht aufrechtzuerhalten zwischen dem, was nach außen wegfließt, und dem, was hineingegossen wird. Das Problem ist nur, daß die Erfahrung der Leere – die unserem Bewußtsein den Moment signalisiert, in dem die Lakunen, diese höhlenartigen Ausbuchtungen im menschlichen Körper, wieder geflutet werden müssen – in die Zuständigkeit der Seele fällt. Die Leere spüren heißt begehren. Da nun aber die Begierde unersättlich ist, werden wir gewiß mehr essen und trinken, als für die Wiederherstellung der Körpermasse nötig wäre. Um riesiges Wachstum und Überschwemmung zu vermeiden, müßte man uns mit einer Entleerungsvorrichtung ausstatten. Der Gott, der die Landschaft unseres Körpers entworfen hat, richtete denn auch ein solches Entsorgungssystem ein: den Darm. Wir beherbergen in uns einen sehr langen Schlauch, der dazu dient, überschüssige Nahrung und Flüssigkeit loszuwerden.

Unser Körper stellt in seiner Anatomie das Modell einer Verbindung zwischen einer Mundöffnung und einem Ausgang dar. Der Kanal ist jedoch in Schlingen gewunden, damit die Reise der Nahrungsstoffe sich nicht zu einer geradlinigen Abkürzung reduziert. Warum? Die Darmwindungen drosseln den Durchgang, verzögern den Moment, da wir die nächste Leere verspüren. Diese Empfindung würde uns hungrig machen. Der lange Weg gewährt eine Schonfrist zwischen zwei Mahlzeiten, die es uns erspart, unsere Tage bei Tisch zubringen zu müssen. Wir sind körperlich in der Lage, ein Leben zu führen, in dem das Bedürfnis zu essen einen relativen und diskreten Platz einnimmt. Und da wir nun nicht zur andauernden Nachfüllung unseres Verdauungskanals gezwungen sind, haben wir Zeit für andere Sorgen.[25]

Wir sind derart konstruiert, daß uns Zeit zur freien Verfügung bleibt, daß uns also die Ernährung nicht ganz auffrißt. Von der Leere auf zweierlei Art bedroht, einmal derjenigen, die das Auseinanderbrechen der Bestandteile bewirkt, und zum anderen der Leere in unserem Verdauungstrakt, profitieren wir von der Trägheit unseres Entsorgungssystems und können dadurch arbeiten, verwalten und denken. Alle unsere sozialen und geistigen Beschäftigungen sind nur befristet möglich, im Zeitintervall vor dem nächsten Bissen, dem nächsten Schluck. Wir kämpfen gegen die Leere an, um nicht zu sterben, um uns nicht in die Umgebung aufzulösen, doch dieser Kampf führt andererseits zum Verlust des Lebens, wenn unser Dasein seinetwegen am Leben vorbeigeht. Unsere gewundenen Eingeweide bewahren uns vor Unmäßigkeit, aber eben nur kurze Zeit. Der Körper im Sinne Platons ist ein barocker Körper, dekadent und ausufernd. Er ist zugleich ein süchtiger Körper. Da er immer wieder von neuem versorgt wird, löst er sich nicht völlig auf, ja er *ist* eigentlich nicht, sondern er *wird*. Solange ihn dieser Fluß durchströmt und sich eine Zeit im Inneren hält, kann man noch etwas anderes tun, als am Trog zu stehen.

Die beseelten Tiere

Doch unser Körper ist dazu noch mit einer Seele ausgestattet, mit einer zusammengesetzten Psyche, deren Teile unterschiedliche Stellen im Körper bewohnen. Die Anatomie der Seele steht mit der Anatomie des Körpers in Beziehung. Es wird kaum verwundern, den begehrenden Teil der Seele zwischen dem Zwerchfell und dem Nabel, also im Bauch anzutreffen. Hier befindet sich der Trog, aus dem der ganze Körper schöpft. Hier haust der appetitive Teil der Seele, der uns die Erfahrung der Begierde nach Essen, Trinken, Sex und Geld ermöglicht. Dieses wilde Tier, das unempfänglich für Überzeugungsversuche ist, „läßt man besser neben dem Trog angebunden grasen“.[26] Während es dem Körper, der von einem kunstfertigen Gott klug eingerichtet ist, gelingt, sich in geregelten Abständen zu nähren, hält die Seele damit niemals inne. Das Begehren ist ein Teil von ihr, und somit ist es unersättlich.

Die begehrende Seele ist ein Tier. Sie ist ein ungestümes, untersetztes und gedrungenes Roß, mit dunklem Fell, düsterem Blick und haarigen Ohren. Das schwarze Roß mit seinem massiven, mächtigen Körper ist gegen alle Gebote der Vernunft taub und drängt immer in dieselbe Richtung: Es sprengt auf alles Schöne zu, um es zu berühren und zu besitzen. Im Gegensatz zu dem Teil der Seele, der sich darüber ärgert und der metaphorisch durch das weiße, fügsame und doch gescheite Pferd verkörpert wird, stellt der begehrende Seelenteil eine absolute Bestialität dar und ist durch keine sprachliche Kommunikation zu zivilisieren. Der Intelligenz als der einzigen menschlichen Komponente der Seele gelingt es nie, sie zu überzeugen: Einzig die gewaltsame und unaufhörliche Zügelung hemmt das wiederholte, eigenwillige und halsstarrige Vorwärtsschießen dieser Art von wilder Kreatur. Und man kann sie auch nur vorübergehend zurückhalten und niederzwingen, gewiß, daß sie sich bei der geringsten Gelegenheit wieder aufrichtet und erneut in Galopp verfällt.[27]

Die Platonische Seele ist aus drei Teilen zusammengesetzt, aber ihr größeres Verbindungsgelenk sitzt zwischen zwei Elementen, dem Verstand und den Leidenschaften. Die Intelligenz ist der Mensch im Menschen, das, was ihn menschlich macht. In den Leidenschaften tritt ein anderes, ein unmenschliches, tierhaftes Wesen hervor. Die psychische Zoologie spaltet sich ihrerseits wieder in zwei Teile: ein weißes und ein schwarzes Pferd, zwei Arten, deren eine mehr Tier ist als die andere, hinsichtlich Abstand und Gegensatz zum Menschen. Das gleiche taxonomische Schema einer zweifachen Gabelung findet sich in einer noch überladeneren Variante der Verbildlichung des Subjektiven. Der anthropomorphen Intelligenz stehen zwei Tiere gegenüber: ein Löwe, die Bildgestalt der verärgerten, tobenden Seele, und eine Art absolutes Tier, die begehrende Seele. Die Lüste sind in ihrer Vielgestaltigkeit und Mannigfaltigkeit jenen unvergeßlichen zwittrigen und polymorphen Ungeheuern der archaischen Entstehungsmythen vergleichbar. Körper, deren Tierförmigkeit sich im Chaos entfesselt und in einen Exzeß von Formen entartet, eine fürchterlicher als die andere. Man muß sich die begehrende Seele als Chimäre oder Skylla oder Zerberus vorstellen.[28] Geben wir ihr also mit dem geschmeidigen Wachs der Sprache eine Form, mit drei hintereinander festgewachsenen Köpfen, der eine der eines Löwen, der zweite von einer Ziege, die Feuer schluckt und ausspeit, der dritte schließlich ein Schlangenkopf:[29] das ist die Chímaira. Modellieren wir sie in Gestalt einer unzähmbaren Bulldogge, nicht mit einem, sondern fünfzig Köpfen, mit fünfzig Mäulern, die nach rohem Fleisch lechzen[30] – und wir haben den Seelen-Zerberus vor uns. Stellen wir ihn uns als Frau mit zwölf Hundepfoten und sechs riesigen Schwänzen, auf denen „sechs entsetzliche Köpfe aufgepfropft sind mit drei Reihen von Zähnen in jedem Maul, die gedrängt und dachziegelartig übereinanderstehen und voll sind von den Schatten des Todes“: das ist Skylla.[31] Jedes dieser Monster kann wahlweise die Begierde in uns repräsentieren. Alle drei eignen sich dazu, prächtig in ihrer zusammengemixten Erscheinung, ihrer gefährlichen Angriffslust, ihrer überschießenden, vielfältigen und unbezähmbaren Wildheit. Sogar Hund oder Ziege sind in diesem Fall mehr als entsetzlich. Keine Bändigung ist hier möglich, keine Überredungskunst verfängt. Man kann das Tier lediglich aushungern, ihm Nahrung und Flüssigkeit verwehren.[32] Ihm zu essen und zu trinken zu geben, dies bedeutete, die Gier seiner Kiefer zu begünstigen, das Ungeheuer zu mästen und stark zu machen, auf Kosten des einzigen menschlichen Seelenteils.[33]

Die begehrende Seele ist also ein Tier, doch es gibt auch Teile des Körpers, die für sich schon als kleine Untiere anzusehen sind: Penis und Uterus. Der sexuelle Unterschied zwischen ihnen ist zufällig entstanden. Die Götter der Schöpfung arbeiteten an einer ersten Generation von Menschen. Einige von ihnen erwiesen sich als ungerecht und feige. In der zweiten Generation wurden sie als Frauen wiedergeboren. Mit diesem unerwarteten Ereignis konfrontiert, erfanden die Götter die sexuelle Begierde, paßten die Körper einander an und fügten ihnen die Sexualorgane hinzu. Diese Glieder, eines außen am männlichen, das andere innerhalb des weiblichen Körpers gelegen, zeichnen sich durch eine beunruhigende Besonderheit aus: Sie bewegen sich von allein, unabhängig von den Anordnungen des Verstandes. Die Geschlechtsteile gehören nicht zum Körper in der Weise, wie er ursprünglich geplant war, denn die Götter haben den Organismus in Hinblick auf die Physiologie eingerichtet. Sie stellen eine Ergänzung zur menschlichen Anatomie dar. Sie werden sich immer wie eigenständige Tiere verhalten, zwar festgebunden, aber ein wenig getrennt vom Rest. Der Penis richtet sich auf wie ein rebellisches, undiszipliniertes Biest, das hartnäckig seinen Neigungen nachgeht. Der Uterus, der sich ins Bauchinnere verzogen hat, irrt gleichfalls wie ein Tier umher, wenn man ihm den Samen vorenthält, der ihm das Gebären ermöglicht.[34] Die Geschlechtsteile sind viehische Anhängsel, die der menschlichen Anatomie zusätzlich beigefügt wurden.

Das Geschlechtliche macht uns ein bißchen zu tierförmigen Zwitterwesen, mit all diesen aufgepfropften Miniaturbestien am Körper, der doch im Lichte der Vortrefflichkeit entworfen wurde. Das erotische Verlangen ist von einer Verunstaltung begleitet, einem Verlust für unsere Menschengestalt. Wie sie aus seelischer Sodomie hervorgeht, so stellt sich die Begierde in einer sichtbaren Verwahrlosung zur Schau. Mehr noch, die begehrende Seele, der Penis und der Uterus, sind Tiere, und wenn sie durch die Wahl des Lebensstils die Macht an sich reißen, verwandeln sie, zumindest im übertragenen Sinn, den ganzen Menschen. Die Lebensweise, die darin besteht, ihren Leidenschaften zu frönen, ihren Neigungen zu folgen und das Vergnügen zu suchen, macht die Hedonisten zu Tieren.[35] Nicht zu Schweinen mit anspruchslosem Geschmackssinn, sondern zu gefräßigen und gewalttätigen Stieren. Indem sie all ihre Zeit mit Grasen zubringen, überfressen sie sich, paaren sich, schlagen sich mit den Hörnern. Doch das bereitet ihnen keinerlei Vergnügen, denn wo sie zu genießen glauben, versuchen sie doch nur, ein undichtes Gefäß mit Stoffen zu füllen, die keinerlei Bestand haben. Sie gießen ein Nichts in einen Behälter, der selbst aus einem Nicht-Seienden hervorgegangen ist. Sie fügen Unbeständiges Unbeständigem hinzu. Platon will sagen, daß die Sorge für den Körper wenig mit der Wahrheit und dem Wesentlichen zu tun hat. Doch dieses Nichts, das für das Anschauliche und die Körper bezeichnend ist, wird durchweg in den Begriffen der Begierde gedacht, einer Begierde, deren Subjekt sich als Behälter erlebt, dazu bestimmt, vollgefüllt zu werden, dem es aber nie gelingt, etwas bei sich zu behalten, was es auch sei. Das Nichts des Begehrens wird dargestellt als diese unaufhörliche Bewegung der Entleerung, die von der erneuten Auffüllung zu keinem Zeitpunkt eingeholt werden kann. Und die Gesamtheit der Verhaltensweisen des den Leidenschaften ausgelieferten Menschen läuft auf diese Erfahrung eines endlosen Abfüllens des Tierkörpers hinaus. Dieselbe Art zu leben macht den Menschen zum Regenpfeifer, jenem Vogel, dessen Körper einem Schlauch gleicht, durch den die Nahrung unaufhörlich hindurchgeht.[36]

Wir sind nur zu einem Teil Mensch. Ungeheuer hausen in uns, in unserem Körper, unserer Seele, unserem Leben. Tierisches lebt in Symbiose mit uns: Roß, Rind, Regenpfeifer, Hund-Ziege-Schlange, ein Hund mit fünfzig Köpfen, Penis, Uterus. Ein ganzes Bestiarium bedroht unser Selbstbild und unsere menschliche Identität. Was wollen diese Parasiten von uns? Sie wollen alles, was man nur besitzen kann. Sie sind die Begierde [désir] in ihrer ganzen entsetzlichen Gefräßigkeit.

Zeit der Begierde

Stellen wir einen klugen Menschen einem puren Genießer gegenüber. Der erstere gleicht einem Hausherrn, der tadellose und unversehrte Krüge zur Seite gestellt hat, die mit kostbaren Nahrungsmitteln gefüllt sind; der zweite erinnert an einen schlechten Verwalter, der in gesprungenen Krügen Öl und Wein aufbewahrt hat, die nun ihren Inhalt auslaufen lassen. Diesen selben Dummkopf muß man sich gleichzeitig auch als verwirrten Menschen vorstellen, der den geborstenen Krug, den begehrenden Teil seiner Seele also, wieder bis oben hin auffüllen will. Ein Verrückter, wie man ihn in der Unterwelt findet, wo manche Unglücklichen die Strafe erleiden, Wasser mit Sieben in große Gefäße füllen zu müssen, die ohne Grund sind und deren Boden durchlöchert ist. Man kann ihn aber auch in einer Tierdarstellung, in einem ornithologischen Bild, wiedererkennen: im Körper des Regenpfeifers, dieses unglücklichen und unanständigen Vogels, der kein Benehmen hat und hinten soviel entleert, wie er vorne wieder hineinfrißt.[37]

Je weiter Platon seine Variationen über das Unglück der Begierde vorantreibt, desto mehr wird deutlich, daß er bevorzugt im Code der Ernährung das Wesentliche seines Gedankens ausdrückt, die Vorstellung nämlich, daß die verschiedenen einzelnen Objekte, welche den Zweck hatten, bestimmte Begehrlichkeiten zu stillen, nicht nur die Begierde selbst nicht zu befriedigen vermögen, sondern sie im Gegenteil noch anstacheln. Die Gewöhnung nämlich zwingt zur Erhöhung der Dosis, die man benötigt. Der Lust wohnt eine unbarmherzige Mechanik inne, die es unmöglich macht, sie als einen zeitlichen Verlauf aufzufassen, der Unterbrechungen aufwiese und beherrschbar wäre: Eine Leidenschaft folgte auf die andere, man könnte anhalten, wann immer man will, und die Intensität der Befriedigung messen. Nein. Die Begierde ist ein Tyrann, sie drängt dem Subjekt einen Rhythmus auf, dessen es nicht mehr Herr wird. Denn auf dem Grund der begehrenden Seele öffnet sich ein klaffendes Loch, das alles einsaugt und verschlingt, was man hineinschüttet. So ist auch der Krug, Gebrauchsgegenstand und Symbol zugleich, in dem die Griechen über die Jahrhunderte ihre Nahrungsreserven gehortet haben, vortrefflich geeignet, den unkontrollierten Strom einer Kost anschaulich zu machen, die nie mehr satt macht.

Die Seele, die vom Verlangen und in Wahrheit von der Unersättlichkeit geleitet wird, stellt sich somit als Hülle, als Behälter dar, der nicht bewahren kann, was hinein gehört. Niemals gelingt es, ihn voll zu machen. Und das hat zwei Gründe: Dinge, die erstens keinen Bestand haben und ihrem Wesen nach dem Verfall überantwortet sind, werden an einen Ort gebracht, der, zweitens, seinerseits keinen Halt bietet und nichts fassen kann. Eine doppelte Haltlosigkeit: Der gleiche Mangel an Sein befällt sowohl die Objekte der Begierde – diese Dinge, die sich kurz zur Schau stellen, um sofort wieder in den finsteren Abgrund der Bodenlosigkeit zu stürzen – als auch den Raum selbst, der diesen Flüchtigkeiten Zuflucht gewähren müßte. Zwei Gründe für einen Zustand dauernder Leere: Es gibt keinen Moment der

Fülle, da der Inhalt unaufhörlich durch die Löcher des Behältnisses tropft und da ja auf alle Fälle schon dieses Behältnis selbst nichts als ein Nicht-Sein ist.[38]

Der Körper ist durchlöchert, und die Nahrung folgt ihrem Schicksal des Durchgangs und des Zerfalls. Der Stoffwechsel unterstützt keineswegs ein positives und progressives Wachstum, sondern einen Kreislauf, der das Nichts zementiert. Im großen gesprungenen Krug, der durchlöchert und ohne Boden ist, konkretisiert sich somit die Idee einer Leere, die in Bewegung ist, die Idee eines dynamischen Abgrunds. Man sucht ihn unablässig bis oben anzufüllen, aber genauso schnell schluckt das Loch alles in sich hinein. Je mehr man hineinsteckt, desto mehr verliert man. Keinerlei Positivität, keine Dauer im Bauch des Kruges – bloße Nichtigkeit einer sinnlosen Anstrengung. Das Wasser stiehlt sich davon, verrinnt, verschwindet. Und in der Wiederholung der Handlungen des Nachfüllens erfüllt sich die Fortdauer einer Bestrafung, eine ewige Qual.[39]

Die unaufhörlich mit Fressen beschäftigten Tiere, der lecke Krug, der Regenpfeifer, all diese Vorstellungen drücken in bildhafter Form die Begierde und die Zeit aus. Aufgrund seiner *aplēstíā**, seiner Undichtheit, vereinnahmt das durchlöcherte *epithumētikón / píthos*** total, verschlingt, verschluckt regelrecht die Zeit und alles Streben dieser Seelen, so wie es auch die Aufmerksamkeit des unbedachten Hausherrn völlig für sich beansprucht, nachdem er bei der Auswahl der Krüge geschlampt und von jetzt an für nichts anderes mehr Sorge zu tragen hat als dafür, daß sie gefüllt werden. Doch im Gegensatz zu den jeder Substanz beraubten und wenig nahrhaften Dingen, von denen im *Staat* die Rede ist, handelt es sich nun

* [Wörtliche Bedeutung des Adjektivs *áplēstos*: *ohne Füllung*, Anm. d. Ü.]
** [Gefäß, Krug, Faß: tönernes Vorratsgefäß im Altertum, Anm. d. Ü.]

um Güter, die durchaus selbst einen Wert besitzen. Der Akzent verlagert sich nun auf die Durchlässigkeit des Gefäßes und die Torheit einer so fieberhaften wie nutzlosen und dennoch immer weiter betriebenen Aktivität. Die Leere hinter einer derartigen Aufgeregtheit, ihre Endlosigkeit und ihr anstrengender, betrüblicher und lästiger Charakter machen die sinnentleerte Existenz der Unmäßigen aus, die dem Irrglauben anhängen, sie lebten mit Heftigkeit ihre Leidenschaften aus. Ihr sogenanntes Glück ist nichts anderes als eine Höllenstrafe. Sie glauben im Freudenrausch, das Leben mit Händen zu greifen, doch sie leiden wie die Toten.

Diese Vergleiche, setzt Sokrates hinzu, sollten zeigen und davon überzeugen, daß wir zwischen diesen zwei Lebensformen – indem wir uns mit den Begierden entweder einlassen oder ihnen gewisse Vorschriften und Korrekturen auferlegen – die Art unseres seelischen Wohlbefindens, *eudaimonía*, unser *Glück*, wählen. Der Mensch, der seinen Neigungen folgt, ist nicht schlecht, er ist unglücklich. Der Eindruck, daß er jedesmal, wenn er im Begriff zu sein glaubte, eine Leere zu füllen, Momente des Genusses aufgehäuft hat, ist in Wirklichkeit ein Irrtum. Der Genießer weiß nicht, daß er nicht genießt. Der Philosoph hat die Aufgabe, ihm zu enthüllen, daß er den Zustand, nach dem er strebt, nie erreichen wird, weil es sich gar nicht um einen Zustand handelt, das heißt um eine, wenn auch kurze, so doch nennenswerte Zeitspanne. Es handelt sich vielmehr um einen Zeitpunkt. Die Erfahrung der Befriedigung – wörtlich verstanden als adäquate, ausreichende und also ausfüllende und ein ganz klein wenig lindernde Antwort auf das Bedürfnis –, dieses positive Erlebnis entgleitet ihm systematisch. Um diesen Zustand des Genügens kennenzulernen, ein bißchen dauerhaften Genuß also, müßte man sich abwenden vom Fluß, vom Ergießen, von der strömenden Flüssigkeit, die nach unten davonfließt ins Kontinuum der unerreichten Sehnsüchte. Man muß begreifen, daß das Glück im Register des „genug" zu finden ist und nicht in dem des „noch nicht".

Platon vergleicht zwei Arten von Zeiterfahrung, die er zwei *bíoi*, zwei Lebensformen, nennt. Die eine bestehend in völligem Verlust, versinnbildlicht im unaufhörlichen und unwiderruflichen Fluß, der niemals zum Halten kommt. Diese unruhigen, vorübereilenden und immer wieder zerfließenden Augenblicke kann man nie als schöne Augenblicke erleben, als köstliches Geschenk der Zeit*, das man in Ruhe genießt, das sich auch wandelt, aber wenigstens von kurzer Dauer ist. Wie eine nie versiegende Klepsydra,** die die Zeit nur nach dem Durchlauf des Wassers bemißt, stellt das durchlöcherte Gefäß die Unmöglichkeit dar, den Augenblick als Gegenwart aufzunehmen. Im Zeitmodus der Begierde entwischt alles so rasch, wie es erscheint. Sein Erscheinen dauert nur einen Moment. Auf diese Weise entstehen lauter Augenblicke ohne Dauer. Jeder folgende ist eine Wiederaufnahme – aber ohne Leben. Wiederherstellung des Nichts: Man glaubt aufzutanken und ist niemals voll, denn man wird seit jeher leerer. Die falsche Geschäftigkeit um den Krug herum beweist, daß jeder Moment verloren, zerflossen ist, und zwar auch dann, wenn man ihn festzuhalten glaubt. Jede neue Welle an Genuß verliert sich im Strom. Der Fluß macht jede Empfindung eines „jetzt" unmöglich, derart, daß das einzig verfügbare „immer" eine Folge von Augenblicken wird, die im vollkommen negativen Andauern des Verlusts, der Verschwendung und des Chaos aufeinanderfolgen. Aus diesen

* [Frz. *présent*, mit den beiden Bedeutungen *Gegenwart* und *Geschenk*, Anm. d. Ü.]

** [Antike Wasseruhr, die ähnlich wie ein Stundenglas funktionierte, Anm. d. Ü.]

ungeeigneten „Immerzus“ bestehen die ewigen Höllenstrafen, genauso wie der immer wiederkehrende Alltag des Lustmenschen.

Ein „immer“, das sich positiv anhäuft, ist für Platon nur in der anderen Lebensform möglich, die Schranken anerkennt und „sich *immer* mit dem zufrieden gibt, was vorhanden ist, und nie mehr verlangt“.[40] Diese Art zu leben erlaubt dauerhafte und länger anhaltende Sättigung, in der man mit sich selbst übereinstimmt, weil die Zeit dazugekommen ist in Form der „Dinge, die da sind“ und mit denen man umgeht, als wären sie für immer ausreichend. Der Augenblick dehnt sich aus, geliert zu bleibender Dauer. Nichts fließt, nichts wandert davon: Die Krüge bleiben voll. In dieser Form der Begierde und der Zeit gibt es eine Gegenwart, weil immer genug da ist. Mehr noch: Es reicht auch für alle Zeit aus, denn diese Gegenwart ist erweiterungsfähig und kann in Ruhe und Gelassenheit gelebt werden. Der Weise besitzt gut abgedichtete Krüge, gefüllt mit kostbaren Speisen, und er denkt nicht weiter darüber nach. Es ist errungen, für alle Zeit.

Im *Gorgias* wird Punkt für Punkt eine Unterscheidung zwischen zwei Arten von Besorgtheit vorgenommen. Auf der einen Seite finden sich Unruhe, Wiederholung, zeitlicher und materieller Verlust, Verführung und Tod. Das Bild des gesprungenen Kruges ist ein Stilleben nach Art der Antike.* Auf der anderen Seite gruppieren sich das Glück, die Erholung, zeitliche und materielle Ökonomie, die Weisheit und das Leben. Der Eigentümer der wasserdichten Gefäße ist eine Allegorie der Vernunft.

* [Das frz. *vanité* des Originaltextes, wörtlich *Leere, Eitelkeit,* bezeichnete früher die im 17. Jahrhundert besonders in den Niederlanden aufkommenden Stilleben, die die Vergänglichkeit alles Irdischen zum Thema hatten, Anm. d. Ü.]

Welchen Stellenwert hat nun der Genuß in der Theorie der unersättlichen Begierde? Eine erste Warnung: Lassen wir uns nicht täuschen durch den Gebrauch des Wortes *hēdonē* im Zusammenhang mit den geistigen Freuden, die den Frieden und die philosophische Genugtuung ausmachen. Für Platon geht es nicht darum, den Begriff [Glück, Genuß] auszuweiten und neben den körperlichen Genüssen nun auch diejenigen darunter zu verstehen, deren Ursache der *lógos* ist. Wäre dem so, liefe es auf eine Erweiterung, eine Anreicherung der Glückserfahrung hinaus. Ganz im Gegenteil zielt Platon darauf ab, ein für allemal alle nicht-geistigen Erquickungen aus der Lebensweise des Weisen auszuschließen und den Begriff „Glück" auf die Bedeutung einzuengen, die ihm in seinen Augen zukommt.

Die Liebe zur Erkenntnis unterwirft sich dem Gesetz der Monogamie. Die Wonnen der Wissenschaft, die allein zulässig sind, müssen notwendig an den Platz der anderen treten. Diese Substitution ist Theorie. Sosehr sie aus strukturellen Gründen unmöglich bleibt – denn das schwarze Roß der Begehrlichkeit wird man nie loswerden –, sosehr zieht sie die Triftigkeit der Begriffe selbst in Mitleidenschaft. Steht erst einmal fest, daß der *lógos* Genuß mit sich bringt, muß man sich klarmachen, daß es keine anderen mehr gibt. Das nicht-geistige Vergnügen wird unbegreiflich, unzulässig, in-existent. Die da glauben, es zu erleben, irren sich: Während sie zu genießen glauben, leiden sie. Somit wird der Begriff „Genuß" irreführend.

Folglich entfaltet Platon, um zu diesem extremen Punkt zu kommen, eine Argumentation, die sich keineswegs darauf beschränkt, den Diskurs über die Begierde wiederzukäuen. Um das Vergnügen und seine Unmöglichkeit außerhalb der Wissenschaft zu erörtern, stellt er, theoretisch, die Begierde mit vor Gericht. Denn im Namen welchen Kriteriums werden der Luxus, die Wonnen der Laszivität und die Köstlichkeit der Schlemmerei – diese Wahrnehmungen, die man nun nicht mehr als angenehm empfinden und als schön bezeichnen darf – zu einem Nichts zusammengezogen? Diese Sinnenlüste werden nicht gewogen und bewertet, insofern als sie Genüsse sind, wie das der Fall wäre, wenn das Interesse der antiken Ethik, der Analyse Foucaults folgend, sich auf die Form ihrer Verwendung konzentrierte. Im Gegenteil, sie werden nur unter dem Gesichtspunkt der Begierde untersucht, die ihnen zugrunde liegt. Anders ausgedrückt: Es gibt bei Platon keine theoretische Behandlung des Vergnügens, die der Obsession der unendlichen Begierde entkommt. Die nihilistische Auffassung der Begierde vernichtet das nicht-geistige Vergnügen. Dies zu beweisen, indem man aufmerksam den Dialog liest, der als Monographie ausdrücklich dem Genuß – und nicht der Begierde – gewidmet ist, bedeutet nichts anderes, als die Kraft des Paradigmas zu erproben, das Platon unablässig ins Feld führt, und zu erkennen, an welcher Stelle die Metaphern des durchlöcherten Kruges und des ausgehungerten Stiers beispielhaft sind für eine Antwort auf die Frage des moralischen Handelns.

Der *Philebos* ist also ein Dialog über den Genuß. Ganz zu Beginn steht dieser selbst zur Debatte. Doch um was über ihn zu sagen? Um ihn als unbegrenzt zu definieren. Während der Verstand mit dem Konzept des *Grundes,* also mit dem determinierenden Prinzip, zusammenarbeitet, ist „der Genuß durch sich selbst schon Unbegrenztheit“ und gehört zu der Sorte von begrifflichen Konzepten, die weder Anfang noch Mitte noch Ende haben.[41] Diese Einordnung des Vergnügens in die Gruppe der Erfahrungen des Unendlichen kehrt den ganzen Dialog über wieder. Die nichtgeistigen Wonnen führen Gewalttätigkeit und Maßlosigkeit mit sich und sind „empfänglich für Großspurigkeit, übertriebene Häufigkeit und Bizarres".[42] Während die Wissenschaft reines Maß ist, sprengt nichts so sehr die Proportionen wie jene Wahrnehmungen.[43]

Doch als Platon erklärt, *warum* es den nicht-mathematischen Freuden seit jeher an Begrenzung mangelt, führt er die Begierde ein. Dabei geht er so vor: Alles, was gleichzeitig Körper und Seele angeht, ist durch Unbegrenztheit charakterisiert.[44] Warum das? Weil die Genüsse, die von der Seele und dem Körper herrühren, immer unrein sind: Vergnügen und Schmerz mischen sich in ihnen. Sie können daher als sehr gewalttätig empfunden werden, doch immer sind sie gemildert durch das Leiden, das sie unweigerlich begleitet. Daraus folgt, daß sie, wie groß sie auch sein mögen, trügerisch sind.[45] Ein reines, wenn auch verschwindend kleines Vergnügen wird angenehmer sein – da es wahrhaftig und ausschließlich angenehm ist – als ein ungeheurer Genuß, der mit Schmerz vermengt ist. Die Vermischung mit dem Leid verändert die quantitative Bewertung des Genusses – seine Stärke und Dauer. Wenn ein Vergnügen unrein ist, ist es keines.

Was also bedeutet dieser Begriff der Reinheit, wenn er auf das Vergnügliche angewendet wird? Der Genuß ist unrein, sobald er von Leid begleitet ist. Welches Leid ist gemeint? Dasjenige, welches die Empfindung einer Leere hervorruft, die gefüllt werden will. Aber unter welchen Bedingungen genießt man eigentlich? Verspürt man nicht ein großes Vergnügen, zu trinken, wenn man Durst hat, zu essen, wenn einen hungert, sich zu kratzen, wenn es einen juckt? Darin würde jeder Gesprächspartner Sokrates zustimmen. Wenn man aber einmal zugegeben hat, daß man die Befriedigung eines Verlangens, das man verspürt, genießt, das heißt solange man es spürt und solange die Empfindung andauert, wird man zu einer ziemlich überraschenden Schlußfolgerung geführt. Wenn man durstig sein muß, damit das Trinken genüßlich ist, wenn man trinkt, weil man am Verdursten ist, und zwar genauso lange, wie der Durst anhält, bedeutet das, daß der Genuß nicht ausschließlich vom Leiden kommt, sondern gleichzeitig mit ihm stattfindet. Man genießt, weil man begehrt, soviel man begehrt und bis das Verlangen gestillt ist. Schmerz und Lust beginnen und enden gemeinsam. Das Vergnügen ist ein Prozeß der Linderung einer fühlbaren Unzufriedenheit. Es findet nur statt in Abhängigkeit vom Schmerz, der es begleitet.[46]

„Wenn man leer ist, sehnt man sich danach, voll zu werden, und genießt diese Hoffnung, während man noch darunter leidet, leer zu sein [...]: Schmerz und Genuß gründen in einer einzigartigen Mischung."[47] Deshalb also werden die ungeistigen Genüsse niemals wirklich und völlig angenehm sein, das ist es, was sie strukturell verdirbt: dieses Verlangen nach Fülle, das in einer Seele in dem Maß anwächst, wie sie sich füllt. Das Unmaß eines Vergnügens kommt demnach aus seiner Unreinheit, während die Unreinheit ihrerseits von der Wahrnehmung der Leere stammt. Wenn die Leere untrennbar mit dem Grund verbunden ist, aus dem man das Vergnügen genießt, kann das Vergnügen, das irrigerweise dazu bestimmt ist, Erfüllung zu bringen, nur unbegrenzt sein. Je mehr man leidet, desto mehr genießt man. Je mehr man genießt, um so mehr leidet man.

Der Kunstgriff dieser Argumentation besteht darin, an die Stelle subjektiver Kriterien für die Bewertung des Wohlbefindens ein substantielles Kriterium zu setzen, nämlich das der Reinheit und damit der objektiven Wahrheit. Je mehr man zu genießen glaubt, desto mehr leidet man. Es ist, als würde die Quantität des erlebten Vergnügens durch die gemischte Qualität neutralisiert und folglich von ebendiesem Vergnügen verdorben. Die gängigen Ansichten werden mit dieser philosophischen Analyse auf den Kopf gestellt: Das

Verlangen ist nicht das, was uns zum Vergnügen hintreibt, sondern das, was davon abbringt, das, was sogar das Wesen der Lust verändert und korrumpiert. Und die Enthüllung der wahren Natur dessen, was uns das Beste schien, müßte unsere Empfindsamkeit verändern. Platon lehrt uns zu denken, aber auch, die Negativität des Genießens zu bemerken. Er lehrt uns, diese Negativität – das Leiden am Mangel – in der Erfahrung des ersehnten Vergnügens zu erkennen.

Spürbares oder unmerkliches Verlangen: Um diese ästhetische Bestimmung des Mangels dreht sich alles. Wenn das Loch, die Aushöhlung, gefühlt wird, wenn das Begehren als schmerzhafte Empfindung der Leere erlebt wird, dann ist kein wahres Vergnügen möglich. Wo dagegen eine Begehrlichkeit sich unbemerkt einschleicht, wo sie unbewußt und daher schmerzfrei bleibt – wie es beim Verlangen nach Wahrheit der Fall ist –, hier allein kommt ein Genuß zustande. Das Verlangen muß betäubt werden, damit wahre Lust stattfinden kann. Durch die simple Tatsache, daß sie erlebt werden, verhindern die Begierden den Genuß. Was ermöglicht es Platon, sich bis zu einer solch paradoxen und überraschenden Schlußfolgerung vorzuwagen? Es ist die Tatsache, daß er die Reihenfolge aufgehoben hat. Es gibt nicht mehr zuerst eine schmerzhafte Empfindung der Leere und danach das Vergnügen, das zur Linderung herbeieilt, um den Schmerz vergessen zu machen. Man genießt vielmehr gleichzeitig mit dem Erleben der Befriedigung eines bewußten Bedürfnisses – Hunger, Durst, erotische Sehnsucht, Armut – auch die Hoffnung, während man bereits wieder unter dem Gefühl der Leere leidet. Schmerz und Freude, Leere und erfülltes Glück bilden ein ununterscheidbar verworrenes Durcheinander, ein Amalgam. In genau dem Moment, da sie zu genießen glauben, fühlen die Essenden, Trinkenden, sich Liebenden auch schon das Vakuum, das sich in ihnen unerbittlich in dem Maße auftut, wie sie sich vollstopfen, so wie der Regenpfeifer und die durchlöcherten Krüge. Sie kratzen sich gerade so lange, wie es sie juckt. Sie kratzen sich weiter, so lange der Juckreiz sie dazu antreibt. Sie wollen weiter genießen, so als würde ihnen die Tatsache, daß sie doch jetzt genießen, niemals genügen. Aus diesem Grund ist der Genuß der begehrenden Seele buchstäblich unmöglich. Platon betrachtet dies nicht als *Wirkung*, sondern als einen *Aspekt* der Begierde: eingeschrieben, verkapselt in ihrer Erfahrung des Schmerzes. Jedes nicht-geistige Vergnügen, selbst eines, das man auf die konkreteste, intensivste Weise auskostet, ist nichts als verzehrende, zerreißende, ausgehungerte Begierde: das Verlangen nämlich, daß die Lust andauere, sich verlängere, befestige. Weil man das Genießen nicht lassen kann, will man immer mehr. Die Leere triumphiert über die Hoffnung und bedroht ein Wohlbefinden, welches relative Erfüllung spendet.[48]

Die Entstehung des Vergnügens

Es gibt folglich im Begehren etwas Unheilbares, das unmöglich durch die kleinen positiven Befriedigungen aufgewogen werden kann. Das Unendliche, dem es entstammt, stellt eine absolute Macht dar, die dem Genuß verbietet, eine Zeit zu besitzen, die seine eigene wäre, eine Dauer, die ihm Existenz verliehe, wäre dies doch augenblicklich pures Vergnügen im Reinzustand. Und nachdem es nicht einen einzigen Augenblick gibt, in dem der Genuß etwas anderes wäre als diese *mélange unique*, die ihm seine doppelzüngige und widersprüchliche Gestalt verleiht, gibt es eben auch keinen Moment, in dem das Angenehme sich rein und schlicht darbieten, für ein Subjekt greifbar werden könnte, ohne durch sein Gegenteil verfälscht zu sein. Wer das aber glaubt, deutet auf törichte Weise seine verwirrten Empfindungen.

In vergrößerter und auffallender Gestalt manifestiert sich der Genuß bei den Schwerkranken. Seine Intensität, seine subjektiv empfundene Quantität, ist dem Ausmaß des Leidens proportional. Fieber verursacht Hunger und Durst,[49] Liebestollheit reißt uns zu Ausschweifungen hin:[50] Das ist der Grund, weswegen wir unter solch außergewöhnlichen Umständen die intensivsten Glücksgefühle erleben.[51] Tatsächlich leiden wir enorm. Die ungeheure Erleichterung, die uns der kleinste Tropfen Wasser oder die unwichtigste Begegnung verschaffen, entspricht dem erbärmlichen Zustand, in dem wir uns befinden. Da sie relativ ist in bezug auf diesen Zustand, ohne den eine solche Erleichterung eine zu vernachlässigende Größe bliebe, stellt ihre Heftigkeit ein präzises Maß für ihn dar. Der erlebte Genuß ist damit ein Symptom für das Ausmaß unseres Mangels.

Weil wir einen mühsamen Weg hinter uns haben, erscheint uns eine – für andere geringfügige – Befriedigung hier und jetzt riesengroß. Das Vergnügen ist relativ, entbehrt jedes intrinsischen Wertes und hängt lediglich vom Zufall der Situation ab. In diesem Zusammenhang scheint uns die von Martha Nussbaum mit Gründlichkeit durchgeführte Analyse[52] wichtig für das Verständnis Platons und seiner Angst vor dem Relativismus. Indem er sich dem Subjektiven, dem Zufälligen und dem Willkürlichen verweigert, will Platon uns vor dem Nichts in Sicherheit bringen. Das Subjektive, das Zufällige und das Willkürliche sind weniger als vergänglich: Sie entspringen dem Nichts. Die Erleichterung ist nicht nur kommensurabel mit dem Schmerz, der ihr vorausging. Aufgrund ihrer Mischnatur ist sie auch objektiv falsch.[53] Die Verschnaufpause ist nicht nur kurz und unsicher. Von Anfang an und solange sie währt, ist sie ein Trick, eine Täuschung. Also ist sie kein Genuß (da das

Leiden sie durchdringt), und sie ist auch nicht bloße Erleichterung (da sie nie reiner Genuß ist). Widersprüche durchdringen einander in dieser theoretischen Fassung eines fließenden Gemischs von Gegensätzen, die sich in fortwährender Bewegung befinden.

Das Problem ist somit nicht, daß das Vergnügen zwar schön, aber zu kurz ist. Es ist vielmehr untrennbar mit Leiden verbunden, zu dem es ganz hinübergezogen und wodurch es unerreichbar wird. Das Ergebnis von Platons Analyse bekommt in einem Satz eine geheimnisvolle Färbung: Der Genuß ist das Werden. „Haben wir nicht gehört, was das Vergnügen betrifft, daß es nichts ist als stetiges Werden und daß es keinerlei Existenz hat?“ fragt Sokrates.[54] „Der uns enthüllt, daß das Vergnügen ein Werdendes ist, aber niemals eine Existenz hat“, fährt er fort, „dem müssen wir dankbar sein, denn er gibt diejenigen der offenen Lächerlichkeit preis, die behaupten, daß der Genuß ein Gut sei“.[55] Immer wieder auflebend, getragen von der Unersättlichkeit des Verlangens, *ist* das Vergnügen niemals, hat es selbst keine Existenz.[56]

Zu Beginn war es im Grunde darum gegangen, das Vergnügen dort aufzuspüren, wo es sich als makroskopisches Phänomen beobachten läßt. Gegen Ende erklärt Platon nun in einer offensichtlich positiven These – daß nämlich der Genuß *wird* –, diese Sache, der Genuß, existiere nicht einmal. Es fehlt ihm Substanz, trotz seiner Intensität, und zwar genau deshalb, weil er absolut nicht in der Zeit fortdauern oder auch nur einen Moment lang bestehen kann. Zu sagen, „der Genuß wird“, bedeutet, ein weiteres Mal, vom Standpunkt der Zeitlichkeit, sein Nicht-sein auszudrücken. Und folglich die gängige Wahrnehmung zu kritisieren. Alle, die ihre Zeit verlieren, indem sie sich vormachen, sich zu vergnügen, halten ihre Begierden für wahren Genuß. „Alle diejenigen, die ihren Hunger stillen, ihren Durst löschen und all die Bedürfnisse, deren Entstehung schon Linderung bringt, haben ihre Freude an dieser Entstehung, in der sie einen Genuß zu erblicken glauben und behaupten, sie könnten das Leben nicht ertragen, ohne Hunger und Durst zu verspüren und ohne die drängende Lust zu erleben, die ein solcher Appetit mit sich bringt."[57] Genuß ist Werden. Das Vergnügen ist das Verlangen, mithin der Schmerz.

Negative Lust

Es ist nun an der Zeit, die beiden vorgezeichneten Linien zusammenzuführen. Die Zeit des Stoffs und die des Platonischen Genusses fügen sich zusammen.

Das Verlangen nach der Droge erweist sich als gebieterisch, dringend, despotisch. Es ist dermaßen unersättlich, derart maßlos und allgegenwärtig, daß es jeden Genuß unmöglich macht. Man will immer, will mehr, und dieses Wollen, dieses Bedürfnis nimmt nach und nach den ganzen Erlebnisraum ein. Der injizierte, eingenommene oder inhalierte Stoff ergießt sich in einem ununterbrochenen Strom, als eine Flüssigkeit, die in ihrem Versickern gleichsam die Zeit verkörpert. Man sucht sich anzufüllen, sich bereichert zu fühlen, wird aber leerer. Indem es unerfüllt bleibt, besteht das Verlangen weiter und nimmt die gesamte Zeit und alles Bemühen in Anspruch. Es ist eine orale, gefräßige, tierische Gier, die die Gestalt eines Grimassen schneidenden Affen annimmt, der sich am Hals festklammert. Diese Worte treffen auch auf die Begierde bei Platon zu. Die Definitionen der Konzepte decken sich – das Verlangen: ein grenzenloser Mangel; der reine Genuß: eine unmögliche Erfüllung –, vor allem aber gleichen sich die Bilder. Flüssigsein, Oralität, Tierhaftigkeit finden zusammen in der wiederkehrenden Metapher des Nahrungsstroms, der durch die durchlöcherten Krüge fließt, der Gefräßigkeit der Stiere, des Regenpfeifers, in der ganzen Animalität der begehrenden Seele. Seinen Begierden nachzugeben läuft darauf hinaus, als Süchtiger zu leben: dem Strom des Stoffs ausgeliefert, der immer seltener in der Lage ist, uns zufriedenzustellen, die wir für immer versklavt sind, den Hunger und Durst des Tieres zu stillen, das, als Chimäre oder als Affe, zu unserem Doppelgänger geworden ist.

Der interessanteste Berührungspunkt ist jedoch nach wie vor der Aspekt des negativen Vergnügens. Vergleichen wir *Naked Lunch* mit dem *Philebos*. Die körperlichen Genüsse zeigen sich durchgehend vermischt mit Verlangen, sagt Sokrates, und da das Verlangen schmerzt, ist das Vergnügen folglich verdorben. Eine ausschließlich beglückende Empfindung ist somit strukturell unmöglich. Regenpfeifer, löchriger Krug, gefräßige Lust – das sind die Sinnbilder jener Struktur, die sich Unersättlichkeit nennt. Notwendige Folge: die Begierde ist tyrannisch, fordernd, grenzenlos. Und die subjektive Einschätzung des Wohlbefindens hängt vollständig von der objektiven Schwere des Mangels ab. Ist man weit unten, genügt schon ganz wenig, um Auftrieb zu geben und glauben zu machen, man habe ein hohes Genußniveau erreicht. Ein solcher Genuß ist jedoch nur Linderung des Schmerzes, Stillung des Verlangens nach dieser Linderung. Das Vergnügen, das man für positiv – für den wahren Genuß – gehalten hat, ist lediglich eine Abschwächung des Leidens.

Um sich den Mechanismus der Begierde klarzumachen, rät Sokrates, ziehe man eine vertikale Linie, die zwei weit auseinanderliegende Punkte verbindet: unten den Punkt des Mangels und des Leidens wegen des Gefühls der Leere; oben den Punkt vollkommenen Genusses. Auf halbem Wege zwischen den beiden Extremen markiere man einen intermediären Punkt der Schmerz- und Genußfreiheit: eine

Art Nullpunkt, der positive und negative Werte trennt. Ist es jemandem, der sich ganz unten auf der Leiter befindet und unter Durst, Hunger oder irgendeiner anderen Entbehrung leidet, nun möglich, in Richtung Vergnügen hinaufzusteigen? Nun, es ist möglich aufzusteigen, aber da liegt ein Mißverständnis vor. Man klettert vom Punkt des Mangels bis zu dem mittleren Punkt empor und hat bei diesem Aufstieg die Illusion, zum Genuß zu gelangen. In Wirklichkeit kommt man von der Qual des Mangels bis zu einem neutralen Zustand des Nicht-Mangels und des Nicht-Unbehagens, der freilich gleichzeitig ein Zustand des Nicht-Genusses ist. Der wirkliche und reine Genuß der Fülle befände sich weiter oben, ein gutes Stück über dem mittleren Punkt. Soweit der Körper in diese Erfahrung einbezogen ist, soweit man Wünsche nach Erwerb und Gewinn zu befriedigen sucht, gibt man sich über diese Mißdeutung auch gar keine Rechenschaft: Die Augen fest auf den Boden geheftet, bemerkt man nicht einmal mehr die Existenz wirklicher Lust. Man ist daher dazu verurteilt, zwischen dem tiefsten Punkt der Unzufriedenheit und dem mittleren Punkt der Nicht-Unzufriedenheit auf- und abzusteigen.[58] Die Milderung des Leidens ist tatsächlich nie eine bleibende, da das Loch des Mangels nie innehält in der Bewegung der Entleerung und der Absenkung des Niveaus. Der Regenpfeifer defäkiert, der Krug leckt, der Körper zehrt sich auf. Die Natur der Begierde ist unersättlich, wiederholt Sokrates in diesem Zusammenhang. Je mehr man hineinfüllt, desto leerer wird man; je leerer man wird, um so mehr will man nachfüllen. Man hält für angenehm, was lediglich nicht unangenehm ist: man erreicht nur den Nullpunkt, ein algebraisch negatives Vergnügen.

Was sagt William Burroughs dazu? „Selbst das Prinzip der Droge ist quantitativ und exakt meßbar; man nimmt mehr und hat weniger davon; je mehr man davon hat, desto mehr nimmt man und desto weniger hat man davon; daraus folgt notwendig, je mehr man hat, desto mehr nimmt man davon. […] Die Droge enthält die Formel für ein ‚teuflisches' Virus; das ist die Algebra der Begierde. Und das Antlitz des Teufels trägt immer Züge der Vollkommenheit der Begierde. Der Süchtige wird von einem absoluten Bedürfnis nach der Droge verzehrt. Jenseits einer bestimmten Frequenz kann dieses Bedürfnis nicht mehr gebremst werden und kennt keine Grenzen mehr."[59] Die aufgenommene Menge hängt von der Stärke des Bedürfnisses ab, wird also durch dieses Prinzip bestimmt, das als „absolut" bezeichnet wurde. Absolut in seiner Macht, absolut als Eichmaß, nach dem sich Menge und Häufigkeit bemessen. Das Vergnügen ist lediglich Linderung, Kompensation der Pein und direkt proportional zu ihrer Stärke. Die angenehme Empfindung hängt von der Intensität des Bedürfnisses ab: Nach einer Abstinenzkrise verursacht die erste Dosis zunächst einen sehr plötzlichen Gipfel der Wonne. Man hat das Tier der Begierde gefüttert, hat den ausgetrockneten Zellen zu trinken gegeben, die das um so mehr zu schätzen wissen, als sie beinahe krepiert sind vor Hunger und Durst. Das ist der Genuß, das ist der „Super-Trick": Was in der Summe algebraisch objektiv Null ist – denn wenn man das Leiden abzieht, landet man wieder beim neutralen mittleren Punkt der Schmerzfreiheit – wird subjektiv als Vergnügen überschätzt, weil man die Wucht der Erleichterung – die der Schwere der Abstinenz proportional ist – für Genuß hält. „Heroin – Opium – Morphium – Palphium: Alles nur, um dich vom Affen zu befreien, diesem monströsen Affen der Sucht, die dich aushöhlt und deinen gesamten menschlichen Charakter zerfrißt. […] Doch das Resultat ist unverändert. […] Der Affe beherrscht die Algebra […]".[60] Da es absolut ist, gibt sich das Bedürfnis niemals zufrieden: das Ergebnis überschreitet die Null nicht: „Alles reduziert sich auf ein kleines Stückchen quantitativer Erleichterung."[61]

Die Algebra des Stoffs liefert Burroughs eine sehr kohärente Sprache, mit der er die negative Lust beschreibt. Eine Sprache, die dem geometrischen Bild Platons analog ist: der vertikalen Linie, mit ihrem Tiefpunkt (dem Zustand des Mangels), ihrem Hochpunkt (dem reinen und wahren Genuß) und ihrem Mittelpunkt, der die Negativität des Schmerzes von der Positivität des Genusses trennt. Unrein und trügerisch sind jene Freuden, die unterhalb des mittleren Punktes verbleiben oder, falls sie ihn erreichen, den Eindruck großen Wohlbefindens erwecken, gemessen an der großen Distanz, die man, von ganz unten kommend, zurückgelegt hat. Wer am schlimmsten erkrankt ist, genießt und täuscht sich am meisten, so wie auch der *Junkie*, den der „Verzicht" sterbenskrank gemacht hat, eine Dosis höher zu schätzen vermag, während ihm die routinemäßig verabreichte fast nichts mehr gibt.

DRITTES KAPITEL

Dauerhaftes Glück

Während Platon und Aristoteles das Argument der Unersättlichkeit des Verlangens und des negativen Vergnügens ins Feld führen, um die Erfahrung derselben zu disqualifizieren, erhebt sich eine andere, einsame Stimme in der griechischen Philosophie, benennt die Kosten der negativen Lust und leugnet die unerschöpfliche Bewegung der Begierde. Epikur ist es, der den Zugang zu einer zuversichtlichen Ethik in den Grenzen dessen öffnet, was der Mensch wünschen kann, zu einer Ethik, die sich dessen gewiß ist, daß der Genuß, obwohl er sich als Unempfindlichkeit, Schmerzlosigkeit, Betäubung definiert, doch für eine gewisse Zeit andauern kann. Mit ausdrücklicher Polemik gegen den platonischen Nihilismus stürzt das epikureische Denken jenes philosophische Urteil über die Algebra des Bedürfnisses um: Nicht-Leiden entspricht nicht einem Nullpunkt der Schmerzlosigkeit, der Un-Lust, sondern koinzidiert im Gegenteil mit maximalem Genuß. Jenseits von Platon versöhnt sich die Philosophie des Gartens mit der homerischen Vorstellung vom Glück, ermöglicht durch Sättigung des Hungers, erotische Lust und das Vergessen aller Sorgen, das zuletzt die Poesie und ein paar mysteriöse Drogen besorgen. Die Götter werden dieses Glücks in besonderer Weise teilhaftig.

Diese vernünftig klingende und gesundheitsbewußte Vision der Leidenschaft finden wir auch bei Thomas de Quincey. Dieser Opiumesser hält seine Gewohnheit erfolgreich über Jahre hinweg aufrecht, indem er ein dauerhaftes (*katastematisches,* würde Epikur sagen) und langfristiges Vergnügen kultiviert. Die wortgetreuen Bezugnahmen auf die griechische Philosophie und Literatur zeigen, daß Thomas de Quincey seine Erfahrung lebte, indem er sie durch die epikureische und homerische Theorie des Genusses filterte.[1]

Porträt: der Philosoph als Opiumesser

Handelt es sich, wenn man nun vom Schauplatz des *Naked Lunch* eines William Burroughs zur Laudanum-Kostprobe des englischen Romantikers und Opiumessers wechselt, um eine ganz neue Erfahrung des Genusses?

Die samtgepolsterte, gedämpfte, gemütliche Atmosphäre im sicher verriegelten und gut geheizten Landhaus mitten in einer schönen, verschneiten Landschaft läßt uns das vermuten. Der Kant-Leser, der die Abende vor dem Kaminfeuer verbringt, im gut ausgestatteten und mit Büchern angefüllten Arbeitszimmer, mit seiner Kristallkaraffe voll roten Likörs, hat nichts gemein mit den heruntergekommenen Süchtigen der Dreck- und Elendsviertel. Gravitätisch und würdevoll, erscheinen uns die Morphium-, Opium-, Kokainsüchtigen des 19. Jahrhunderts – sofern es sich um Ärzte, Pharmazeuten, Schriftsteller oder Hausfrauen handelt – weniger angreifbar, nicht so sehr am Rande wie die Jugendlichen unserer Städte und Vororte, die den immensen Verwirrungen der Drogensucht ausgeliefert sind. Doch vor allem scheinen sie ihren Frieden in der Gleichgültigkeit gefunden zu haben. „Überfluß, Ruhe und sinnlicher Genuß“, natürlich: Die Zeit ist angehalten, gedehnt, verlängert zu einer ewig währenden Gegenwart. Thomas de Quinceys lange Abende sind unbehelligt, von immer gleicher Ruhe und endlos.

Natürlich kann man der Meinung sein, der Unterschied rühre von den Umständen her: Die zeitgenössischen Drogensüchtigen sind geschäftig und panisch, weil sie gezwungen sind, sich illegal von der Hand in den Mund mit Drogen zu versorgen, während die romantisierenden Rentner die von ihnen bevorzugten Produkte griffbereit, gebrauchsfertig, im eigenen Haus eingelagert immer zur Hand hatten. Aber William Burroughs hat es uns ja geschildert: Die ununterbrochene Aktion der Suche, das Verlangen, das einen herumrennen läßt, ist kein widriger Umstand und wird ganz im Gegenteil sogar zum Daseinszweck. Die chaotische Gangart dieser Lebensweise gehorcht dem algebraischen Gesetz des Affen. Die Unruhe liegt in der Struktur. Ein autobiographisches Zeugnis, das während einer Reportage aufgenommen und im Jahre 1992 in *Le Nouvel Observateur* veröffentlicht wurde, liefert sozusagen die einsame Gegenprobe zur Richtigkeit einer Analyse, die sonst vielleicht zu weit hergeholt scheint. Ein junger englischer Drogensüchtiger, der durch Methadon „stabilisiert" war, erläutert darin, warum ihn sein neuer Stundenplan nicht ausfüllt: „Früher", erklärt er, „als ich noch ein *Junkie* war, war ich den ganzen Tag voll beschäftigt: Stoff kaufen, klauen, vor der Polizei davonlaufen … Ich hatte keine Zeit, mich umzudrehen. Unter Methadon ist es ein bißchen, wie wenn man arbeitslos ist. Und manchmal, nur um nicht mit mir allein zu bleiben, gehe ich zu den Dealern rüber und kaufe ein Gramm Heroin."[2] Da er seinen Stoff, von dem eine Dosis für den ganzen Tag ausreicht, immer zur Verfügung hat, langweilt Matthew sich. Anstatt von der freien Zeit zu profitieren, zu der ihm die legale Verteilung verhilft, statt sich zu freuen, daß er zu Hause bleiben kann, geht er zurück zum Straßenhandel, auf der Suche nach einem Stoff, dessen Wirkungen weniger schwer zu ertragen sind und dessen Mangel sich rascher und brutaler bemerkbar machen wird.

Woran liegt es nun aber, daß der Opiumesser des 19. Jahrhunderts nicht in erster Linie der Droge nachjagt, sondern, ganz Stubenhocker und Gourmet, in der Lage ist, seinen

Genüssen Dauer zu verleihen? Und bis zu welchem Punkt kann die Festigkeit seiner Gewohnheit fortdauern? Die Schilderung Thomas de Quinceys wird zweierlei zeigen: Zunächst folgt in seinem speziellen Fall die rationale Rechtfertigung der Gewöhnung einem philosophischen Modell, das es ihm gestattet, sich zu sagen: „Selbst negatives Vergnügen ist noch Vergnügen." Das Bewußtsein der betäubenden Funktion des Opiums und der Tatsache, daß es den Schmerz lindert, beschädigt noch nicht den extrem angenehmen Charakter eines solchen Effekts an sich. Indem er mit Mäßigung zum Laudanum greift, kostet Thomas de Quincey diesen höchst schätzenswerten Zustand der Schmerzfreiheit so lange wie möglich aus, der für ihn immer wertvoller wird. Während für Burroughs die Entdeckung der negativen Struktur des Genusses bis zur Verleugnung seiner erquicklichen Seite und damit bis zu seiner Reduktion, der Übertünchung der unersättlichen Begierde im Sinne Platons, ging, hört für Thomas de Quincey der Genuß nicht auf, Genuß zu sein, auch wenn er als Beendigung des Leidens angesehen werden muß. Die philosophische Referenz ist hier eben nicht Platon, sondern eine gegensätzliche Theorie der Lust, die ganz bewußt antiplatonisch ist, nämlich die Epikurs. Als Folge davon, das ist die zweite Lektion der *Bekenntnisse eines Opiumessers*, verändert sich die Beziehung zur Droge, auf jeden Fall wird die Qual überwunden. Epikur reicht nicht aus, um für alle Zeit das „katastematische" [dauerhafte] Gleichgewicht aufrechtzuerhalten. Mit einer Geschwindigkeit, die sicherlich nicht die des Heroins bei Christiane F. oder des Morphiums bei William Burroughs ist, reißt das Opium schließlich imaginäre Abgründe auf, die sich dem Bewußtsein eines Tages als beklemmendes visuelles Delirium aufdrängen. Es folgt eine unbeherrschbare Verzweiflung, über welcher der bürgerliche Dekor bald seine „konservierende" Wirkung einbüßt. Unter der Tapete kommt der Krater zum Vorschein. Das Zimmer hatte eine doppelte Wand. Die Träumerei wird zum Alptraum. Die Negativität gewinnt die Oberhand.

„Den glücklichen Süchtigen gibt es nicht", sagt Claude Olievenstein, der schließlich zu Langzeit-Drogensüchtigen intensiven Kontakt hatte und sich nicht davon abbringen ließ, sie zu befragen, um ihren Genuß zu verstehen und kennenzulernen.[3] Und der Autor der *Suspiria de profundis*, die sich wie das Echo auf die *Confessiones* ausnehmen, würde sicherlich auch dem Konsens zustimmen, daß die Droge letzten Endes nicht das Glück bringt. Das Interessante aber in dieser Erzählung und der Art, wie die Erfahrungen organisiert und gedacht werden, liegt in der besonderen Behandlung der Zeitlichkeit. Was verzögert denn die Entdeckung dieses „letzten Endes" bei de Quincey und was ermöglicht diese Verzögerung, diesen Aufschub, während dem ja wahrer Genuß möglich ist? Was ermutigt ferner zu glauben, daß dieser Genuß sogar im nachhinein als etwas, das wirklich war, im Gedächtnis gespeichert ist?

Es ist die Philosophie Epikurs. Thomas de Quincey verweist wiederholt mit Nachdruck auf seine Identität als Philosoph. Was das Opium in ihm entfesselt – Liebe zur Erkenntnis, Experimentieren mit der Wissenschaft des Glücks, westliche Kultiviertheit –, hat nichts damit gemein, was es bei den grobschlächtigen türkischen Analphabeten auslöst.[4] Das Vergnügen ist eine intellektuelle Konstruktion. Das Opium hebt die Würde des Verstandes. Genauer, die Erfahrung seiner Entdeckung und seines Gebrauchs läßt sich als Abenteuer der Wissenschaft interpretieren. Die erste Dosis Laudanum entpuppt sich, konkret und überzeugend, als Antwort auf die Frage der Philosophen nach dem Glück.[5] Der Übergang vom wöchentlichen Gebrauch zur täglichen Dosis, ein kritischer Moment im Umgang mit dieser Erfahrung, wird zwar mit einer persönlichen Schwäche begründet, aber in philosophischen Begriffen formuliert. „Ich behaupte, daß zu der Zeit, als ich begann, täglich Opium zu nehmen, es mir gar nicht anders möglich war", schreibt de Quincey. „[...] Ich bekenne, daß ich, als eine eingewurzelte Schwachheit, über alle Maßen eudämonistisch empfinde, ich strebe allzusehr nach einem Zustand des Glücks."[6] An diesem Punkt – im Verhalten gegenüber Genuß und Schmerz – weist de Quincey das stoische Vorbild zurück und fordert, als eklektischer Philosoph akzeptiert zu werden, auf der Suche nach gedanklicher Einsicht und süßer Wonne. Ein Eudämonist also und sogar Epikureer, wenn es darum geht, den Gebrauch der Lüste in Szene zu setzen. „Ich bin in Wahrheit so sehr Epikureer ...", bekennt er, wenn er erklärt, warum er so großen Wert auf die rauhe, unfreundliche winterlich-ländliche Umgebung legt, um gegen diesen Kontrast die Wonnen der opiumfeuchten Abende hervorzuheben.[7]

Im Hintergrund einer ganz praktischen Ausübung wird da auf ganz unauffällige, doch interessante Weise eine Theorie des Vergnügens entfaltet. Zu welchem Zweck? Nimmt man die Mühe auf sich, die Argumente, die de Quincey ins Feld führt, um seine Gewöhnung intellektuell zu filtern, nun mit den Argumenten der Epikureer über die Struktur des Genusses zu vergleichen, stellt man tatsächlich eine Affinität fest. Und ermißt zugleich, wie man, beide Male ausgehend von derselben Annahme der negativen Natur des Vergnügens, entweder bis zur Platonischen Leugnung gelangt, die paradoxerweise William Burroughs zum Echo hat – negativ, also trügerisch –, oder aber zur epikureischen Zufriedenheit der Romantiker: negativ, aber real.

A-taraxía, a-ponía, a-ochlēsía : „Keine Sorgen haben", „keine Mühsal ertragen", „nicht körperlich leiden". Es ist bekannt, daß die epikureische Lehre vom Wohlbefinden dies mit Genuß gleichsetzt, und zwar mit einem Genuß, der sich negativ definiert. „Wenn wir also sagen, daß die Lust das Lebensziel sei, so meinen wir nicht die Lüste der Schlemmer und das bloße Genießen, wie einige aus Unkenntnis und weil sie mit uns nicht übereinstimmen oder weil sie uns mißverstehen, meinen, sondern wir verstehen darunter, weder Schmerz im Körper noch Beunruhigung in der Seele zu empfinden."[8] Da ist es, das Kriterium für unsere Handlungen und die Aufgabe der natürlichen und notwendigen Wünsche: keinen physischen Schmerz zu leiden, nicht die Erschütterungen zu erdulden, die das emotionale und soziale Leben in unserer Seele auszulösen geneigt ist.[9] Ein solcher Zustand ist nicht nur erreichbar,[10] sondern er fällt unmittelbar und augenblicklich mit einem Maximum an Annehmlichkeit zusammen.[11] Von hier aus kann die Intensität des Wohlbefindens nicht mehr zunehmen, gibt es nur noch Variationen der Qualität.[12]

Ein Genuß erreicht seinen Gipfel, wenn er vollkommen negativ ist, wenn er in ebendem Moment hervorquillt, da alles Leiden, das ihm vorausging, aufhört. Er bemißt sich nach dem gelinderten Leid. Und einen großen Schmerz zu besänftigen wird unmittelbar zur Eruption eines enormen Genusses führen. Andersherum gewendet, um sehr zu genießen, muß man viel gelitten haben. Man muß einen weiten Weg gegangen sein. Wir kennen diese paradoxe Beziehung zwischen Vergnügen und Mißvergnügen gut: Es ist die Gleichung des Stoffs, das Modell *Philebos*. Doch hier ist der Ton ein völlig anderer. Epikur sagt nicht, das Vergnügen sei *nur* Erleichterung, er sagt nicht, daß wir uns irrten, wenn wir das Vergnügen der Beendigung der Qual als Genuß bezeichnen. Er besteht im Gegenteil auf der Menge, dem Wert und der Intensität des Vergnügens, zu dem man auf diesem Weg gelangt. Er legt Wert auf den natürlichen Charakter und die Leichtigkeit, mit der man es sich verschafft. Niemand sagt, daß das Paradies ein trauriger Ort ist.

Wie kommt also eine Theorie des guten – substantiellen, ausgiebigen, authentischen – Genusses zustande, die von einer negativen Definition ausgeht? Indem sie auf eine ganz bestimmte Weise die Verbindung mit der Zeitlichkeit entwickelt. Im selben Augenblick, sagt uns Epikur, finden der maximale Genuß und die Stillung des Schmerzes statt.[13] Sofort, ohne Verzögerung, ohne zu warten, erreicht man den Gipfel und hört vollständig auf zu leiden. Zwischen Mißvergnügen und Vergnügen liegt somit keine Zeit, während der das Angenehme und das Widerwärtige gleichzeitig vom Subjekt gefühlt würden, bevor sie schwerfällig einander ablösen. „Grenze der Größe der Lustempfindungen ist die Beseitigung alles Schmerzenden. Wo immer das Lusterzeugende vorhanden ist, da findet sich, solange es gegenwärtig ist, nichts Schmerzendes oder Betrübendes oder beides zusammen."[14]

Linderung und Freude fallen auf denselben Zeitpunkt; Schmerz und Vergnügen können nicht dasselbe zeitliche Segment besetzen. Die Ablösung vollzieht sich auf der Stelle – wo Mißvergnügen war, stellt sich augenblicklich Vergnügen ein –, denn zwischen den beiden Zuständen besteht eine Stetigkeitslücke. Strukturell gesehen, bedeutet dies, daß das Vergnügen nicht zusammen mit dem Mißvergnügen in Mischformen auftreten kann und daß ein Leid niemals zur Hälfte angenehm sein kann. Eine zwittrige Situation gibt es nicht. Alles oder nichts. „Epikur erlaubt nicht, daß der Schmerz mit der Freude oder das Üble mit dem Guten sich mischt."[15]

Das Wohlbefinden, das man durch die Auflösung des Schmerzes zurückbehält, das negative Vergnügen also, ist nun reiner Genuß. Rein und vollkommen angenehm. Keine verbleibende Pein verdirbt ihn, weil er sich einstellt, sobald alles Leiden gelöst ist. Aber auch jedes Wiederaufflammen der Begierde bringt ihn nicht in Gefahr, denn sobald einmal „dies an uns geschieht, legt sich der ganze Sturm der Seele. Das Lebewesen braucht sich dann nicht mehr umzusehen nach etwas, was ihm noch mangelt, und nach etwas anderem zu suchen, um das Wohlbefinden von Seele und Leib zu erfüllen. Dann nämlich bedürfen wir der Lust, wenn uns die Abwesenheit der Lust schmerzt. Wenn uns aber nichts schmerzt, dann bedürfen wir der Lust nicht mehr."[16] Der Genuß stoppt die Bewegung der Begierde.

Das Erscheinen der Wonne koinzidiert mit der völligen Auflösung des Leidens; das Vergnügen nimmt den gesamten Platz der Begierde ein, die ihm vorausgegangen ist und den Menschen in Bewegung gehalten hat, und ersetzt sie restlos. Dieser totale und augenblickliche Erfolg der Ersetzung der Unlust durch ihr Gegenteil setzt voraus, daß das Verlangen nicht unersättlich ist. Der Schluß liegt auf der Hand: „Nicht der Bauch ist unersättlich, wie die Leute meinen, sondern die falsche Vorstellung von dem unbegrenzten Anfüllen des Bauches."[17] Zu denken, man könne den Appetit unmöglich zufriedenstellen, bedeutet, die falschen und unbegründeten Vorstellungen der gewöhnlichen Leute zu teilen. Vorstellungen, die ja selbst schon hohl, leer und maßlos sind.

Die epikureische Theorie verknüpft die negative Struktur des Vergnügens mit der Gewißheit, daß die Begierde gestillt werden kann. Weil eben das Vergnügen sich an die Beendigung von Leid und Verlangen anschließt, erscheint das Verlangen absolut nicht als etwas Beunruhigendes oder Unbeherrschbares. Mehr noch, es macht die Negativität zur

Bedingung einer extremen Aufwertung des Genusses. Daß die Begierden der maximalen Lust Platz machen – daß also der erstrebenswerteste Genuß von ihrer Sättigung abhängig ist –, bedeutet, daß sie natürlich und notwendig sind, daß man ihre Befriedigung wirklich nötig hat und daß der Höhepunkt des Genießens durch die schlichte Linderung der Begierden erreicht wird. Die Unersättlichkeit gibt somit ein Kriterium ab für die Unterscheidung von den nicht natürlichen, entbehrlichen Wünschen, die dem Genuß keinen Raum lassen.

Der radikale Antiplatonismus einer solchen Theorie läßt sich unschwer erkennen. Während Platon die Negativität dazu benutzt, den Genuß zu disqualifizieren, bedient Epikur sich ihrer in umgekehrter Weise. Für Platon bedeutet die Tatsache, daß Trinken so viel genüßlicher ist als Durst zu haben, daß dieser Genuß, um dem Leiden direkt proportional sein zu können, von diesem abhängt, also sein Symptom darstellt und damit kein wahrer Genuß ist. Für Epikur ist der Befund, daß die Intensität der Erleichterung maximal ist in Abhängigkeit von der Schwere des Bedürfnisses, die Versicherung dafür, wie leicht es ist, ausgiebig zu genießen. Man muß nur großen Appetit haben, um reichlich belohnt zu werden, es genügt, wirklich ausgedürstet zu sein, um durch ein einziges Glas Wasser an einen Höhepunkt der Freude zu gelangen. Die Tatsache, daß der Genuß vom Bedürfnis abhängt, erlaubt uns, unsere Unabhängigkeit vom Luxus unter Beweis zu stellen: Es ist so leicht, mit wenig glücklich zu sein!

Die Befreiung von einem Zustand des Mangels zu genießen, dies heißt für Platon, daß dieser Genuß unrein ist, weil mit dem Mangel vermischt, dessen Wirkung er ist und der ihn unablässig begleitet. Für Epikur ist dies, da man sich erquickt, die Erfüllung. Die Leere verschwindet sofort und ohne Rest, der Genuß ist rein, unversehrt, dauerhaft.

Die beiden Zustände verbindet Sukzession, niemals Gleichzeitigkeit. Für Platon bedeutet die Tatsache gewisser notwendiger Gelüste und der notgedrungenen weil überlebenswichtigen Nahrungszufuhr, daß unser Körper uns unablässig mit seinen Forderungen belästigt und sich unaufhörlich entleert. „Notwendig" heißt für ihn „nötigend", „herrisch", „ausschweifend". Für Epikur dagegen bedeutet diese Tatsache, täglich eine bestimmte Menge Nahrung zu sich nehmen zu müssen, daß es genügt, Hunger zu verspüren, um jeden Tag glücklich zu sein. „Notwendig" heißt für ihn „eingeschränkt" – so viel braucht man und nicht mehr –, also „auf natürliche Weise bescheiden". Diese Notwendigkeit geht Hand in Hand mit der Kunst, sich auch mit wenig zu vergnügen. Für Platon sind die mit dem Körper verbundenen Lüste unersättlich. Für Epikur sind gerade diese Begierden das nicht. Bei Platon werden die negativen, unreinen, hartnäckigen Genüsse in einer unablässigen Bewegung des Werdens und Vergehens von der Begierde angetrieben und in Gang gehalten. Bei Epikur besitzen die negativen, reinen, gemäßigten und leicht erfüllbaren Freuden eine zeitliche Dauer, sie sind nicht von den Begierden zerfressen, die ihnen vielmehr vorangegangen sind und ihnen den Platz überlassen haben.

Langlebige Genüsse

In welchem Sinne können wir nun sagen, Thomas de Quincey drücke seine Erfahrungen auf epikureische Weise aus?

Nachdem das Opium zum erstenmal mächtig und schmerzstillend bei ihm eingeschlagen hat, und nach der darauffolgenden Entdeckung der positiven Sinnenlust, die durch in gewissen Abständen verabreichte Dosen über zehn Jahre hinweg stabil gehalten wird, sinkt das Lustgefühl an einem

Tag des Jahres 1812 wieder auf eine rein schmerzstillende und betäubende Wirkung zurück. Um sich von einem wieder ausbrechenden Magenleiden zu erholen, beginnt der Philosoph, das Opium täglich zu nehmen. So stößt er auf die primäre Funktion des Stoffs als schmerzstillendes Mittel.

Schon allein das, diese ganz natürliche Erkenntnis der medizinischen Wirksamkeit, stellt den Drogenkonsumenten des 19. Jahrhunderts in einen charakteristischen Gegensatz zum *Junkie* unserer Zeit. Denn die chemischen Zusammensetzungen, die wir mit „Drogen“ gleichsetzen, mit dem beunruhigenden und illegalen „Stoff“ – Opium und seine Derivate, Kokain, Crack etc. –, wurden zu dieser Zeit natürlich nicht nur als gängige, sondern vor allem als im Kampf gegen den Schmerz unersetzliche Medikamente genutzt. Sie stellten die ersten Anästhetika dar und trugen enorm zur Entwicklung der Chirurgie bei. Man verschrieb sie gegen alle möglichen Symptome, gegen alle möglichen Manifestationen körperlichen oder seelischen Leidens. Folglich hat man, soweit es ihre Wirkung als überaus angesehene Therapeutika betraf und weil sie eben jegliche Schmerzempfindung – wo und durch was auch immer – unterdrücken, sich ihrer zu bedienen begonnen. Zu Beginn wird der Genuß also in seiner negativen Bedeutung als Erleichterung aufgefaßt, als Mittel gegen den Schmerz. Das ist er für Thomas de Quincey in der Tat. Doch zur gleichen Zeit, schon gleich zu Beginn, kommt zu dieser vorhergesagten und beabsichtigten schmerzhemmenden Wirkung jene überschüssige Lust hinzu, unerwartet und unverhofft, die wie Manna vom Himmel fällt, betörend, faszinierend, und die glauben macht, daß die wahre Berufung des Opiums zweifellos die ist, glücklich zu machen, und nicht, als Heilmittel zur Behandlung dieses oder jenes Übels bescheiden in der Tasche herumgetragen zu werden. Dieser ebenso umfassende wie überraschende Ausbruch des Wohlbefindens führt zu dem Gedanken, daß zuerst der negative Genuß besteht und sekundär die Entdeckung der positiven Macht der Ekstasen im Taschenformat hinzukommt. „Daß meine Schmerzen verschwunden waren, war in meinen Augen jetzt eine Bagatelle: dieser negative Effekt wurde verschluckt von der Unendlichkeit der möglichen positiven Wirkungen, die sich mir zu eröffnen begannen …“[18] Eine Umkehrung hat stattgefunden, eine Wiederauferstehung, eine Revolution: Der Schmerz hat sich mit einem schwindelerregenden Satz vom Tiefpunkt zu den höchsten Wipfeln des künstlichen Paradieses in Wonne verwandelt. Das negative Vergnügen gehört der Vergangenheit an, das positive füllt die Gegenwart aus.

Merkwürdigerweise vergleicht Thomas de Quincey diese Positivität mit einem Abgrund, einem Abgrund heiliger Lust, die den Eindruck der Erleichterung etwas verblassen läßt.[19] Aber auf jeden Fall gelingt es ihm, über zehn Jahre hinweg seinen Abgrund der Lust im Griff zu behalten. „Er hält sich über Wasser“, würde ein Arzt aus derselben Epoche dazu eher gesagt haben.[20] Und in der Überzeugung eines grundlegenden Unterschieds zwischen der künstlichen Schaffung eines zusätzlichen Vergnügens und der medizinischen Beseitigung eines Leidens besteht er darauf, daß der Wechsel von der wöchentlichen Gewohnheit zu einer täglichen Dosis sozusagen der Rückkehr des negativen Vergnügens zuzuschreiben ist. Er mußte doch seine Magenbeschwerden behandeln, ein ebenso unerträgliches Übel wie das Nervenleiden im Gesicht, von dem er sich soeben erholt hatte. Das Unwohlsein verschwindet wieder, und um jedem Rückfall vorzubeugen, bietet sich eine tägliche Dosierung an. Ein Jahr lang gewährt das „Elixier der Lust“ vollendet schöne und gleichmäßige Tage. Es ist diese Periode fortgesetzter Erbauung, die in der bewegungslosen Szenerie des winterlichen Landhauses wiedergegeben ist. Ein Bild, dessen Beschreibung sich der verstreichenden Zeit in einer fiktiven Schilderung entzieht und das man einem Maler anvertrauen müßte, der die Unbeweglichkeit all dieser Abende festzuhalten vermöchte. Der langlebige Genuß: festgefroren als Gemälde. Die Erzählung aber scheitert an einem Glück ohne Handlung.

Süchtige wie Burroughs heben hervor, daß an dem Tag, da das Vergnügen in pure Erleichterung umschlägt, die negative Struktur des Genusses, als die Beendigung von Schmerz, eine Verminderung des Wohlbefindens mit sich bringt. Thomas de Quincey verbindet im Gegenteil die negative Struktur mit einem Zustand vollkommen befriedigenden und gleichbleibenden, dauerhaften Wohlbefindens. Das Jahr, in dem er jeden Tag Laudanum trinkt und das Opium daher als Medikament benutzt, ist ein Jahr größten Glücks. Alle seine Abende gleichen sich. Die Wonnen verändern sich nicht. Sein Genuß ist stabil, dauerhaft, durch keine Unruhe des Mangels geschmälert. Indem es den Schmerz löst, erzeugt das Opium augenblicklich maximales Wohlbefinden. Der Philosoph begnügt sich damit und ist durchwegs mit seinem reibungs- und anspruchslosen Leben zufrieden. Die kreisförmig verlaufende Zeit wird zwar immer wieder vom lauten Auffüllen der Karaffe mit Laudanum unterbrochen, deren Sprache freilich den Charakter einer Unterhaltung von angenehmer Beifälligkeit hat. Es gibt keinen Verlust, keine Geschäftigkeit um einen Körper, der wie der Sand in einem Stundenglas unaufhaltsam verrinnt, sondern die erfolgreiche Versorgung wie durch eine galvanische Batterie, die einen stetigen Strom erzeugt.

De Quincey spielt nebenbei auf die Tatsache an, daß die Dosen erhöht werden. Und als er plötzlich feststellt, daß er deliriert, bemerken wir, daß seine epikureische Haltung, in der er sich auf Dauer einem Genuß hingeben wollte, ihm auch nicht geholfen hat, die zerrüttenden Folgen seiner Taschenformat-Ekstasen richtig einzuschätzen.

Viertes Kapitel

Entzug

Wenn die Philosophen die Lust auf den Sex mit Verachtung strafen, dann deshalb, weil Geldgier, Trunksucht, Völlerei und das Liebesverlangen von Natur aus unersättlich sind. Die Philosophie brandmarkt sie wegen ihrer Unfähigkeit, die Seele ganz auszufüllen, die man sich wiederum als gesprungenes Gefäß, als einen beim Fressen defäkierenden Regenpfeifer vorstellt, als einen Körper, in den fortwährend Nahrung hineingeschoben werden muß … kurz, als ein Behältnis, das man nie voll bekommt. Begierde ist die Sehnsucht nach Erfüllung, doch der Genuß, der das leisten soll, ist nicht imstande, diesen Zustand des Glücks herzustellen. Einziges Mittel: die Philosophie, die Sehnsucht nach Wissen.

Aber ist denn die Philosophie eine Droge? Anders gefragt, darf man die Sinnbilder unerfüllter Freuden und unstillbarer Lust auch auf das geistige Schaffen, auf die Wonnen des Denkens anwenden? Ist es möglich, zum Sklaven der Passion der Erkenntnis zu werden? Es erübrigt sich naturgemäß, diese Fragen an jemanden zu stellen, der von dieser Tätigkeit besessen ist und sich seine Arbeitswut auch nicht abgewöhnen kann. Dennoch drängt sich die Frage auf, seit Platon die Liebe zu schönen Körpern mit der Liebe zur Wahrheit in Verbindung bringt. Die sexuelle Sehnsucht verführt zu einer sukzessiven Verschiebung der Leidenschaft von einem Objekt zum nächsten bis hin zur Wahrheit. Eine fortgesetzte Verlagerung, kein kontinuierliches Gleiten: hierin liegt, wie wir sehen werden, das ganze Problem. Ist die Philosophie also eine Droge? Kann man sie sich als Entgleiten, als Hangen am unwiderstehlichen Kitzel vorstellen? Nein, das kann man nicht. Die Frage ist, warum nicht, wenn das Wissen vom Begehren geleitet und dieses Begehren, wie so oft, unersättlich ist? Dafür steht eine Reihe von Gründen.

Vorab einige begriffliche Klärungen: Überall dort, wo sich die Begriffe *áplēstos* (unersättlich) und *aplēstíā* (Unersättlichkeit) gehäuft finden und Liebeslust, Appetit oder Geldgier ausdrücken, bedeuten sie nur in Ausnahmefällen geistiges Verlangen. Wo immer es sich um Bilder des Flüchtigen, Flüssigen, sich strudelnd Verlierenden handelt, die in einem Atemzug mit den genannten unreinen Lüsten abgewertet werden, versteht sich die philosophische Erfahrung dagegen nicht als Abgrund. Es gibt eine Trennung zwischen dem Teil oder der Instanz der Seele, die im Modus des Verströmens agiert, und jener anderen Seeleninstanz, die das Subjekt zur Seite des Denkens herüberzieht. Diese beiden grundsätzlichen Orientierungen des Subjekts sind unterscheidbar, ja antagonistisch. Im übrigen wäre jede Betonung der Erziehung und Orientierung des Ich zur Philosophie hin unverständlich, stellte sich der Wissensdurst als automatischer Trieb, als naturhafter und spontaner Hang dar. Es gibt sicherlich den philosophischen Charakter, aber eine solche Eignung zu philosophieren ist, wenn auch notwendig, so doch nie hinreichend dafür, daß jener Bezug zur Erkenntnis entsteht, den man als *Liebe* zum Wissen bezeichnet. So sehr wir die unreinen Begierden mit der Bewegung des Hinabfallens verbinden – Nahrung und Flüssigkeiten etwa folgen unwiederbringlich einem Weg nach unten –, so sehr entspringen die Gebärden des Subjekts, wenn es in angemessener Haltung die Sache der Weisheit in Angriff nimmt, dem Versuch eines Aufstiegs, um nach oben zu kommen. Und das ist anstrengend. Der Wagenlenker des *Phaidros*, der den Intellekt verkörpert und all seine Kräfte aufbietet, um das schwarze Roß seiner Seele im Zaum zu halten, das jederzeit bereit ist, sich auf den Körper des Geliebten zu stürzen, weiß das nur zu gut. Vertrauter noch ist es freilich jenen befreiten Gefangenen, die den steilen Weg emporsteigen, der aus der Tiefe der Höhle zum Licht hinaufführt. Warum ist die Philosophie denn dann keine Droge? Weil man *zwangsläufig* von ihr abhängig ist.

Es gibt nämlich Objekte, gegenwärtige Dinge, die das Subjekt glücklich machen und seine Sehnsucht befriedigen: die Ideen, geistige Entitäten, die man gerne kennenlernt. Doch die Begierde, die einen auf ein solches Objekt hintreibt, ist eben nicht von derselben Art wie die, welche sich von Sex und Luxus verführen läßt. Man könnte annehmen, die beiden unterschiedlichen Lebensweisen, die im *Gorgias* vorgestellt werden, hingen von den Eigenschaften der Person ab, die auf ihre Begierde trifft – wenn man bedenkt, daß das Begehren an sich ein unverkennbarer Ausdruck des Subjektiven ist. Müßte man dann nicht auch sagen, die Begierde hafte mitunter auch der Gelehrsamkeit an und sei in dieser Gestalt so unersättlich wie vorteilhaft, ja sogar das, was ja die Philosophie überhaupt erst ermöglicht?

Die Antwort ist „Nein", denn der Wissensdurst ist kein Verlangen der gleichen Art wie jene Begierden, die im begehrlichen Teil der Seele wohnen. Wie läßt sich dieser besondere Unterschied* innerhalb der gemeinsamen Gattungskategorie des Begehrens herauslösen? Zunächst einmal dadurch, daß man in die Überlegung miteinbezieht, was Platon *epithumētikón* nennt, jenen Bestandteil der Seele, der eigens für die Neigungen zum Essen, zu Sex und

* [Frz.: *spezifische Differenz*, hier als der philosophische terminus technicus *differentia specifica* zu verstehen, die neben dem *genus proximum*, der nächsthöheren gemeinsamen Gattung, eine Grundbedingung für Definitionen darstellt; der Mensch z.B. definiert sich als *animal rationale*: dabei bezeichnet *animal* die „Gattung", während der „Artunterschied", die spezifische Differenz, als *rationale* bestimmt ist; die Biologie faßt diese Kategorien im Sinne der Stammesgeschichte und definiert den Menschen nach demselben Prinzip als *homo sapiens*, Anm. d. Ü.]

Geld abgestellt ist. Diese Begierden sind nämlich, in seinen Worten, Begierden (*epithumíai*) par excellence. Anders gewendet, der Teil der Seele, den er als *epithumētikón* bezeichnet, unterscheidet sich von den anderen eben dadurch, daß er nichts anderes tut als begehren. Ganz im Gegensatz zur heraklitischen Konzeption des Subjekts, das in einzigartiger und widersprüchlicher Weise gegensätzliche Bewegungen in sich spürt, hält Platon mit Nachdruck an der Vorstellung einer Aufgabenteilung zwischen drei Bereichen, drei Formen der Intentionalität fest. „Ich" habe Lust, begehre etwas und denke darüber nach, sicher. Aber ich habe Lust mit einem bestimmten Teil meiner Seele, begehre mit einem anderen und denke mit einem dritten. Den lüsternen Teil meiner Seele gelüstet es, das Herz stürzt sich auf seine Zielobjekte, und der Verstand denkt.[1] „Ich" führe mein Leben auf eine bestimmte Weise, aber diese resultiert aus dem Kräfteverhältnis zwischen den genannten unterschiedlichen Teilen.

Habe ich eine gute Bildung genossen, so ist mein Verstand scharf und gut entwickelt, und ich weiß (dank dieses Verstandes), daß das philosophische Leben das beste und glücklichste ist; konsequenterweise entschließe ich mich, meine ganze Seele der Obhut und dem Befehl ebendieses Verstandes anzuvertrauen, dem einzigen menschlichen Teil, der in meinem Innern verborgen ist neben all den Tieren, die in mir hausen. Nur unter dieser Bedingung – indem ich mich mit einer dieser Daseinsformen identifiziere, deren offenbar einziges Behältnis ich bin – finde ich zu einem einheitlichen und zusammenhängenden Lebensstil, mithin zu moralischer Identität. Wenn ich unwissend bin und nichts vom philosophischen Leben ahne, vermute ich fälschlicherweise (vermittels eines Teils der Seele, der nicht vernünftig, sondern aus Lust oder Ehrgeiz heraus urteilt und also inkompetent ist), daß das Glück im Luxus oder Ehrgeiz liegt. In diesem Fall identifiziere „ich" mich ganz und gar mit der einen oder anderen dieser Lebensformen und liefere meinen Verstand ihrem Einfluß aus. Meine ganze Seele und mein ganzes Sein folgen dann den Launen der einen oder dem Temperament der anderen.[2] Der Verstand entfaltet zwar auch Intentionalität, drückt aber sein Verlangen in einer für ihn charakteristischen Weise aus. Und umgekehrt bringen die zwei anderen Teile Anschauungen hervor, auch sie denken also gewissermaßen, doch können sie keinen für sich geeigneten Genuß ausfindig machen und haben zudem keine Vorstellung von den wirklichen Freuden, die den jeweils anderen Komponenten der Seele entgegenkommen.[3]

Kurz, man muß die Komplexität der seelischen Struktur, diese Anatomie, die als eine so raffinierte und differenzierte beschrieben wird, ernst nehmen.[4] Die Seele besteht, wir haben darauf hingewiesen, aus drei Teilen oder Formen. Jede davon sitzt an einer recht genauen Stelle im Körper: Der Verstand befindet sich im Kopf, der Mut in der Herzgegend, und die Begierden sind unter dem Zwerchfell lokalisiert, dem tiefstmöglichen Ort, damit sie nicht mit ihren Ausdünstungen die oberen Teile beeinträchtigen.[5] Was sagen die oben beschriebenen Metaphern über die jeweilige Konfiguration dieser Teile oder Formen der Seele selbst aus? Der durchlöcherte und der wasserdichte Krug stehen einander gegenüber als zwei eigenständige Wesen,[6] wie ja auch im *Phaidros* das Pferd, das die Begierden verkörpert, ein anderes Tier ist als jenes, welches den Mut darstellt, und sich um ein weiteres vom Wagenlenker der Vernunft unterscheidet, und wie im *Staat* das zusammengesetzte und fürchterliche Tier ganz Sinnbild der begehrenden Seele ist und in nichts an den Löwenmut und noch weniger an den Kern des Menschen erinnert, der doch die Rolle der Vernunft innehat.[7]

Der Unterschied ist nicht nur anatomischer, sondern auch physiologischer Art. Die *epithumíai* sind ganz besondere Formen des Begehrens. In ihnen kommt nicht nur der Aufbau, sondern auch die Funktionsweise einer einzelnen psychischen Instanz zum Ausdruck. Sie sind genau die Begierden, die in unersättlicher Weise aktiv sind. Um dieses Hin und Her zwischen den Begierden im engeren Sinn und dem Drang nach Wahrheit zu verstehen, muß man wirklich auf die Informationen hören, die uns durch die Sprache mitgeteilt werden. Wenn wir zwei weitere Formen, in denen das Verlangen auftreten kann, zunächst noch ausnehmen – eine, die mit der Wahrheitsliebe zusammenhängt, und eine zweite, die sich auf die Leidenschaft für die hymnischen Lobgesänge an die Götter bezieht –, bezeichnet bereits auf semantischer Ebene die Reihung *áplēstos* (unersättlich), *aplēstíā* (Unersättlichkeit), *aplēstos* (auf unersättliche Weise) systematisch die Neigungen des *epithumētikón.* Diese sind als solche schon unersättlich, der Wissensdrang hingegen ist es nur ausnahmsweise. Nun, unter welchen Bedingungen ist er das? – Dann, wenn [als erste der beiden soeben ausgeklammerten Formen des Verlangens] das Subjekt alles daran setzt, seine Neigungen umzulenken und wieder nach oben zu richten. „Wenn ein Mensch ganz darauf aus ist, sich mit allen Wissenschaften zu befassen, wenn er freiwillig ans Werk geht und dabei einen maßlosen Eifer entwickelt, werden wir dann nicht Grund haben, ihn als Philosophen zu bezeichnen?“[8]

Wo er die Philosophie mit der Nahrung vergleicht, spricht Platon von Umkehr, vom Sturz des Reichs der Begierde, der leider die Ausnahme darstelle. In den *Gesetzen* unterstreicht er die Notwendigkeit, ja Verpflichtung eines jeden Bürgers, sich, was die Götterhymnen betrifft, durchaus eine Haltung der Unersättlichkeit anzueignen [das ist die zweite Ausnahme].[9] Dies sei dort sogar ein Ziel der

Gesetzgebung: auf alle Taktik zu verzichten, um einen Konsens aus freien Stücken herzustellen. Diese beiden Ausnahmen von der Regel, zwei Erscheinungsformen grenzenlosen geistigen Verlangens, zeigen klar, daß wir es hier möglicherweise mit der künstlich hervorgerufenen und willkürlichen Transformation des Verlangens zu tun haben. Es ist ja durchaus wünschenswert, daß der Wissensdurst ebenso drängend und despotisch wie die übrigen Leidenschaften *wird*. Das steht zu hoffen, als Projekt. Doch allein die Tatsache, daß man einen solchen Durst anstacheln, fordern, erreichen muß, macht es unmöglich zu glauben, er sei vom selben Typ wie die gedankenlose Gier in ihrer ursprünglichen Gestalt, die man normalerweise mit den nicht-geistigen Gelüsten verbindet. Es gibt somit nicht *die* allgemeine Begierde, die sich an unterschiedliche Objekte hängt, sondern einzelne Begierden besonderer Natur, die von einem bestimmten Teil der Subjektivität oder anderen Begierden ausgehen und deren jeweilige Ausdrucksformen und Wirkungen unverwechselbar sind. Wenn die geistigen Aktivitäten nun ebenfalls von einer Kraft herrühren, die sich *epithumía* nennt, so folgt daraus nicht schon die Identität im Sinne eines Abstammungsverhältnisses, sondern ein mimetischer und willkürlicher Prozeß. Sonst müßte man ja mit derselben Glut nach der Weisheit lüstern sein, die das ungestüme Roß kennzeichnet, jenen unersättlichen Abgrund, der die begehrende Seele ist. Wir haben aber gesehen, daß die Seele, sobald es um Verstandesdinge geht, leider rasch gesättigt ist.

Zerfließen und zusammenströmen

Platons Argumentation kommt immer wieder auf die Anstrengung zurück. In spiegelbildlicher Umkehrung der Aktionsrichtung der unersättlichen Begierden – sinnbildlich dargestellt als natürliches Ausströmen, Hinabstürzen von Flüssigkeiten – fordert das Verlangen nach Wahrheit die Orientierung, Hinwendung, Ausrichtung nach oben.[10] Was besagt das Höhlengleichnis anderes als die Schwierigkeit, die Seele zur Rückkehr nach oben, ans Licht zu bringen, um der Tiefe der Grotte den Rücken zu kehren, wo sie sich am Schauspiel trügerischer Bilder ergötzt?[11] Allgemeiner ausgedrückt, die Legitimation jeder Erziehung hängt von der einen entscheidenden Frage ab: Welche Art Erkenntnis übt so große Anziehungskraft auf die Seele aus, daß sie diese vom Werden zum Sein hochzieht?[12] Die Arithmetik, antwortet Platon, die Wissenschaft, die der Staat den Heranwachsenden angedeihen läßt, um sie im rechten Geist zu erziehen, damit sie ihren Mittelpunkt in sich selbst finden und sich mit der Versenkung in das Wahre beschäftigen.[13] Diese Neigung, die von Natur aus so wenig ausschweifend ist, muß in Schwingung versetzt,[14] angetrieben werden.[15] Die „philosophische Natur", so ursprünglich sie auch sein mag,[16] muß auf dem Wege der Erziehung gefestigt werden. Ein junger Mensch, der mit dem Talent zur Philosophie ausgestattet ist, „muß den weiten Weg gehen und sich beim Lernen nicht weniger abmühen wie bei den Körperübungen; sonst kommt er nie ans Ziel dieser größten und für ihn am besten geeigneten Wissenschaft."[17] Die Philosophie setzt lange Strapazen voraus.[18] Stetige Anstrengung, ununterbrochene Investition an Energie sind erforderlich, denn nachdem der Körper schon von Beginn an ein Hindernis für die philosophische Beschäftigung darstellt, hört dieser „Störenfried" nicht auf, denjenigen zu verwirren, zu überrumpeln, aus der Fassung zu bringen, der es trotz allem verstanden hat, sich zum Wissen hinzuwenden.[19] Man muß bei der geistigen Arbeit Kurs halten, darf sich nicht davon abbringen lassen. So peitscht der Wagenlenker der Vernunft, der den Seelenwagen im *Phaidros* lenkt, unablässig das schwarze Roß der Sinnenlust voran, das alle Augenblicke ausschlägt und sich nach hinten aufbäumt, sich sträubend gegen den, der es dirigiert.

Wortwahl und Argumentation, die Platon für die beiden Arten der Begierde verwendet, sind also wohl unterschieden, entgegengesetzt und kohärent. Nie wäre etwa das Nach-unten-Ausströmen ein geeignetes Bild für das geistige Leben, das statt dessen durch Wachheit und Anspannung charakterisiert ist.[20] In der Geschichte der Menschwerdung im *Timaios* kennzeichnet die Bewegung der ausgegossenen Flüssigkeit die flüssige Ursubstanz des Körpers, die die jungen Götter-Demiurgen für die Herstellung des Menschen benutzten. Als Element der Ordnung versetzten sie eine bewegliche Flüssigkeit in kreisförmige Bewegung. Diese Ordnung konnte erst in Gang kommen, als die Nahrung weniger gewalttätig strömte, da sich der Aufruhr der körperlichen Elemente verglichen damit gemäßigt hatte. So funktioniert der Körper auch normalerweise. Doch in den Wahnsinnigen – denselben Unglücklichen, die immer wieder die zerbrochenen Krüge des *Gorgias* nachfüllen – hebt der Sturm von neuem an. Im *Timaios* wie im *Gorgias* leben diejenigen, die auf den Gebrauch der Vernunft verzichten, denn auch im Flüchtigen und finden sich unerleuchtet und unwissend im Jenseits wieder.[21]

Während nun die Funktionsweise der auf den Körper gerichteten Begierden so gut definiert und jener des Willens zur Erkenntnis entgegengesetzt wurde, bleiben die Wirkungen dieser Formen des Verlangens nichtsdestoweniger ein Problem. Die unersättlichen Begierden bleiben am Ende bei sich selbst stecken, münden in die Leere unerreichbarer Befriedigung und in endlose Wiederbelebung. Die Liebe zur Wahrheit, Macht des Herzens, dagegen führt zu einem besonderen Genuß: Sein Urgrund ist das Gute, und wem es gelingt, hierin seine Freude „unaufhörlich bis ans Ende, in jeder Hinsicht und in allen Formen zu finden, wird nichts anderes mehr nötig haben und unüberbietbar zufrieden sein".[22] Dieser anspruchsvolle Hedonist wird demnach der Philosoph sein, der sich, nun ganz Connaisseur, für die einzig wahre Wollust entschieden hat, die Erkenntnis der Wahrheit. Die Philosophie erzeugt einen Zustand des Nicht-Mangels und der Abwesenheit jeglicher Unruhe. Sie wandelt die Sorge um: im Sinne einer Erlösung aus der Rastlosigkeit und einer Linderung allen Schmerzes, der mit dem Gewahrwerden der Leere zusammenhing. Die Philosophie als Anästhetikum, Tranquilizer, als Beruhigungsmittel? Wir haben gerade gesehen, daß die geistige Arbeit sich in die Begriffe der Anstrengung, Hartnäckigkeit und Spannung zerlegen läßt. Wie erklärt sich diese Diskrepanz zwischen der Wirkungsweise der Wahrheitssuche und ihren Folgen für die Seele? Wie ist dieser Zustand zu verstehen, in dem die Erfüllung vollendet und zugleich weiter im Zunehmen begriffen ist, weil doch das ununterbrochene Hinzulernen zusätzlich Genuß verschafft?[23] Wie kann man nun, unter Anspannung aller geistigen Kräfte, den Bogen spannen zwischen der seelischen Ausgeglichenheit* und der Bewegung beim Entwerfen** des eigenen Ich?

[* *Ataraxía*, die oben erwähnte unerschütterliche Seelenruhe Epikurs, Anm. d. Ü.]

** [Die *projection* des frz. Originals spielt bereits hier auf die permanente Bewegung der sog. *Gegenschwingung* zwischen *Entwurf* und *Zuwurf* in der Ontologie Heideggers an: die Welt begegnet dem *Dasein*, das heißt der menschlichen Existenz, in der Weise des Zuwurfs, umgekehrt entwirft sich das *Dasein* in seiner Intentionalität unentwegt in die Welt, Anm. d. Ü.]

Zwischen den unersättlichen Begierden und dem Wahrheitsdrang herrscht ein buchstäblicher Abgrund. Platons Sprache hat uns das gelehrt. Um die Tiefe, aber auch die Fremdartigkeit dieses Abgrunds ermessen zu können, muß nun die Erfahrung des Begehrens in der Begrifflichkeit der Sorge untersucht werden. Insoweit sie Sorge ist, entpuppt sich eine solche Erfahrung als unverträglich mit dem geistigen Leben. Sofern sie Sorge ist, stellt sie sich andererseits paradoxerweise gerade als exemplarisch dar.

Nehmen wir noch einmal den Diskurs des Galenus auf, den über die professionelle Unverträglichkeit zwischen der inneren Auseinandersetzung, die nötig ist, um eine Wissenschaft auszuüben, und der Lust am Essen, Trinken oder Sex. Der Text begnügt sich offensichtlich damit, zweierlei Arten Zeitvertreib einander gegenüberzustellen. Will man Wissenschaft betreiben, verliert man besser keine Zeit mit der Verfolgung solcher Begierden. Aber weswegen diese Alternativstellung? Bleibt im Leben eines Arztes nicht genug Raum für Muße, Urlaub, Erholung? Kann man die Komponenten seines Lebens nicht entsprechend dosieren, mischen und ins Gleichgewicht bringen? Nein, es ist offenbar unmöglich. Die faktische und erfahrbare Gegensätzlichkeit der beiden Weisen, seine Tage und Stunden zuzubringen, stützt sich auf die Überzeugung, daß die Art, wie man seine Zeit verbringt, auf eine bestimmte Einstellung, eine Intentionalität, eine grundsätzliche Orientierung der Sorge schließen läßt.

Zunächst einmal schließt die Regelmäßigkeit, die die langfristige Anstrengung auf einem Gebiet erfordert, jede Ablenkung durch ein anderes aus. Lust und Vergnügungen bedrohen eine Arbeit, die nur als kontinuierliche und tägliche möglich ist. Andererseits lassen die Heftigkeit der Begierden und ihre unersättliche Natur es nicht zu, daß man sich ihnen nur von Zeit zu Zeit widmet, so daß ein Aufhören jederzeit möglich wäre. Die Begierden erzeugen vielmehr Abhängigkeit, erzwingen eine eigene Zeitstruktur. Und indem sie die Zeiterfahrung modifizieren, verändern sie das Subjekt – in sozialer Hinsicht und in bezug auf seine spontanen Aktivitäten. Man kann also kein Arzt sein, wenn man maßlos ist, nicht nur, weil man nicht genügend Zeit für die Medizin aufbrächte, sondern vor allem deshalb, weil man über kurz oder lang nicht mehr die geringste Lust dazu verspürte. Außerdem ist für Platon noch kein Philosoph, wer zufällig in einer einzelnen Geste als solcher dilettiert. Philosoph ist vielmehr der Mensch, der sich Tag für Tag einem bestimmten Lebensstil verschrieben hat. Siegt das Beste unserer Vernunft, so befindet man sich auf dem Königsweg zu einem geregelten Leben und zur Philosophie.[24] „Glücklich und geordnet ist das Leben, welches sie hier unten hinter sich bringen, weil sie für Selbstbeherrschung und Mäßigung Sorge tragen; weil sie in Ketten halten, woran die Schlechtigkeit der Seele hängt, und dem die Freiheit geben, an dem die Tugend haftet."[25] Das sokratische Glück besteht darin, daß das Subjekt das widerspenstige Roß der sinnlichen Lust im Zaum zu halten vermag und „sich Gesprächen widmet, die die Philosophie befördern. Man soll sein Leben, seine Existenz mit philosophischen Diskursen zubringen und gestalten."[26] Die philosophische Lebensweise ist jener Lebensform entgegengesetzt, die in der Knechtschaft der Gier auf Essen, sexuelles Vergnügen und Geld besteht. Und, um es in der Sprache des *Phaidros* zu sagen, der Verliebte, dessen Vernunft das schwarze Roß nicht zurückhalten kann, sitzt am Ende seines Lebens ohne Flügel und ganz gerupft da, nachdem er mehrfach aus Unachtsamkeit seiner Gier gefolgt ist.[27] So wie ein Antagonismus herrscht zwischen diesem anderen

Teil der Seele, dem *epithumētikón*, und der Instanz, die man als Vernunft bezeichnet, so besteht auch eine Alternative zwischen der vergnügungssüchtigen Existenz und einem Leben, das sich der geistigen Askese weiht.

Das Verlangen verstrickt das Subjekt in eine Form des In-der-Welt-Seins, die so gleichförmig wie radikal ist. Das wird im *Gorgias* sehr deutlich, wo es, wie wir gesehen haben, in metaphorischen Bildern um den Vergleich zweier Lebensweisen geht: genauer ist das in den Passagen ausgeführt, in denen Platon die Konsequenzen der Liebe beschreibt. Der Verliebte ist, wenn er dafür seinen Geliebten sehen kann, bereit, auf Essen und Trinken zu verzichten und für immer an seiner Seite zu bleiben.[28] Die verliebte Seele erträgt es nicht, von dem entfernt zu sein, den sie liebt, „und da ist niemand, der ihr wichtiger wäre als das schöne Objekt: Mutter, Brüder, Freunde sind im Gegenteil ganz vergessen; der Verlust aller Wohltaten, Frucht seiner Vernachlässigung, zählt in seinen Augen nichts; den guten Sitten und Manieren, deren Zierde die verliebte Seele bis dahin gewesen ist, wird die gleiche Verachtung zuteil; sie ist bereit, sich versklaven zu lassen, zu schlafen, wo man es ihr gestattet, am liebsten ganz nahe bei dem, den sie begehrt."[29] Der Verliebtheit sich überlassen heißt, sich von der Sorge für andere Menschen und Dinge abzuwenden und in eine Endlosigkeit zu versinken, in der sich das Subjekt gehalten sieht, immer derselben, einzigen Neigung zu folgen. Hartnäckigkeit, Zwang, Unfreiheit und Langwierigkeit des Einflusses, den die Begierde ausübt, und die ausdrückliche Darstellung dieses Problems als Unvereinbarkeit unterschiedlicher Arten von Sorge zeigen uns, daß die Sexualität eine ernste Angelegenheit ist, die nicht nur vom Gebrauch der Lüste abhängt und der Sorge um sich, sondern zuallererst von der Sorge darüber, wie man seine Zeit verbringt.

Über die Lüste und ihre Folgen zu reden, oder über das, wofür die Neigungen Voraussetzung sind, heißt für Platon, vom Leben, der Existenz als einem Ganzen zu sprechen. Und das aus einem Grund, den wir nur zu gut kennen und der in der Unbeständigkeit der Dinge liegt, wenn sie im Modus eines geborstenen Gefäßes aufgenommen werden: und damit im Modus einer bestimmten Zeitlichkeit, die sich als untrennbar von der Unbeständigkeit des Seienden erweist. Das ewig wiederholte „Immer" der Zeitstruktur der Lust kommt daher, daß man Nicht-Sein in Nicht-Sein hineingibt: Nie ist es genug, immer beginnt es wieder von neuem, und man wird ewig so weitermachen.

Man soll nicht seinen Neigungen nachgehen, nicht auf sie hören, riet uns die epikureische Ethik: Besser, man unterwirft sie, da sie ein gewalttätiges und gefährliches Roß sind. Man wendet den Blick von ihnen ab, sind sie doch ein Faß ohne Boden. Platon dagegen lehrt uns, die Lust zu fürchten, zu erkennen, daß Genuß unmöglich ist. Und zwar genau deshalb, weil, wenn man den Widerstand gegenüber dem Drängen des schwarzen Rosses aufgibt,[30] das sogar noch gezähmt nicht aufhört zu insistieren,[31] sich die Frage stellt, was für eine Art Mensch man mit der Zeit wird. Man kann nämlich mit dem Roß der Begierde nicht verhandeln, weil es seine Ohren verstopft hat, nichts hört und nur immer das eine will: körperlichen Genuß.[32] Und der Verliebte, dem es nicht gelingt, es zurückzuhalten, sitzt am Ende seines Lebens wie niedergeschmettert da, nachdem er zum wiederholten Mal achtlos seinem Verlangen nachgegeben hat. Sogar die Überschreitungen, die unvermeidbar immer wieder stattfinden, lassen ihre Spuren in der Seele zurück. Nicht zu ermessen, welche Zugeständnisse man dem begehrlichen Teil der Seele macht, denn das Gefäß ist gesprungen, und was immer man hineingibt, ist daher niemals, niemals genug, und immer muß nachgefüllt werden.

Eine Verlustrechnung ohne Ende. Mit seinen Bildern und ihrer Analyse zerstört Platon jede Illusion einer möglichen Unterbrechung, einer beherrschbaren Diskontinuität. Das Verlangen arbeitet völlig autonom: nach einem teuflischen Mechanismus undichter Gefäße, der den Arglosen zum Automaten macht, mit der tumben Halsstarrigkeit eines Pferdes, das nur einem Antrieb folgt. Zu Recht kann man einwenden, daß es dem Philosophen doch gelingt, hiervon abzurücken. Natürlich. Doch dieser Erfolg ändert nichts an der Versklavung der anderen, die sich nicht abzuwenden vermögen. Der Erfolg des Philosophen liegt am Ausnahmecharakter seiner Tätigkeit und ist dort besonders selten, wo der Weg schwierig ist. Weil man das Verlangen als solches unmöglich stillen kann, muß der Philosoph ihm den Rücken kehren, um jeden Preis und mit aller Kraft.

Aufgrund ihrer unersättlichen Natur monopolisieren die unreinen Begierden die Zeit. Sie sind nicht Beschäftigungen wie andere, sondern zwingen als eine eigene Lebensweise den anderen Lebensweisen einen Wettbewerb auf. Die Versuchung, Platons Text im Licht der Sprache Heideggers zu lesen, ist so unwiderstehlich wie die Vermutung, daß schon Platon den Menschen über die Art und Weise definiert, wie dieser mit der Welt zu tun hat. Womit beschäftige ich mich? Worum mache ich mir Sorgen? Was beunruhigt mich? Welche Art *cura*, *epiméleia*, *melétē* ist es, die mich ein Leben lang umtreibt? Mit Hilfe der normativen Antworten, die er auf diese Fragen gibt, baut Platon seine Anthropologie auf.

Wenn man ein Ohr dafür hat, wie zentral das semantische Feld der Sorge im Griechischen ist, und wenn man sich die Zeit nimmt, die zentrale Bedeutung der Reflexion über das Leben im Werk Platons zu verstehen, wird man gewahr, daß er schon sehr weit gegangen ist bei der theoretischen Beschreibung dessen, was Heidegger *Sorge* nennt, nämlich bis zur ontologischen Rolle, die sie hier zugesprochen bekommt. Vergessen wir nicht, daß Heidegger selbst in §42 von *Sein und Zeit* als „vorontologisches Zeugnis“ zwei antike Quellen seines Konzepts der *Sorge* vorstellt: eine Fabel von Hyginus* sowie eine Textstelle des Briefes 124 von Seneca an Lucilius. Dieser letztere Text muß als einer der zahllosen Belege angesehen werden, die man in der ganzen antiken Tradition für die zentrale Stellung der Sorge bei der Bestimmung des menschlichen Seins findet.[33] Folglich ist für Platon auch völlig klar, daß die Sorge den Menschen ausmacht und daß unterschiedliche Modalitäten der Sorge zu unterschiedlichen Menschentypen gehören. Ich hoffe, ausreichend darauf hingewiesen zu haben, daß den unreinen Neigungen folgen heißt, sich für eine dieser Formen der Beschäftigung und Besorgnis einspannen zu lassen, die einen das ganze Leben hindurch in Anspruch nehmen,[34] wohingegen die Mühe, der Begierde zu widerstehen, soviel bedeutet wie sich dem Himmel zuwenden, beiseite lassen, was niedrig ist,[35] und, wie es sich gehört,[36] Sorge tragen für den Geliebten, der die Züge des Gottes trägt.

Falls die Annäherung dieser Konzepte berechtigt ist, was sagt Heidegger dann über die Sorge, insoweit sie Begierde und Neigung ist?

Er unterscheidet *Drang* und *Hang* als Modalitäten, als spezielle Ausprägungen der Sorge. Die Betonung liegt ebensosehr auf ihrem gemeinsamen Charakter als Sorge wie auf ihrer Differenz. Der eine wie der andere muß verstanden werden als vollständige Modifikation des In-der-Welt-Seins.

* [Die Referenz ist entweder der gnostische Häretiker-Papst und 8. Nachfolger Petrus’ aus dem 2. Jahrhundert n. Chr., Sankt Hyginus, oder, wahrscheinlicher, der römische Philologe, Historiker und Ovid-Freund Gaius Julius Hyginus, der um die Zeitenwende gelebt und die Bibliothek des Augustus geleitet hat und zahlreiche Werke, darunter mythologische, religiöse, landwirtschaftliche und geologische Werke, dazu Biographien und philologische Kommentare verfaßt hat, Anm. d. Ü.]

Aber in der Form der Neigung ist die Sorge immer schon beteiligt, denn ein solcher Mensch folgt dem Abhang, läuft hinter etwas her, das nach unten strebt. Wenn man sich seinen Neigungen überläßt, liefert man sich den Launen der Welt, dem Risiko zufälliger Situationen aus. Man sucht etwas, aber diese Suche läuft auf ein Herumirren hinaus, auf die Ergreifung eines Objekts, das einem entgleitet und sein Spiel treibt. Im Drang hingegen ist die Sorge nicht völlig entfremdet, hängt sie nicht vollständig an einem äußeren Objekt. Auch wenn das Subjekt hier nicht besonders an authentischer Erfahrung wächst, wird es doch immerhin von einem Antrieb geleitet, der aus ihm selbst kommt: einem instinktiven Impuls. Es hat Lust zu leben und nicht, gelebt zu werden.[37]

Nun ist die Unterscheidung – zwischen der Erfahrung völliger Abhängigkeit (*Hang, hangen, anhangen*) und der relativen Hingabebereitschaft an ein Verlangen, das aus sich selbst kommt und das Subjekt daher weniger blendet und unterjocht – genau die Unterscheidung, die Platon nicht trifft. Er behandelt Begierden [also *Drang*] und Neigungen [*Hang*] gleich. Die Autonomie des begehrenden Teils der Seele, wenn dieser sich auf die Wiederauffüllung des zerbrochenen Gefäßes versteift hat, die rohe Widersinnigkeit des wollüstigen Rosses drücken deutlich die Vorstellung aus, daß das Subjekt angesichts von Geld, Sex und Schmaus sich zu entfremden, hinunterzufallen, ohne Wiederkehr in den Abgrund zu stürzen droht. Was die strömende Bewegung angeht und die Mähre, die mit ihm davonsprengt, wird es immer mitgeschleift, ist es seit jeher daran gebunden und wird von der Bewegung fortgerissen. Falls er sich dazu verleiten läßt, wird sein ganzes Leben so verlaufen. Er wird zum Sklaven eines Herrschers, der er nicht selbst ist. Einzig seine Vernunft kann ihn retten. Nichts sonst.

Die Sprache Heideggers deckt sich eigenartig mit den Platonischen Metaphern: In Heideggers Worten könnte man sagen, nur die Philosophie garantiere eine Lebensweise ohne Abhängigkeit, eine Situation der Herrschaft und nicht der Sklaverei, der aktiven Entwürfe und nicht der Wiederholungen. Aber gerade weil Platon keinen vermittelnden Begriff zwischen der unbegrenzten Begierde und der Anhäufung geistiger Dinge, mithin zwischen purer Negativität und ebenso absoluter Positivität einführt, müssen die beiden antinomischen Begriffe einander kontaminieren. Wenn es keine Begierde gibt, in der das Subjekt einen eigenen instinktiven Antrieb wiedererkennen kann, wenn wir lediglich durch fremde Mächte beherrscht werden, die uns ihre Mechanik aufzwingen, welches andere Modell der Wandelbarkeit des Menschen bietet sich an, um die Liebe zur Erkenntnis anzustreben?

Der Philosoph könnte sich den Maßlosen zum Vorbild nehmen. Weil nämlich das Drang-und-Hang-Modell das einzige Modell einer dynamischen Intentionalität darstellt. Das ist sicherlich richtig. Aber auch, weil es auf paradoxe Weise ein ideales Modell ist. Welch ein Erfolg, würde sich die Lust auf Wissenschaft ebenso verfressen und hartnäckig geben wie die Gier der Genußsüchtigen! Endlich hätten wir den Full-time-Philosophen! Um auf solch radikale Weise schließlich alles und jedes zu diskreditieren, das den körperlichen Lüsten entspringt – die totale Modifikation des In-der-Welt-Seins in Richtung einer Unterjochung, die einen so sehr im Griff hat, daß man pausenlos dieselbe Handlung wiederholen muß –, hat Platon in seiner Theorie Wiederholung mit Unersättlichkeit, Gewohnheit mit Leiden am Mangel verbunden. Wenn der Unmäßige seinen Begierden verfällt, dann deshalb, weil die Begierden bis zu den unreinen Genüssen reichen, die untrennbar mit Schmerz verbunden sind; da das Subjekt die Leere auch dann spürt, wenn es nachfüllt, hört es nicht auf zu begehren. Die negative ontologische Struktur bringt es in eine Position der Abhängigkeit. Ein Faß ohne Boden, will es immer mehr und hat nie genug. Doch diese Beharrlichkeit ist interessant: Wegen des Abgrunds erweist sich der Genießer auch als beständig, beispiellos diszipliniert, was seine Begierden angeht. Im Durcheinander seines ins Schwanken geratenen Lebens entdeckt der Maßlose für sich ein Modell der Regelmäßigkeit: Er kommt pünktlich auf die immer gleiche Sache zurück, auf diese unerschöpfliche Quelle seiner Lust, die ihn in Bewegung hält. Wenn aber der Abgrund die Gewohnheit gebiert, hat die Philosophie dann eine Chance, eine ähnlich große Bindung zu stiften?

Natürlich nicht. All das Beharren auf der Enthaltsamkeit, der Anstrengung, sich ganz der Philosophie hinzugeben, bezeugt eben genau, daß es unmöglich ist, die Beziehung zum Wissen in den Begriffen von Anziehung, Verführung, Neigung zu denken. Hier ist kein Automatismus möglich, keine Abhängigkeit. Der Fuhrmann der Seele ist nicht im Besitz derselben instinktiven Fixierung, die das Roß auf seine Ziele hinsprengen läßt: Er muß wollen und wählen, und seine Wachsamkeit ist dünn.

Diese Unmöglichkeit, sich die Philosophie als schmachtende Hingabe des Selbst an eine unerschöpfliche Suche vorzustellen, hängt mit der makellosen Antinomie zusammen, die Platon zwischen körperlichen Neigungen und geistigem Streben unablässig errichtet. Die Gegenstände des Denkens bringen Sättigung, weil sie sich eben in ihrer ganzen Reichhaltigkeit und in bleibender, befriedigender Gegenwärtigkeit darbieten und einem, wenn man so will, „den Magen füllen“. Das Zerfließen hört auf, die Bewegung stoppt. Das bringt Linderung. Doch dieses selbe Glück, das den Gewinn des philosophischen Lebens ausmacht, bleibt, einmal erreicht, nicht ohne Risiken. Die Befriedigung könnte zu billigem Zufriedensein zusammenschrumpfen, die

Haltbarkeit des anhaltenden Genusses zur unbeweglichen Faulenzerei werden. Die Gefahr, Ansichten vorschnell zuzustimmen, ist groß, wie auch die Versuchung, sich in falschem Wissen zu gefallen und seine Gültigkeit nicht mehr zu prüfen. Zwar lebt der Inhaber solcher Krüge, die nicht lecken, erholsam und schläft ruhig, doch ist das nicht jenes Modell, welches Sokrates den Dialektikern unaufhörlich ans Herz legt. Ginge es darum, ein wesentliches psychologisches Charakteristikum der Platonischen Philosophie zu beschreiben, müßte man in der Tat die Ruhelosigkeit, den Zustand der Aufregung, das Unbehagen anführen. Man muß sich nämlich unwohl und unzufrieden fühlen, damit man Lust bekommt, nach mehr Wissen zu streben und sich in dialektische Untersuchungen zu werfen. Und bei der kritischen Untersuchung der eigenen Auffassungen muß man immer weitergehen, beharrlich bleiben und sich nicht mit unreflektierten Antworten zufriedengeben. Erneut spielt die Zeit eine entscheidende Rolle. Der Wissensdurst muß unbedingt anhalten, sich erneuern, ungestillt bleiben, solange die Wahrheit nicht gefunden ist. Die Genugtuung darüber, sie zu besitzen, muß fortwährend hinausgeschoben werden.

Auf der einen Seite verspricht die Philosophie also den dauerhaften, aber zukünftigen Genuß rein geistiger Dinge; andererseits führt dieser dialektische Gedankengang zu einer lang anhaltenden Beunruhigung während der Zeit des philosophischen Strebens. Das Glück zeichnet sich am Horizont ab, doch darf man nie das Gefühl der Zufriedenheit haben, nie sich zufriedengeben. Weil es dem Mangel ein Ende setzt, weil es die wahre und einzige Köstlichkeit ist, führt das geistige Vergnügen zu jenem Kollaps der Begierde, mit dem Lacan sich beschäftigt hat.

Um dieses Dilemma zu lösen, rät Platon den Philosophen, ihre Leidenschaft zu einer unstillbaren und ebenso gierigen zu machen, wie es die körperlichen Lüste [i. S. d. *Neigungen, penchants*] sind. Und um diesen Drang hervorzubringen, ruft er sie dazu auf, genau dort, wo es ihnen freistünde, sich satt und randvoll zu fühlen, eine Schule der Unbefriedigtheit zu kultivieren. Diese Spannung fungiert als künstlicher Ersatz für die Unersättlichkeit.

Das „nie genug" der unstillbaren Begierde erzeugt als unvermeidlichen Gegeneffekt das „immer" eines Lebens, das untrennbar mit der Suche nach Vergnügen verbunden ist. Dieses „immer" ist genau das, was die Philosophie verachtet, solange es sich um den Körper handelt, was sie für die Liebe zum Wissen jedoch am heißesten herbeisehnt. Folglich kommt diese Liebe nicht aus dem bewegten Nichts des Abgrunds: Ihr Antrieb bewirkt Sattheit und riskiert daher, sich aufzulösen. Es bleibt dem Philosophen daher nichts anderes übrig, als die Zeitstruktur der unersättlichen Begierde nachzuahmen, um die Beziehung zur Wahrheit dynamisch und vielleicht sogar asymptotisch zu gestalten. Man braucht den Mangel – beispielsweise das Bewußtsein, nichts zu wissen –, um weiterzustreben. Somit gelangt man nur dann in den beruhigenden Besitz der Wahrheit (der in fundamentalem Gegensatz zu der Zeitverschwendung durch die unreinen Vergnügungen steht), wenn man die Zeitstruktur der Begierde zum Vorbild nimmt und gleichzeitig mit viel Mühe die – dem Wissensdurst – fehlende Dynamik vertuscht. Die Askese tritt an die Stelle der Neigung und bringt ihre Umkehrung hervor. Die geistige Arbeit nutzt so die Energie der Begierde, um zur Versenkung vorzustoßen, jenem Zustand, den es zu erreichen und festzuhalten gilt, ausgehend vom Bewußtsein des Mangels und über die affektive Erfahrung der Leidenschaft. Die sinnliche Liebe für schöne Knaben fungiert gewiß als Zünder für die geistige Betätigung. Wenn das Wissen jedoch auf die Begierde baut, dann nicht, weil die unstillbare Begierde dieses Bereichs zum anderen wechseln und dort eingesetzt werden könnte, sondern weil es unterschiedliche Arten von Begierden gibt, die so scharf getrennt sind, daß die eine die Gestalt der anderen nur auf dem Wege der Mimikry anzunehmen vermag.

Sublimierung

Philosoph sein heißt den Strom (*rheûma*) der Begierden von den körperlichen Genüssen weg- und zu den einzig unvergänglichen Freuden hinzulenken, zu der Liebe zur Erkenntnis.[38] Das bedeutet Aufgabe, Verzicht, Loslösung.[39] Die Philosophie ist eine Art Liebe, allerdings eine, die sich an den Platz einer anderen setzt. Dies vollzieht sich in der Zeit und in einer Bewegung des Austauschs. Es ist eher eine Ersetzung als eine Verschiebung. Eine Sublimierung.

Dieser Vorgang, auf den so zahlreiche Passagen in all den Dialogen anspielen, wird im Gespräch mit Diotima gegen Ende des *Gastmahls* analysiert und gleichsam demaskiert. Die Liebe, die sinnliche und sexuelle Begierde, ist ein Zündfunke für das, was Erkenntnisdrang wird. Wenn es schöne, viele schöne Knaben gibt, sagt das nur, daß in jedem von ihnen Schönheit ist. Begehrenswerte Wesen miteinander zu vergleichen ist ein Weg, die Existenz der Schönheit zu entdecken. Dank der Begierde üben wir uns darin, von den Einzelfällen auf die Idee zu schließen. Der Sex lehrt uns das Denken.[40] Im übrigen muß man nur das Schöne durch das Gute ersetzen, und der Coup gelingt.[41] Die sexuelle Anziehung hat dazu gedient, die Bewegung des Denkens auf andere Objekte auszudehnen.[42]

Wie kommt nun aber der Schönheit das Privileg dieser Rolle zu? Im *Phaidros* finden wir die Antwort: Weil die Schönheit die einzige Idee ist, die man sehen kann. Die

Schönheit ist die einzige Vorstellung, die, anstatt sich vor der sinnlichen Wahrnehmung zu verbergen und eine rein gedankliche – und das heißt: ausschließlich für das Denken erkennbare – Existenz zu führen, sich vielmehr manifestiert, sich zeigt, sich zur Schau stellt. Unsere Seele hat einst alle Ideen in ihrer Reinheit und ihrem Glanz geschaut: die Gerechtigkeit, die Weisheit und all die anderen. Sollte sie auf Erden jemals eines zarten Widerscheins dieser märchenhaften Bilder ansichtig werden, sie würde sich auf der Stelle unsterblich verlieben. Von allen Ideen jedoch enthüllt sich hier unten nur die Schönheit. Nur die Schönheit sieht man aus all den schönen Dingen herausleuchten, den schönen Gliedern und den schönen Antlitzen. Das ist der Grund, weshalb man sich in schöne Knaben verliebt. Sie tragen das Zeichen einer Idee auf der Oberfläche ihrer Haut, auf der Frische ihres Teints und den Linien ihres Körpers.[43] Es ist das Erscheinen einer Idee, was uns in Unruhe versetzt.

Ein Körper ist nur begehrenswert, wenn er ein schönes Ding darstellt, also etwas, das die *idéa* des Schönen, die von der Seele in ihrer ganzen betörenden Reinheit gedacht wird, imitiert und so in Erinnerung ruft. Die Liebe, deren Ursache scheinbar dieser Körper ist, rührt in Wirklichkeit vom Spiel der Ideen her. Der Anblick eines schönen Jungen frischt das Gedächtnis auf, weckt eine alte Erinnerung. Das Auftreten von etwas Unbekanntem erneuert nur eine vergangene Erfahrung, jene erste heilige Erscheinung, deren Spur zu verlieren die Seele Gefahr liefe, wiederholten nicht all die schönen Dinge der Welt ihre Beschwörung. Was völlig unerwartet wie ein Blitz in uns einschlägt, muß als Wiederkehr eines vergessenen Bildes verstanden werden. Im plötzlichen Aufbrechen der neuen Lust aktualisiert sich ein vormals durchlebter Reiz. Es ist kein Zusammentreffen, es ist eine Wiederbegegnung.

Dies enthüllt die Philosophie den Leichtgläubigen, die meinen, den Augenblick intensiv zu genießen. Doch aus welchem Grund sollte diese erste Anamnese uns noch weiter, nämlich zur Liebe zur Erkenntnis, führen? Warum taucht die Philosophie am Horizont der Verführung auf? Weil die Erinnerung nicht nur jedes schöne Objekt mit der Idee der Schönheit selbst vergleicht, sondern im selben Zuge die Idee des Schönen gleich noch mit den anderen Ideen verknüpft. Indem er sich dem schönen Jüngling nähert, erinnert der Wagenlenker der Seele sich des Wesens der Schönheit, und seine Erinnerung wird zu der früheren Vision hingeführt. Doch sieht er nicht nur sie. „Er erblickt sie Hand in Hand mit der Weisheit, wie sie da aufrecht stehen auf ihrem heiligen Sockel.[44] Und der Anblick der Schönheit in Begleitung der Weisheit bewirkt ein Moment des Zurückweichens, der Scheu und der Ehrfurcht. Nur das schwarze Roß der Wollust bleibt unempfindlich für die Wirkungen, welche die Erhabenheit der beiden *idéai* auf den Wagenlenker hat. Für es, das einstmals nichts gesehen hat und sich an kein Ideal erinnert, existiert nur der leibhaftige und einzelne Körper, den es in diesem Moment vorfindet, so unmittelbar einladend in seiner Glücksverheißung. Das ist es, worauf es den zurückscheuenden Kutscher seinerseits aufmerksam macht[45] und wodurch es so der weit zurückliegenden Erinnerung der Ideen die gänzlich frische Vorstellung* dieses Körpers und seiner Wonnen entgegenstellt.

Somit gibt es zwei Erinnerungen, die sich frontal gegenüberstehen: die des Wagenlenkers, der Schönheit und Weis-

* [Das *souvenir lointain des idées* stellt das Original *celui tout frais du corps* gegenüber, also ebenfalls einer „Erinnerung". Das heißt, wir nehmen selbst in der Gegenwart die Objekte als Vorstellungen wahr, an die wir uns augenblicklich „erinnern". Die Phänomenologie wird später die gegenwärtige Repräsentation von Gegenwärtigem (wenn ich mir jetzt hier vorstelle, woanders zu sein) als *Vergegenwärtigung der Gegenwart* neben die *Vergegenwärtigung von Vergangenheit* und *Zukunft* stellen. Anm. d. Ü.]

heit wiedererkennt, die Seite an Seite stehen, und die des Rosses, das den Körper, die Quelle seiner Lust nicht vergessen kann. Der Kutscher muß nun wählen zwischen seinen eigenen Reminiszenzen und jenen, die das schwarze Pferd in ihm weckt. Sich von letzteren hinreißen zu lassen würde bedeuten, sich selbst in einen Vierbeiner zu verwandeln. Den Eingebungen der eigenen Erinnerung zu folgen verspricht hingegen, Nutzen aus der Schönheit zu ziehen und zur Weisheit hinzusteuern. Ein schöner Körper wird ihm daher buchstäblich als Erinnerungsstütze dienen, um an der Seite der Schönheit die Weisheit wiederzufinden, jene Idee, die nicht auf der Außenseite der Dinge glitzert und die der sinnlichen Wahrnehmung somit entgeht. Und folglich setzt er an die Stelle von Körper und Geschlechtlichkeit die Philosophie.

FÜNFTES KAPITEL

Appetitive Begierden[1]

Bedienen wir uns des Mythos, daß das Vergnügen an die Einnahme von Betäubungsmitteln und Opiaten gebunden ist, um die alten Texte besser zu verstehen? Oder auch, um – mit der begrifflichen Hilfestellung der griechischen Philosophie – zu der impliziten Theorie zu gelangen, deren äußere Erscheinung der Drogenkonsument wird? Ich habe eine Konvergenz dargestellt und die philosophische Theorie der unersättlichen Begierde untersucht. Anschließend führte ich eine andere antike Denkweise ein, die den Genuß über lange Zeit für möglich hält und im Einklang steht mit einer modernen Erfahrung einer stabilisierten dauerhaften Abhängigkeit, eines „Lebens mit der Droge", das manchen Zeitgenossen so banal erscheint. Wie so viele Geschichten langfristiger Abhängigkeit zeigt die Biographie Thomas de Quinceys jedoch, daß die Möglichkeit, über längere Zeit hinweg einen geregelten Drogenkonsum aufrechtzuerhalten, der Entstehung einer Sucht nicht entgegensteht. Nicht einmal dieser äußerst methodisch vorgehende Philosoph bleibt Herr der Sucht, denn die Betäubung gewöhnt ihn daran, nicht zu leiden, und läßt ihn unduldsam werden gegenüber den unvermeidlichen Schicksalsschlägen des Lebens. Die Chemie wird zum Verräter an dem schönen epikureischen Vertrauen in den Genuß. Ich habe also den Anspruch und den Preis der Platonischen Arznei dargelegt. Warum dies?

Der Grund ist, daß Platon die menschliche Begierde so auffaßt, wie ein Süchtiger in lichten Augenblicken seine eigene Sucht empfindet. Platon behandelt alle Begierden, als wären sie von Natur aus „süchtigmachend", also totalitär, trügerisch und todbringend. Seine Ethik entwickelt sich um das Zentrum einer Bedrohung herum – der Unersättlichkeit –, die sich aber, indem sie das Fundament zu einer irrigen Theorie der Begierde im allgemeinen legt, in bezug auf den veränderten Gebrauch der Zeit, als der eine Gewöhnung auftritt, in der Tat als wahr herausstellt. Platon sucht ein Mittel gegen die Unbefriedigtheit. Es wirft ein Licht auf den wirklichen Mangel an Befriedigung, darauf, wie weit Abhängigkeit gehen kann. Angesichts eines Menschen, der sich der Droge verschrieben hat und ausschließlich und sklavisch an sie gekettet ist, fragt man sich natürlich, wie es denn möglich wäre, seine Aufmerksamkeit zu zerstreuen, seine Neugier für etwas anderes zu wecken, eine gegenläufige Sorge auf den Plan zu rufen, dem Bedürfnis also seine Unmittelbarkeit und Dringlichkeit zu nehmen – etwas zu unternehmen, um seinen gebundenen Blick nach außen zu lenken. Mit ihren Theorien der Lust bietet uns die Philosophie ein Modell des Entzugs an: Der rettende Ausweg ist das intellektuelle Leben. Wenn man sich von den begehrlichen Dingen abwendet und jene Begierde in Wissensdurst verwandelt, tut sich einem die Möglichkeit auf, einer Sache auf Dauer habhaft zu werden und in ihren vollständigen Besitz und Genuß zu gelangen. Die Strategie Platons besteht darin, den körperlichen Genuß, soweit er nur teilweise erfreulich ist, zu entwerten und reine und uneingeschränkte Wonnen dagegen zu setzen. Es geht darum, Sensationen nur mittlerer Qualität gegen einen viel ambitionierteren Hedonismus einzutauschen: den absoluten Genuß. Die geistige Passion *ist* nun dieses doppelköpfige Erlebnis: Anstrengung – also das Gegenteil einer unwillkürlichen Neigung – und exquisites Entzücken zur selben Zeit. Sozusagen ein Genuß, den man sich auferlegen muß, oder eine Mühe, die intensivste Wonnen auslösen wird. Der Qualität nach stehen sich Sinnlichkeit und Philosophie entgegen, aber sie entsprechen sich in den gleichen Gradzahlen auf der Skala des – mehr oder weniger – Angenehmen.

All dies scheint weit entfernt von den praktischen Problemen des Entzugs und der Vorbeugung. Es weist aber diejenigen auf einen sehr interessanten rhetorischen Weg hin, die um eine wirksame und aufrichtige Sprache in Sachen Abhängigkeit bemüht sind. Gegenüber dem Unersättlichen – das die Suche nach Genuß immer wieder erneuert und damit behindert – muß man zweifellos die Karte des Vergnügens selbst ausspielen. Welchen alternativen Tip gibt man dem, der überzeugt ist, daß das Heroin ihm größere Lust verschafft als der stärkste Orgasmus? Es aufzugeben? Sich an andere Werte zu binden? Wenn einer glaubt, daß er nur mit Hilfe bestimmter Substanzen das Glück erreichen kann, wird keine davon abweichende Perspektive für ihn auch nur den geringsten Reiz haben, keine anders gerichtete Motivation dagegen ankommen. Spräche man hingegen davon, was den Genuß hervorbringt – und zwar im Sinne von „besser" und „immer länger" –, weil man es auf eine Vervielfachung des Genusses abgesehen habe, würden die Abschreckungskampagnen möglicherweise einen empfindlichen Punkt treffen. Wenn man *für* den Genuß einträte, zumal für einen wirklich vollen Genuß, nicht die elenden Wunderdrogen und den „Schnee", um den „Affen" loszuwerden.

Die Philosophie zeichnet einen lehrreichen Weg vor, wie man über Drogensucht und zu Süchtigen sprechen könnte, weil sie gegen den Genuß im Namen des Genusses argumentiert. Die Freudsche Psychoanalyse funktioniert auf gleiche Weise, denn sie stellt das Lustprinzip, seine Ungeduld und Kurzsichtigkeit, dem Realitätsprinzip gegenüber. Trotz ihres Konflikts steuern die beiden Tendenzen dasselbe Ziel an: Letztere gelangt zu den Endergebnissen der ersteren mit anderen Mitteln. Um wirklich und gefahrlos zu genießen, tut man gut daran, den Umweg über die Welt und die Menschen zu gehen. Der Durchgang durch die Realität ist eine List der Triebe.

Bevor wir an die Untersuchung der Freudschen Theorie gehen, sollten wir uns indessen bei einem anderen Modell aufhalten, nämlich dem Urchristentum. Es eignet sich fürs erste, um die Kohärenz und Besonderheit des griechischen Denkens herauszustellen. Es wird auf diesem Weg deutlich werden, daß das christliche Denken eine subtile und zugleich grundlegende Transformation in der Behandlung von Begierde und Genuß vornimmt: Es bietet eine radikal neue Theorie an, weil es den Akzent der Entwertung verschiebt. Von der Disqualifizierung des Begehrens aus ontologischen Erwägungen, von der Verurteilung seiner Konsistenz, wechselt es zur Verachtung des erlebten Genusses selbst über, und dies im Einklang mit einer ungekannten zeitlichen Perspektive sowie einer erweiterten Auffassung vom Subjekt. Nun scheint mir, daß diese Umkehrung viel mit den Forderungen nach Alternativen zum Drogengenuß gemeinsam hat. So heben die Therapeuten in der heutigen Praxis die Bedeutung der Entziehung hervor. Doch eine empirisch begründete Wissenschaft setzt auch eine Vorstellung vom Genuß voraus. Wenn die Religion zahlreiche Initiativen anregt und wirkungsvoll unterstützt, geschieht das nicht nur aus Barmherzigkeit. Es gibt im Christentum eine Theorie des Genusses, die an den paradoxerweise delikatesten Punkt der Drogensucht rührt: die Erkenntnis, daß der Genuß, den man empfindet, ein wirkliches Vergnügen ist, das nur von einer anderen Seligkeit an Größe übertroffen werden kann. Der als solcher identifizierte und bezeichnete Genuß ist es, wovon die christlichen Philosophen sich abzuwenden uns auffordern, um den Blick auf das Übersinnliche zu richten. Wie Platon versuchen auch sie, einen anderen Genuß erstrebenswert zu machen, somit streiten sie für die Sache des Vergnügens; aber im Unterschied zu den griechischen Philosophen stellen sie zwei Arten der Lust gegeneinander, ohne die irdischen Freuden zu einem unerfüllten Verlangen zu verkleinern. Ist für die griechische Philosophie der Genuß nicht möglich, weil die Begierde unersättlich ist, so stellt er sich für die Christen als zu leicht erreichbar dar, weil das Verlangen für sie performativen Charakter hat, d. h. es realisiert sich bereits körperlich und vollständig in der Vorstellung selbst.

Es ist eine gängige Beobachtung, daß die christliche Reflexion über die Sexualität in der Heilserwartung zum Ausdruck kommt. Für die bevorstehende Wiederauferstehung der Leiber scheinen Liebe und Heirat unpassend. Die Verbindung zwischen Zukunft und Sexualität geht aber noch tiefer. Das Verlangen ist eine Form des Zeitbezugs, wie man Zeit erfährt. Daher läßt sich die zeitliche Dimension, welche die Leidenschaften in der antiken Philosophie kennzeichnet, im wesentlichen als ein Leiden am *niemals genug* zusammenfassen. Die Zeit der Neigungen, die man hegt und pflegt, ist eine Zeit der Erwartung und der Leere. Man ist nie glücklich, weil das, was hier und gegenwärtig ist, immer blockiert ist von dem, was noch nicht verfügbar ist und daher das Verlangen ablenkt und auf ewig gefangen nimmt. Man ist immer magnetisiert von dem, was nicht ist. Deshalb legt die hellenistische Philosophie soviel Wert auf die Disziplin der Zufriedenheit: lernen, den Augenblick zu genießen. Für die Christen der ersten Jahrhunderte dagegen dauert die Zeit der Versuchung *immer schon zu lang.* Ein Blick bedeutet bereits den Ehebruch. Eine Hypertrophie der Gegenwart mit ihren traumhaften und körperlich spürbaren Entzückungen, die sich trotz geschlechtlicher Enthaltsamkeit aufdrängen. Das Vergnügen ist also möglich und sogar zu schnell erreicht, zu leicht ausgekostet in der Einsamkeit einer *delectatio morosa**.[2]

Was bringt demnach die Zukunft? Sie ist nicht mehr jene Zeit, die uns die Illusion echten Genusses vorgaukelt und uns immerzu spüren läßt, daß alles Täuschung ist, was wir jetzt erleben. Die Zukunft stellt sich dem Christen als eine sichere Perspektive weiterer Genüsse dar, die noch um vieles intensiver sind und die ihm ohne Ende zuteil werden. Denn die erfreuliche Gegenwart derjenigen Dinge, die der Begierde in der Erinnerung oder im Traum Erfüllung bringen, wird nicht an sich schlechtgemacht, so als wäre Leiden ein Genuß, sondern vielmehr im Vergleich mit den wahren Wonnen des ewigen Lebens. Schon sehr bald wird unsere Seele sich mit Christus vermählen. Die Versicherung eines kommenden Vergnügens, dessen äußerste Intensität uns garantiert wird, läßt also die menschlichen Vergnügungen – Hochzeit, Reichtum, Ruhm – lächerlich werden. Die *felicitas*, in der das ewige Leben besteht, ist kein Gegensatz zu dem, was Platon uns als unmögliches Glück schildert. Sie übersteigt und deklassiert alle diese Vergnügungen, die uns schon in dieser Welt, die ganz Versuchung ist, verfolgen. Eine absolute Form positiver Erfüllung tritt den Vergleich mit jenen zahllosen inneren und äußeren Befriedigungen an, die uns bereits zuteil werden. Es gibt sozusagen zwei Erfahrungen erfüllter Gegenwart, die miteinander in Konkurrenz treten: diejenige, die wir in dieser Welt, und die, welche wir in der anderen machen können. Das Dogma der Offenbarung und der Verheißung eines ewigen Lebens bewirkt, daß für den gläubigen Christen die Zukunft völlig vorhersehbar wird – je nachdem, wie er die Gegenwart verbringt. Man muß sich also vor allem nicht mit dieser Ge-

* [Kirchenlat. Begriff, bedeutet etwa: *träge Wonne*, Anm. d. Ü.]

genwart hier zufriedengeben, mit ihren täglichen und leichtlebigen Freuden. Man muß sich hoffnungsvoll die Zukunft entwerfen. Und die Erwartung dessen, was nach dem Tode sein wird, hat nichts Nihilistisches, denn seine Beschaffenheit wurde einem ja versprochen als absolutes Sein in jedem Augenblick und für immer. Schade nur, daß die beiden Genüsse nicht ganz kompatibel sind: Der erste Genuß – die irdische Gegenwart – ist gefährlich, birgt er doch das Risiko, den zweiten Genuß – die Anwesenheit im Himmel – aufs Spiel zu setzen. Allein vollkommene Keuschheit kann wirklich zur Engelshochzeit der Seele mit Gott führen.

Damit ein Ereignis stattfinden kann, bedarf es einer Stätte. Damit das Verlangen in Begriffen bildhaft-phantastischer, aber tatsächlicher Erfüllung gedacht werden kann, muß man die Existenz eines Ortes voraussetzen, in dem sich die intentionalen Akte abspielen. Wenn das Verlangen schon in sich als vollendete Tatsache angesehen werden muß, braucht es einen inneren Raum, der sich, gesondert vom weltlichen Raum, in dem der Körper sich entwickelt, auf passende Weise konkretisiert. Dies betrifft die Ethik im allgemeinen: Wir wissen wohl, daß der christliche Mensch ein Inneres besitzt, in dem sich sein Gewissen befindet. Und das ist für die Sexualität ganz besonders wichtig. Die christliche Theorie sieht die Seele als einen Binnenraum an, in dem die Begierden sich verwirklichen: vor, nach oder anstelle der äußerlichen Akte.

Die räumliche Gestaltgebung des Subjekts ist nicht neu. Schon Platon begriff die Seele in räumlicher Form: als mütterlichen Bauch, wo die *lógoi* heranreifen, als Käfig, in dem überall die Vögel des Gedächtnisses umherfliegen, als geborstenen Krug, aus dem die Objekte der Begierde entweichen, als ekelhaften Körper des Regenpfeifers ... Es gibt also zweifellos die griechische Vorstellung des inneren Raumes. Mit Augustinus jedoch dehnt sich dieser Raum aus, erweitert er sich und wird jener Palast der zahllosen Schlupfwinkel, in dem das Subjekt wohnt und umherstreift. Mit Tertullian avanciert das Herz zum einzigen wichtigen Ort für die Erfahrung der Sünde. Hegels Lesart von Platons *Staat* hat uns die Vorstellung beschert, die ein Gemeinplatz in der zeitgenössischen Philosophie geworden ist: Die Griechen kennen kein Konzept des Subjekts. Erst das Christentum bringt es hervor, vor allem durch die *Confessiones* des Augustinus. Wenn man jedoch nicht damit einverstanden ist, den Status, den Platon in einem sehr spezifischen Kontext dem Subjekt zuschreibt – daß dieses nämlich Bürger einer utopischen Stadt und dort in der Tat nur ein kleiner Teil des großen Ganzen ist –, mißbräuchlich auf die Griechen und die ganze griechische Philosophie auszudehnen, wenn man nicht nur den politischen Aspekt seiner Theorie einer Seele berücksichtigt, die ja auch mit sich selbst und ihren Leidenschaften ringt, dann bekommen die Christen eine andere Rolle: Statt die Subjektivität erfunden zu haben, haben sie sie vielmehr umgeformt. Sie haben ihre Architektur und Ausdehnung modifiziert und ihre Physiologie verändert.

Während in der Platonischen Argumentation der unersättlichen Begierde der Körper, als Gefäß für die Nahrung, das Modell für die begehrende Seele abgibt, während der weibliche Körper im Wochenbett das Paradigma liefern muß für die Seele, wenn sie leidet in der Bekundung ihrer selbst, nimmt für die Kirchenväter die sexuelle Metapher ihren Weg über die Bilderwelt der Ernährung, und der empfangende Körper der Frau dient nun dazu, die Verfügbarkeit der Seele für die Vermählung mit Gott zu illustrieren: Die sexuelle und wollüstige Intimität ersetzt die Arbeit der Mutterschaft. Wenn die Perspektive ewiger Schönheit die Zeitdimension der Sexualität verändert, kann das christliche Denken, indem es einen erweiterten inneren Raum voraussetzt, sozusagen die Augenblicke unterbringen, in denen sich die Begierde an sich und als solche zeigt, in ihrer ganzen selbstverwirklichenden Kraft.

Der Akt in der Begierde

„Man muß sich fragen, wie man mit diesen Begierden anständig umgehen soll. Das bedeutet, wie erhält man das Verlangen im Akt, die kausale Beziehung zwischen Begierde und Akt aufrecht? Die Begierde findet normalerweise im Akt eher ihren Kollaps als ihre Verwirklichung, und bestenfalls stellt der Akt nur mehr die glänzende Leistung der Begierde dar, ihre letzte heroische Geste. Wie kann man, möchte ich fragen, die Lust auf diesen Akt aufrechterhalten, das, was man auch als einfache oder gesunde Beziehung bezeichnen möchte?“

Jacques Lacan, von dem dieses Zitat stammt, hat sich unlängst gefragt, wie es möglich wäre, die Begierde trotz des Genusses, der sie stillt, am Leben zu halten.[3] Das Freudsche Modell, i.e. das elektrische Modell der Erregung, hat zu dieser Frage geführt. Wenn der Genuß ein Abfließen, Entladung der Energie ist, wie beginnt es von neuem, wie lädt sie sich wieder auf? Und die Antwort Lacans ist zweigeteilt: Zunächst unterscheidet er zwischen dem Genuß (als einer Art Mischung aus Ekstase und Schmerz, einer tyrannischen Vorliebe für das Leiden, an dem man nicht vorbeikommt) und vielgestaltigen Vergnügungen, die weniger hitzig sind, dafür aber immer wieder aufleben, und deren Paradigma die phallische Erotik sei. Das sexuelle Verlangen, und in augenfälliger Weise das der Männer, legt und erhebt sich unbeschadet aufs neue. Die Befriedigung kriegt es nicht tot: Es steht wieder auf. Als zweites erklärt er diese Vitalität mit etwas, was als Schwäche erscheinen könnte, dem Verlangen aber im Gegenteil seine Langlebigkeit verleiht: dem

Mangel. Der Genuß tötet die Lust deshalb nicht ab, weil er sie gar nicht sättigt.

Auf dasselbe Problem könnte man auch andere Antworten geben, zum Beispiel eine griechische und eine christliche. Das hieße Geschichte treiben, und es wäre sogar ein ausgezeichneter Weg, die Geschichte der Sexualität noch einmal zu überdenken.[4] In der griechischen Antwort klänge zuallererst Überraschung an, zu hören, daß eine solche Sorge überhaupt formuliert wird. „Wie kann man die Begierde im Akt aufrechterhalten?“ Nichts einfacher als das, antwortete der klassische Philosoph: Die Begierde *ist* im Akt. Sie läßt nie von ihm ab. Gerade das macht die Befriedigung so fraglich. Deswegen ist der Sex ja ein Problem. Die Begierde ist naturgemäß unstillbar. Genau das rückt das antike Denken, wie wiederholt gesagt wurde, ins Zentrum der ethischen Reflexion. Das Verlangen (nach Sex, Nahrung und Geld) ist solcherart, daß ihm nachzugeben bedeutet, unterzugehen, sich einem Tyrann auszuliefern, der kein Maß kennt. Lacans Sorge um das Überleben der Begierde beim Genuß wäre diesen Philosophen absurd erschienen, die sich vielmehr darüber die Köpfe zerbrachen, ob der Genuß überhaupt möglich ist, wenn, in ihren Augen, die Begierde offenbar nicht kleinzukriegen ist.

In dieser Überzeugung, die ein Urteil von ontologischer Bedeutung darstellt, findet das griechische Denken über die Sexualität zu seiner Stimmigkeit. Wenn die Lust auf den Sex die Verachtung des Philosophen verdient, dann deshalb, weil das Streben nach Geld, Trinken, Essen oder Liebe von Natur aus unfähig ist, zu der ihm eigenen Befriedigung zu gelangen. Strukturell asymptotisch, verfehlt die Begierde immer ihren großen Erfolg. Gerade wenn das heiß begehrte Objekt zufriedenzustellen scheint und man es genießen will, unterhöhlt und verdirbt das Verlangen, das heißt, der Mangel, den Genuß schon wieder. Nachdem das

Verlangen nicht zu stillen ist, ist ein Genuß also nicht möglich.

Im Vergleich zu dieser Theorie der Begierde, die das Subjekt dazu verdammt, sich leer, in einem Zustand des Mangels und immerzu unglücklich zu fühlen, bewirkte nun das Denken der ersten christlichen Philosophen eine Verlagerung. Für Tertullian, aber auch für Augustinus und Gregor von Nyssa* ist es nicht mehr die Begierde, sondern im Gegenteil der erlebte Genuß, der zählt und Beachtung verdient. Das unmittelbare Erleben eines jeden Vorgangs mit sexuellem Charakter verschafft eine mehr oder weniger intensive Lust. Und diese Lust muß erkannt und vermieden werden. Diese neue Orientierung der Ethik hat eine radikal andere Einschätzung der Macht der Begierde zur Folge. Denn wenn der Genuß nun zum eigentlichen Problem wird, dann deswegen, weil er durch ein Verlangen hervorgerufen wird, das so sehr Handlungscharakter hat, derart wirkungsvoll ist, daß es auf seine Weise bereits jene Akte antizipiert und realisiert, die noch gar nicht stattgefunden haben. So ist ja auch in Platons *Philebos* der Genuß unmöglich, weil *genießen* immer zugleich *sich sehnen* bedeutet, also *Mangel haben, leiden,* und bei den Kirchenvätern ist das Vergnügen unwiderstehlich, weil *sich sehnen* bereits bedeutet, zu genießen, sich ein lebendiges, anmutiges, erregendes Phantasiebild vorzustellen, dessen Wirkungen tatsächlich körperlich spürbar werden. Jede Wahrnehmung eines begehrenswerten Objekts besitzt sozusagen die pornographische Macht, ein Ereignis zu simulieren, dessen Genuß alles andere als fiktiv ist. Die stoische Theorie der Erkenntnis und der *phantasía* hat somit dem Christentum gestattet, die Sexualität neu zu denken und aus ihr – für uns – eine

* [335–394, Bischof von Nyssa, griechischsprachiger christlicher Theologe, der das Konzil von Konstantinopel 381 entscheidend mitprägte, Anm. d. Ü.]

Erfahrung zu machen, die nun nicht mehr zum antiken Modell hin aufgelöst werden kann, wie wir gleich sehen werden.

„Wie kann im Akt das Begehren aufrechterhalten werden?“ Die christliche Antwort wäre, daß der Akt in der Begierde selbst liegt, einer Begierde, die ihre Ursache in den ununterbrochenen Versuchungen hat, aus denen die Welt besteht.

Schon

Was tun die christlichen Philosophen also? Wie werden sie die Verbindung zwischen Verlangen und Vergnügen denken oder neu denken? Werden sie die nihilistische Vorstellung weiterführen, die die Leere, das Nicht-Sein, das Leiden unter dem Erscheinen der Freude, unter der Intensität und Fülle all dessen, was wir erleben, ans Licht bringt? Werden sie darin fortfahren, die lächerliche Illusion derer zu zerstreuen, die da essen, trinken, lieben, stur darauf beharrend, daß sie daran Gefallen finden, so als wären dies tatsächlich köstliche Dinge und als wäre diese Art Leben nicht ein zutiefst gescheitertes und mittelmäßiges?

Tertullian, Augustinus und Gregor von Nyssa leugnen die Existenz des sexuellen Genusses keineswegs wegen der Begierde, die er weiter am Leben hält, also wegen der Empfindung des schmerzlichen Mangels, der das Glück zuschanden macht und verunmöglicht. Ganz im Gegenteil, für sie existiert der Genuß – *hēdonē, voluptas* – derart klar, in einer solch lebendigen Präsenz und unmittelbaren Wirklichkeit, daß die Begierde davor erbleicht und zu einer Art blitzartigen Vorspann degradiert wird. Kaum hat der flüchtige Blick ihre allerersten Regungen wahrgenommen, wird sie – in Blick, Stimme, Träumerei, welcher Empfindung auch immer – zögerlich und unsicher, denn Begehren ist schon Lust. Man empfindet ein köstlich angenehmes Gefühl und nicht die Qual der Leere. Und diese lustvolle Empfindung dauert so lange an, wie man sich ihr hingibt.

Der eloquenteste Vertreter dieser Strenge in der Denunziation der ausgeübten Lust [*plaisir*] ist zweifellos Tertullian. Eine der Fragen, die ihn am meisten beschäftigen, ist die der Wiederverheiratung der Witwen. Nun gehorchen aber alle seine Argumente gegen die moralische Legitimität der Zweitehe einem Prinzip, das in der Autorität der Schrift gründet: Matthäus 5, 28. Wer eine Frau auch nur lüstern angesehen hat, hat sie in seinem Herzen schon sexuell besessen. Der Text stützt sich seinerseits auf ein Wort Gottes. *„Ipse dominus, qui viderit, inquit, mulierem ad concupiscendum, iam stupravit in corde suo.**"[5]

Iam, schon. In dieser zeitlichen Bestimmung wurzelt Tertullians strenges Verbot der Witwenheirat. Eine zweite Heirat ist immer nur ein *stuprum* [*Notzucht, Schändung*], denn sie läßt eine Form der Sorge (*sollicitudo*) zu, die mit jener identisch ist, welche aller Verführung innewohnt: der Fleischeslust. Es handelt sich ja um Begierde. Die Begierde ist es, die eine Wiederverheiratung disqualifiziert. Nicht wegen ihrer Natur, nicht weil sie unstillbar wäre, ganz im Gegenteil, das Begehren ist unzulässig, weil es schon Akt ist, bereits verwirklichtes *stuprum*. Dieser hat nicht im Raum außerhalb des Subjekts stattgefunden. Er hat stattgefunden an einem anderen Ort, im Herzen, einer nicht weniger realen Bühne als das Schlafzimmer. Er stellt ein Ereignis dar, das einzige, das für das ethische Urteil zählt. Folgen wir Tertullian Wort für Wort: „Die Gesetze scheinen einen Unterschied zwischen Ehe und Unzucht zu machen: das ist so wegen der Verschiedenheit in der Form der Vergehen,

* [*„Auch der Mann, der eine Frau nur ansieht und begehrt, hat in seinem Herzen schon Notzucht mit ihr getrieben"*, Anm. d. Ü.]

nicht wegen der Sache selbst."[6] Tertullian entledigt sich der Fallunterscheidung, die durch die richterliche Kasuistik eingeführt wurde, wie einer Fiktion, die gegenüber der *res ipsa* fremd anmutet, der Sache selbst, die mit sich identisch und ununterscheidbar ist: dem Sex, der „Verschmelzung des Fleisches". „Was ist es denn, das alle, Männer wie Frauen, anreizt zur Heirat ebenso wie zur Unzucht? Die Vereinigung des Fleisches, deren schieres Bestreben der Herr mit Unzucht gleichgestellt hat (*commixtio carnis, cuius concupiscentiam dominus stupro adaequavit*)".[7] Aus dieser Gleichzeitigkeit im Bewußtsein von Begehren und *stuprum*, die immer dem vorausgeht, was in der Umgebung des Subjekts lediglich als Auswirkung schon vollendeter Tatsachen geschieht, folgt notwendig, daß jede Form der Sexualität – Ehebruch, Wiederverheiratung, christliche Ehe – auf dasselbe hinausläuft. Die legalen Varianten der Sexualität kommen auf jene selbe Sache hinaus, die doch für beide, das *matrimonium* und das *stuprum*, der gemeinsame Grund ist, die jedoch, kraft der Begierde, von der sie herrührt, vollständig auf der Seite des *stuprum* steht. Denn die Begierde hat der Herr für adäquat, für äquivalent mit dem einen und einzigen *stuprum* erklärt.

Tertullian, wird man nun einwenden, repräsentierte nicht die christliche Sexualdoktrin. Seine Vision trage doch die Züge eines von der herrschenden Kirchenlehre abweichenden Rigorismus. Zeigen die extremen Äußerungen christlicher Härte in fleischlichen Belangen nicht dennoch, welche Folgen schon die Logik gemäßigterer Positionen heraufbeschwören kann? Tertullian ist lediglich sehr geradlinig. Aber wenden wir uns nun endlich Augustinus zu, der noch verläßlicheren Orientierungsmarke für die christliche Lehre in Sachen Heirat.

Im *Gottesstaat* wendet sich Augustinus dem Problem der Vergewaltigungen zu, denen die christlichen Jungfrauen in der Zeit der Verfolgung zum Opfer fielen.[8] Als was kann man diese Frauen ansehen? Sind sie immer noch Jungfrauen und Heilige oder völlig verdorben? Und wozu soll man ihnen raten: zu Buße oder Schicksalsergebenheit? Kurz, steht der Verlust der physischen Jungfräulichkeit dem Seelenheil im Wege? Das ist ein heikler Fall, denn der enggumgrenzte Sachverhalt eines unerwünschten, unbeabsichtigten, vielmehr gewaltsam erzwungenen Beischlafs, der seiner Entstehungsgeschichte nach also ohne Begierde stattgefunden hat, bringt Verwirrung in die Harmonie zwischen Körper und Seele, zwischen Hymen und Absicht, und damit in ein Gleichgewicht, das im Zentrum der gesamten Konzeption der Jungfräulichkeit steht. Hier denken die Autoren einhellig: Die Unverletztheit des Häutchens ist zuvörderst eine Sache der Seele und betrifft erst in zweiter Linie den Körper, die physische Jungfräulichkeit hilft freilich mit, dient solchermaßen als Mittel, beim wesentlichen Kern der Jungfräulichkeit im Sinne makelloser Keuschheit. Angesichts der Vergewaltigungen, unbestreitbarer Vergewaltigungen, die einen nur wohlbekannten Terror gegen christliches Selbstverständnis verkörpern, wie sollte man da nicht die Priorität der Intention und der Tugendhaftigkeit beibehalten? Wie aber andererseits zugeben, daß das Zerreißen des Häutchens nichts zerstört, wirklich nichts, absolut und objektiv nichts verändert an dem so hoch bewerteten Status?

Wenn Tertullian das sexuelle Ereignis ganz auf die Seite der *conscientia* [hier *Gewissen*] herüberzieht, die immer zuerst da und fürchterlich wirkungsvoll ist, wird Augustinus wohl im Fall der Vergewaltigung das Zufällige des Ereignisses und seine Unabhängigkeit von Wollen und Begehren anerkennen? Kurz, ist die vergewaltigte Jungfrau schuldig oder unschuldig, unberührt oder besudelt? Augustinus zögert, verliert sich in einer mühsamen Argumentation, ohne sich jedoch von dem Argwohn befreien zu können, daß das Wesentliche, auch im Falle der Vergewaltigung, ist, zu wissen, ob Begehren im Spiel war. Vielleicht nicht einmal als Ursache, aber möglicherweise als Wirkung. Die Vergewaltigung ist gefährlich, weil sie das Risiko der Erregung in sich trägt. Vielleicht erweckt sie unvermeidlich eine Einwilligung auf seiten des Opfers. Eine komplizenhafte *voluntas* [*Freiwilligkeit*], die übergangslos als *voluptas*, als sinnliche Lust erlebt würde. Als Fehltritt also. Die Verwundung, die Schmach für die Person haben keinerlei Gewicht. Das christliche Interesse wird bei Augustinus aktiv, um der erwachenden Leidenschaft aufzulauern und sie bei ihrem plötzlichen wollüstigen Auftreten zu überraschen.

Zwei entgegengesetzte Situationen: die schlichte Versuchung bei Tertullian, die tatsächlich erlittene Vergewaltigung bei Augustinus, werden mit derselben Sorge untersucht, um nämlich das sexuelle Ereignis an seinem angestammten Platz anzusiedeln, im Herzen, im Willen, dort, wo die Begierde sich Befriedigung verschafft in genau dem Augenblick, da sie in Erscheinung tritt. Diese Verschiebung impliziert eine extrem realistische Auffassung von Phantasie. Den Akt selbst ins Innere zu verschieben, dorthin, wo sich die Intention manifestiert, heißt, im selben Atemzug der Repräsentation des begehrten Objekts in der Seele eine konkrete und wirksame Präsenz zuzuschreiben. Mit den Christen gewinnt die sexuelle Phantasie neue Bedeutung. Die Träume und Phantasien werden zur leibhaftigen Verwirklichung des Begehrens.[9] Wenn man sich an die Klarheit erinnert, mit der Platon[10] zwischen den erträumten Begierden und wirklich ausgelebten Lüsten unterscheidet – wobei der Tyrann die par excellence sonderbare und a-soziale Figur allein deshalb darstellt, weil er zur Handlung schreitet und das in die Tat umsetzt, was alle anderen nur in der Irrealität des Traums anstreben –, ermißt man die Kluft, die Platon von den Christen trennt.

Für Augustinus stellt sich das Leben als ununterbrochene Versuchung dar, *tota temptatio*, und der erotische Traum gibt dem Subjekt Gelegenheit, Zeuge seiner eigenen Ohnmacht zu werden angesichts der einer Ausführung gleichkommenden Übermacht der Begierde, die sich in ihm regt.[11] Im Schlaf gewinnt das sexuelle Verlangen an Durchschlagskraft: Geträumt findet die Lust rasche Befriedigung, ein Samenerguß ist die Folge der visuellen Erregung. Doch leider geht es nicht allein um den Körper. Die Erfahrung im Traum zeigt die Schwierigkeiten, denen sich der gute Wille gegenüber sieht bei der Kontrolle der inneren Vorstellungen. Denn wenn die Traumbilder sich unserem Herzen zeigen, dann doch deshalb, weil wir ihnen dazu die Erlaubnis geben. Träumen bedeutet Bildern zustimmen (*consensio*), die lebhaft im Gedächtnis haftenbleiben (*vivunt*), damit ein Vergnügen (*delectatio*), ja beinahe eine Tatsache (*factum simillimum*), sich erfüllt. Die Seele vollendet (*perpetrat*) die Schändlichkeiten, die die Bilder ihr suggerieren, bis zum Erguß des Fleisches (*usque ad carnis fluxum*), vor allem aber stimmt sie ihnen zu (*consentit*). Gleichzeitigkeit einer unbewußten, aber komplizenhaften Absicht und der vollendeten Tatsache. Eine Gleichzeitigkeit, die um so perfekter ist, als der Wille im Traum kein Hindernis für die fürchterliche Wirkung der Begierde auf den Körper darstellt.[12]

Phantasía

Was sind nun die philosophischen Voraussetzungen für eine derartige Neubewertung des Objekts, so wie es sich im Traum oder in der visuellen Wahrnehmung zeigt? Wie ist es möglich, daß sein Bild sich mit einer so gewaltigen, so intensiven Präsenz aufdrängt, daß es zum Genuß wird? Zwischen Platon und den Kirchenvätern gab es die Stoiker. Und ihnen verdanken wir die Entwicklung einer Theorie der Erkenntnis, deren Grundsätze den Christen den Aufbau ihrer Ethik und ihrer Auffassung der Sexualität ermöglichten.[13]

„Als erstes hat er [Zenon]* gewisse neue Ansichten über die Sinne in Umlauf gebracht, die er in unmittelbarer Verbindung mit etwas glaubte, das sie von außen anstößt und das er *phantasía* nennt."[14] Zu diesen Erscheinungen, welche die Sinne empfangen und lediglich passiv aufzunehmen vermögen, fügt Zenon die Einwilligung der Seele hinzu, die wiederum uns selbst untersteht. Wir geben sie freiwillig;[15] wir können sie verweigern, sie zurückhalten, aussetzen. Erkenntnis ist ein Prozeß des Einverständnisses, der Zustimmung zu einem Bild, einem über die Sinne empfangenen Eindruck. „Ist die Erscheinung einmal wahrgenommen und die Zustimmung gegeben, so hat ein Begreifen stattgefunden, so genannt wegen der Analogie mit den Gegenständen, die man mit den Händen ergreift.[16] *Verstehen* heißt anfassen, packen, aneignen. Aber schon das Wahrnehmen ist nur mit der Zustimmung möglich, die die Seele den Erscheinungen, den *phantasíai* gewährt.[17] In dieser Aufeinanderfolge – wahrnehmen, zustimmen, ergreifen – ist der kritische Moment naturgemäß der der Zustimmung. Indem es „ja" oder „nein" zu dem durch die Sinne festgehaltenen Bild sagt, verhält sich das Subjekt als ein solches und dokumentiert das Handlungsvermögen seiner Seele.[18] Die Zustimmung erfolgt freiwillig, sie rührt von einem Urteil her.

Doch die Entscheidung darf nicht lange auf sich warten lassen, denn die einmal sichtbar gewordenen Bilder ent-

* [Zenon der Jüngere, von Kition, 335–263 v. Chr., begründete um 300 v. Chr. die philosophische Schule der Stoa, Anm. d. Ü.]

wickeln augenblicklich Haftvermögen. „Unweigerlich neigt sich die Balance unter dem Gewicht, das man auf die eine Waagschale legt, und ebenso gibt die Seele dem Augenschein nach."[19] Dank dieser beinahe körperlichen Ausgeglichenheit zwischen den *phantasíai* – sofern sie klar und unterscheidbar hervortreten – und der Seele, mit der die menschliche Kreatur ausgestattet ist, laufen unaufhörlich wahrnehmende und erkennende Vorgänge nebeneinander ab und speisen die symbolischen Prozesse: Das Gedächtnis, die begriffliche Fassung der Dinge, die Erkenntnisse und die Wissenschaft bilden und füllen sich dank der Zustimmungstätigkeit, die die Erscheinungen filtert und das Verstehen leitet.[20] Auf diese Weise treten die Bilder für die Stoiker in Erscheinung, und die Seele ist frei, sie zu akzeptieren oder zurückzuweisen.[21] Zwei Vermögen geben sich gleichsam die Hand: die Evidenz, die dem Objekt innewohnt (*perspicuitas*), und die Fähigkeit (*vis*) der Seele, das Amt des Richters auszuüben. Folglich finden wir hier die Begierde wieder, denn die Zustimmungen sind unzweifelhaft Regungen der Begierde (zu verstehen), wohingegen umgekehrt die Begierde (nach Liebe oder anderem) Zustimmung ist.

Indem sie erscheinen, treffen uns die Dinge. Auf den Schock folgt das Verlangen. Der Impuls, sie zu ergreifen, kommt gleich nach dem Anstoß, den die wahrgenommenen Dinge erzeugen (*appetitio ab his pulsa sequeretur*), dem Eindruck ihres Bildes auf die Seele. Das ist schon physiologisch so: Wir sind dazu gemacht, daß wir der Welt offenstehen und uns auf Erkenntnis einlassen, daß wir sie umfassen (*amplecti*).[22] Wissen ist also das Resultat einer Bewegung, einer affektiven Energie. Seit Platon wissen wir das, aber im Gegensatz zu Platon sind die Stoiker sogenannte „Sensualisten". Während Platon die für die Begierden beziehungsweise die Erkenntnis zuständigen Seelenteile unterscheidet und gegenüberstellt, weigern sie sich, diese voneinander zu trennen. Geist (*mens*) und Sinne sind dieselbe Sache.[23]

Diese Nichtunterscheidung ist natürlich für die Ethik und die Frage der Sexualität wesentlich. An ihr liegt es, daß alle Antriebe, Neigungen, Handlungen auf Wohl und Wehe vom Gebrauch der zustimmenden Vernunft abhängig sind.[24] Ihr verdankt es sich, daß die sexuellen Begierden, da sie einer bestimmten, vom Verstand unabhängigen Seelenregion entspringen, anstatt tierische und unüberlegte Neigungen an den Tag zu bringen, Handlungen verstandesmäßiger und gedanklicher Art begründen, nämlich Zustimmungen. Wir denken und begehren mit demselben Organ, einer einheitlichen Seele, die sich zuerst entscheidet und nachher auf die *phantasíai* stürzt, die sie gewählt hat. Demnach begehren wir mit Bedacht und aus freien Stücken. Begehren heißt zustimmen. Die älteren Philosophen hatten die Erregung noch als naturhaftes und der Vernunft ganz fremdartiges Phänomen betrachtet. Sie siedelten sie außerdem in einem bestimmten Bereich der Seele an, während sie die Vernunft, schreibt Cicero, in einen anderen Bereich verlegten. Zenon dachte jedoch ganz im Gegenteil, daß alle Aufregungen der Seele absichtlicher Natur sind. Sie entspringen einem schlecht begründeten Urteil und sind eigentlich Folge übertriebener Hast.[25]

Bleiben wir nun bei diesen beiden Ideen: der vernünftigen Natur der Empfindungen und der Bedeutung der Zeit. Alle Ärgernisse der Seele rühren von Bewertungsirrtümern. Wir überschätzen eine Gefahr und haben Angst; wir übertreiben einen Mißstand und leiden folglich darunter; wir legen großen Wert auf eine Wohltat und sind von ihrem Genuß hingerissen; wir idealisieren eine zukünftige Wonne und brennen darauf, ihrer schon jetzt teilhaftig zu werden. Alle seelischen Aufregungen lassen sich also als Effekte von Meinungen verstehen, denen man zustimmt, wobei man auf diese Weise dem Scheinbaren zustimmt. Insbesondere das Verlangen ist lediglich eine Zustimmung, die dem potentiellen Genuß einer Sache gilt, welche uns über die Maßen schön, kostbar und schätzenswert erscheint. Es ist ein Fieber, eine unmäßige Lust, die mit dem objektiven Wert ihres Zielobjekts in keinem Verhältnis steht. Wie bei den anderen Leidenschaften liegt sie nämlich nicht *in re*, in der Sache selbst begründet, sondern in der Seele dessen, der sich die übertriebenen Vorstellungen macht.

Wie Platon führen die Stoiker Begierde und Genuß auf einen Urteilsirrtum zurück. Jedoch handelt es sich für Platon um ein faktisches Urteil – wir glauben zu genießen, also begehren und leiden wir –, für die Stoiker dagegen um ein Werturteil – wir glauben, daß eine solche Sache zu besitzen wunderbar wäre, also erlaubt sie keinen Aufschub, weder jetzt noch morgen. Der Unterschied macht die beiden Theorien inkompatibel, denn für Platon zerbricht das Vergnügen am Mangel der Dinge an konkretem Sein und an der unendlichen Bewegung, die diese Dinge immer wieder der Gegenwart entzieht, wogegen für die Stoiker das Vergnügen zwar übertrieben, aber real ist; das Begehren ist zwar durch nichts gerechtfertigt, befähigt jedoch zu einem realen Genuß im voraus. Die Lust liegt bei ihnen im Genuß gegenwärtiger Dinge, und das Begehren richtet sich mit Ungeduld auf den Genuß solcher Dinge.

Für die Stoiker stellt die Begierde also nicht die Kehrseite der Medaille eines Vergnügens dar, das zur Illusion verkleinert wurde. Sie ist vielmehr Hoffnung auf den Genuß, ersehnte und im voraus erahnte Wohltat, denn in der Begierde wartet eine konkrete Empfindung, die das Objekt hervorrufen wird, sobald es da ist. Man führt sich das Ziel vor Augen. Folglich ist die Repräsentation zwar nicht Gegenwart, aber in der *phantasía* stellt man sich bereits vor, was man und wie man es genießen wird. Die Ahnung bleibt nicht ohne Konsequenzen, da der Körper sich auf den Genuß vorbereitet: Er tut so, als wäre das Objekt schon anwesend. „Auf diesem Wege lassen viele sich auf eine Schilderung hin von der Begierde übermannen."[26] Man kann nicht sagen, begehren sei genießen. Begehren heißt einverstanden sein, von jetzt an bis zum Eintreffen des zukünftigen oder möglichen Genusses, den man sich im vorhinein als einen sehr, ja zu schönen ausmalt. Genießen wird Zustimmen mit übertriebener Begeisterung zu einem Objekt, das – sobald es gegenwärtig und in Besitz genommen ist – weit überschätzt würde. Aber in einer Definition, die an eine Verbindung von Verlangen und Genuß glaubt, bedeutet Begehren „die Annahme einer kommenden Wonne, die einen sehr zufriedenstellte, wenn sie bereits vorhanden und in unserer Reichweite wäre".[27]

Eine Begierde ist ein „ja", das zu rasch ausgesprochen wurde, die absichtliche, aber unüberlegte Genehmigung einer *phantasía*, der die Augen erlaubt haben, sich dem Geist vorzustellen. Über die Idee der Zustimmung ebnet die stoische Philosophie den Weg zur christlichen Konzeption der moralischen Verantwortung: Man hat immer schon nicht nur die äußeren, sondern auch die inneren Akte, die Intentionen, gewählt. Begehren heißt zustimmen, um es noch einmal zu wiederholen. Durch den zeitlichen Gedanken der Übereilung stellt die Stoa als Quelle des moralischen Fehlers gewissermaßen überhöhte Geschwindigkeit fest. In der Tat ist Begehren sofortiges Zustimmen: „schon", wie Tertullian formulierte. Und nachdem die unmittelbare Folge der Zustimmung und des Begehrens die Ergreifung der *phantasía* ist, heißt *begehren* besitzen. Mithin also genießen, in Form phantasierter Einbildung zwar, aber wirklich und körperlich, denn die Zustimmung verursacht ein sofortiges Echo im Körper.[28]

„Bis zum Verströmen“, wie Augustinus in den *Confessiones* sagt.

Die stoische Erkenntnistheorie führt uns somit ins Herz der christlichen Ethik und ist der Schlüssel zu ihr. Wortgetreu spricht Augustinus die Sprache der Stoiker, wenn er das Phänomen des erotischen Traums analysiert: die Zustimmungen, heimlich von der Seele erteilt, die körperlichen Genuß hervorrufen. Wieder einmal handelt es sich um einen Spezialfall, aber er veranschaulicht die allgemeine Theorie der Begierde und ihrer Kontrolle. Auf dem Weg über die Sinne stellen die Bilder (*imagines, visa*) sich dem Subjekt dar, das sie mit erregter Wachsamkeit beurteilt und gegebenenfalls zurückweist. Dieser bewußte und willentliche Akt der Abweisung befreit das Bewußtsein von manchen Vorstellungsbildern, beseitigt sie aber nicht: Er schiebt sie ins Gedächtnis ab. In jenen immensen Raum, der wie ein Palast aufgebaut ist, mit Korridoren und Dunkelkammern ausgestattet, drängen sich nun die zensierten Bilder hinein, um hier, wenn auch unbemerkt, weiterzuleben. Sie sind da, in uns gegenwärtig, ohne uns bewußt zu sein: im Gedächtnis vergraben und vergessen. Nachts, wenn wir schlafen, befreien sich die Erinnerungen, erscheinen in unserer Seele, erzwingen unser Einverständnis und lösen die Simulation des sexuellen Aktes aus, an der der Körper ganz real teilhat.[29] Weil Begierde Genehmigung eines Bildes ist und die Genehmigung eine unmittelbare Aneignung zur Folge hat, mündet das Begehren-Einwilligen in eine ebenso wirkliche wie rasche Beglückung. Für Augustinus unterstützt das Gedächtnis eine interne Pornographie, in einem geschlossenen Kreislauf, dessen Speisung durch das Bewußtsein unter Kontrolle gehalten, fatalerweise aber vom Schlaf befördert wird. Als Schlafende fällen wir nicht nur falsche Urteile über den Inhalt der *phantasía* – indem wir einen begehrten Körper leibhaftig für wahr nehmen –, sondern auch ein schändliches, denn wir entscheiden uns nicht dazu, unsere Zustimmung zu verweigern. Auf sich selbst zurückgeworfen, sagt die Seele „ja“, gibt ihre *assensio*, und der Körper folgt.

Tertullian, den die Stoiker entscheidend beeinflußten,[30] läßt sich ganz auf die antiplatonische Konzeption einer homogenen, nicht gespaltenen Seele ein, die die Fähigkeit der Vernunft wie der Empfindung besitzt. „Die Seele ist zugleich vollkommen vernünftig und vollkommen ‚sinnlich‘.“[31] Verstehen heißt fühlen, fühlen ist verstehen. „Was ist es, das ein körperliches Wesen spürt? Wenn es der Geist ist, muß der Geist auch mit *sensus* und nicht nur mit Verstand begabt sein, denn indem er versteht, nimmt er wahr, demnach kann er, wenn er nichts fühlt, auch nichts verstehen. Wenn es die Seele ist, die die körperlichen Erscheinungen wahrnimmt, so ist auch der Verstand eine Eigenschaft der Seele, nicht nur der *sensus*, denn indem sie fühlt, begreift sie, weil sie, solange sie nicht begreift, auch nicht wahrnehmen kann.[32] Die Gleichzeitigkeit der Wahrnehmung und des Begreifens dieser Wahrnehmung erklärt den Kreisverlauf zwischen Erblicken, Begehrlichkeit und sexueller Inbesitznahme. Denn Tertullian, sensualistischer noch als die Stoiker, unterstreicht, daß das Begreifen der Körper „sich aufgrund des Fleisches und über den Weg des Fleisches vollzieht.“[33]

Nun wird deutlich, warum die stoische Theorie der Seele und der Erkenntnis sich paßgenau den christlichen Werten anschmiegt und ihnen noch in der Formulierung zur Seite steht: Wenn wir nicht gespalten sind, dann können und müssen wir über all unsere seelischen Akte Rechenschaft geben. Wir haben sie gewählt, und sie stellen ja bereits Akte dar. Man erkennt nun auch die Gefahr, die eine solche Theorie für die Idee der Verantwortung selbst birgt, aufgrund des *tempo*, das erforderlich wird, um der vorschnellen Zustimmung zu wehren. Hier geht alles sehr schnell. Eine *phantasía* überrascht mich. Ihr Anblick verführt mich, zuzustimmen. Ich sage „ja“ und begehre, greife zu, mache sie zu meiner, und schon genieße ich sie. Wer mit den Augen begehrt, hat im Herzen schon Unzucht getrieben: das ist perfekt, um die Sünde schon im Inneren aufzuspüren, aber es macht es schwer, den Versuchungen zu widerstehen. Es geht darum, dem Augenschein nicht zu verfallen, dieser blendenden Eindeutigkeit des Schönen und der vor mir liegenden Vergnügungen, die mir so überzeugend erscheinen. Es geht darum, mein Einverständnis zurückzuhalten, kein schlecht begründetes Urteil zu fällen und den Prozeß von Zustimmung und Aneignung abzubremsen. In einem wahren Wettlauf mit der Zeit muß ich die Zustimmung einholen, die so rasch der Wahrnehmung gefolgt ist.

Tatsächlich riskiert die stoische Erkenntnistheorie durch das Gewicht, das sie den Kräften der äußeren Erscheinung beimißt, ganz gegen ihren Willen einen Determinismus, dessen mechanischen Aspekt das Bild eines völlig nach einer Seite verlagerten Gleichgewichts deutlich macht. Ich kann unmöglich mich *nicht* dem Sichtbaren ausliefern. Ich bin also vorschnellen Zustimmungen in höchstem Maße ausgesetzt. Deshalb beklagt das Christentum, während es sich für das Aufspüren der Sünde stark macht, ununterbrochen die Schwächen des Fleisches und die Qualen der Versuchung, denen der Christ sich ausgeliefert sieht. Es gibt derart viele einleuchtende Anblicke, denen es standzuhalten gilt! Ein tugendhafter Stoiker verfährt also in skeptischer Manier. Er gewinnt Zeit.

Mit den Stoikern und den Christen sind wir weit entfernt von der Angst vor der Leere und dem Mangel. Ganz im Gegenteil, es ist die Präsenz der Objekte, die uns zu schaffen macht, ihre Intensität ebenso wie ihre Dauer. Um die Abweichung von der Platonischen Theorie noch genauer zu ermessen, verschafft uns eine Abhandlung Plutarchs, *Über die moralische Tugend*, erstaunlich präzise Klarheit.

Plutarch kritisiert die stoische Theorie der Leidenschaften gerade deshalb, weil sie nicht platonisch ist. Die Stoiker, bedauert er, behaupten, die Seele sei weder zusammengesetzt noch gespalten, so daß es nicht zum Konflikt zwischen Vernunft und Leidenschaft, Denken und Begehren komme. Für sie ist der Geist eine einheitliche Ganzheit, die sich von Zeit zu Zeit in Verlangen verwandelt. Diese Veränderung in der Organisationsform zwischen urteilendem Denken einerseits und Begehren andererseits vollzieht sich so plötzlich und schnell, daß es nicht bemerkt wird und unbewußt bleibt. „Wir sehen nicht, wie wir mit demselben Teil der Seele begehren und bereuen, uns hinreißen lassen und uns fürchten, wie wir von den Lüsten zum Bösen verleitet werden und uns dieser Verführung widersetzen."[34] Die Geschwindigkeit steht also, liest man die Stoiker durch die Brille Plutarchs, am Beginn einer gewissen Schwierigkeit, die Wahl zwischen dem Sich-hinreißen-Lassen und dem Widerstand gegenüber der Verlockung im Griff zu behalten. Wegen seiner Schnelligkeit ist der Wechsel von einem Register zum anderen nicht zu bemerken. Er geht mit keinerlei Riß, keinem Eindruck innerer Unstimmigkeit einher, denn es ist die Führungsinstanz der Seele selbst, die zustimmt und somit begehrt, sich ärgert oder bedauert. Er vollzieht sich also, ohne sich selbst darüber Rechenschaft zu geben. Viele Akte (*enérgeiai*) vollziehen sich in uns, ohne daß sich ihnen etwas entgegenstellte, denn es gibt nichts in der Seele, das die Aufgabe einer separaten und jederzeit wachsamen Instanz hätte.[35]

Dies wird nun aber, wirft Plutarch ein, durch die Erfahrung widerlegt: Wir sind sehr wohl zwischen Sinnlichkeit und Vernunft hin- und hergerissen, wir bekommen das immer wieder zu spüren. Wir wünschen nicht, indem wir schlußfolgern, Einverständnisse erteilen, Verstandesurteile fällen, kurz: durch Handlungen geistiger Art. Es besteht vielmehr ein wesentlicher Unterschied zwischen Denken und Fühlen – und ein seelischer Konflikt, dessen wir uns durchaus bewußt sind. Aber vor allem: Welche Ethik läßt sich aufbauen, wenn man die Existenz einer den Begierden gleichsam Stirn an Stirn gegenüberstehenden, anders gearteten und von diesen unterscheidbaren Instanz leugnet, die in der Lage ist, sie in Schach zu halten? Die Uneinigkeit zwischen Selbst und Selbst stellt die Grundlage des Gewissens dar. Die Gegensätzlichkeit zwischen Urteil und Affekt scheint unerläßlich dafür, daß die Vernunft, die sich als Teil der Seele verstehen muß, ihre Kontrollkompetenz über die irrationalen Erscheinungsformen der Subjektivität aufrechterhalten kann. Man muß der Vernunft den Platz und die Macht sichern, die ihr zukommen und die ihr die Philosophie vor den Stoikern immer eingeräumt hat.

Zur Unterstützung seiner Argumentation zieht Plutarch ein Fallbeispiel heran, das zeigt, was aus einer dualistischen Theorie der Seele für das sexuelle Verlangen folgt. Der Beweis dafür, daß der Verstand jederzeit seine Identität bewahrt, immer in Bereitschaft ist und so den Kampf gegen die Begierde aufnehmen kann, ist nämlich, daß „in der Nähe der schönen Mädchen oder ansprechenden Knaben, die zu berühren uns das Gesetz verbietet, auch das Geschlecht sich kontrahiert und zurückzieht, Ruhe und Frieden wahrend."[36] Dieses eingeschüchterte Geschlecht, erschrocken in sich zusammengekrümmt, beweist, der Wahrnehmung eines schönen, begehrenswerten Objekts zum Trotz, daß da eine Macht ist, die direkt mit dem Körper in Verbindung steht: die Macht der Vernunft und des Gesetzes. Wenn man Verstand und Triebe trennt, betont Plutarch, wenn man sich von der Begierde-Zustimmungs-Theorie freimacht, entdeckt man, daß der Körper in Wahrheit nicht einfach folgt. Die *phantasía* vermag nichts gegen die Seele, denn die Vernunft sträubt sich gegen die Begierde, die sich hier mitreißen ließe. Das Geschlecht rührt sich nicht, macht sich klein und hält sich brav zurück.

Diese ausdrückliche Anspielung auf die Erektion, auf jene Bewegung, in der sich die Begierde im männlichen Körper ausdrückt und verkörpert, erscheint uns außerordentlich wertvoll. Denn die Erektion wird von Augustinus als Symptom des Ur-Fehltritts gedeutet, als die erste, dem Körper eingeschriebene Spur der Sünde. Die Autonomie des Geschlechts bezeichnet genau die Situation des aus dem Paradies vertriebenen Menschen, seinen Verfall und seine Endlichkeit.[37] Und das in ausdrücklichem Gleichklang mit der stoischen Theorie von Begehren und Zustimmen. Durch die Erbsünde ist der Mensch zu einem Tier geworden, dem der Körper nicht mehr gehorcht. Vor dem Fehltritt funktionierte das Glied wie ein Finger, der der Kontrolle des Willens unterworfen ist. Der Zeugungsakt war nicht von Vergnügen begleitet, es gab daher keinerlei Anziehung, Verlockung oder Neigung. Die sexuelle Begierde hing vom freien Willen ab, einem Willen, der geradewegs auf das Ziel zuging, das Adam ins Auge gefaßt hatte: ein freundschaftliches Zeugen.

Erst nach dem Fehltritt und aufgrund seiner Natur hat sich das Geschlecht in das widerspenstige Organ verwandelt, auf das der gefallene Mensch keinerlei Einfluß mehr besitzt. Weil er sich Gott widersetzt hat, trägt er nun ein

Glied mit sich herum, das seinem Willen nicht mehr gehorcht. Er, der sich außerhalb der göttlichen Ordnung begeben hat, wird nun bevormundet von einer wortgewandten Seele, die vorschnell dem Begehren zustimmt, während das Geschlecht nicht minder rasch anschwillt, sich spannt und sich zum Bild eines jeden begehrenswerten Objekts hin aufrichtet und darauf wartet, es in Besitz zu nehmen. Und die Freude über den Genuß wird zur Strafe. „Im Kampf mit dem Geschlecht herrscht der Geist nicht genügend wirkungsvoll über sich selbst“ und verliert über den Körper jede Kontrolle.[38] Die *Libido* ist es, die das Geschlecht in Bewegung bringt. Doch diese Macht, die sich gegen jede andere Form des Wollens durchsetzt, ist selbst nichts anderes als Wille, zustimmender Wille zu einem bestimmten Objekt. „Was sind Begierde oder Lust, wenn nicht der Wille, der dem zustimmt, was wir wollen? [...] Wenn dieses Einverständnis uns gegenüber dem, das uns gefällt, geneigt macht, nennen wir es Begierde; wenn es uns zum Genuß führt, Lust.“[39] Begehren ist Wollen, intensives Wollen.[40] Und da Wollen Zustimmen ist, bedeutet Begehren, sich mit aller Kraft in die Zustimmung zu werfen. Im Rahmen der Definition des Verlangens als *assensio*, eine gänzlich stoische Definition, entwickelt Augustinus die Vorstellung, daß die Konsequenz der Ursünde – einem Fehlurteil und der Akzeptanz eines Objekts, das man hätte zurückweisen müssen – sich im tragischen Unglück der Erektion fortsetzt.

Die logische Folge der stoischen Theorie, die von Plutarch so mißverstanden wurde, findet sich auf diese Weise in der christlichen Philosophie wieder. Weil das erotische Begehren eine Modifikation des Willens[41] ist und weil der Wille keinen Teil der Seele darstellt, sondern „ein Verhältnis zu einem wie auch immer gearteten Objekt, das die ganze Seele in Beschlag nimmt“,[42] gerät es hier nicht mit einer anderen Instanz aneinander, wie das bei Platon der Fall ist, wo das Verlangen unter der Herrschaft der Vernunft zurückweicht. Wie zuvor Zenon[43] verwirft Augustinus die Platonische Psychologie insoweit, als sie die Leidenschaften aus dem Körper entstehen läßt, die somit unabhängige, spontane und ungewollte Instinkte sind, und die Metamorphosen und Verirrungen des Willens nicht begreift.[44] Indem er in diesem wesentlichen Punkt der stoischen Philosophie folgt, unterstreicht Augustinus, daß die Seele ihre Krisen durch sich selbst erlebt, in Form mißgelenkter, abweichender Neigungen, *perversae*, des zustimmenden Willens.[45]

Es ist die Zustimmung zu dem, was uns gefällt, was die Bewegung der Erektion stimuliert, eine Bewegung, in der der Wille sich auf seinem Weg verirrt, sich pervertiert und in einer Form ausdrückt, die wir als „Begierde" bezeichnen. Und wenn das so ist, wenn Begehren Wollen ist, sieht sich der Wille in der Bewegung der Begehrlichkeit völlig in Gefahr gebracht, und es bleibt nichts, was sich ihr entgegenstellte. Sobald ein Mann eine Erektion hat, gibt es keine Freiwilligkeit mehr, da diese sich in das Verlangen verwandelt hat, das sich ja eben in der Veränderung des Organs inkarniert. Es gibt dann auch keine Vernunft mehr, denn auch sie hat sich verirrt. Wollen ist Zustimmen, zustimmen heißt „ja" sagen zu dem, das man für wertvoll genug hält, es begehren und besitzen zu wollen. Im Einverständnis liegt eine Stellungnahme. Wenn begehren demnach wollen heißt und Wollen ein urteilendes Zustimmen ist, bedeutet begehren: urteilen. Jede Lust impliziert eine Bewertung des Objekts.[46] Die Begierde ist ein intellektueller Akt. Erigieren heißt eine schlechte Wahl treffen.

Bei Platon sind die Begierden irrational und wild und werden durch die Vernunft gezügelt. Angesichts eines begehrenswerten Körpers kann man andererseits nicht begehren, wenn, wie Plutarch es will, Vernunft und Gesetz den Trieben Angst einjagen. Bei den Stoikern sind die Begierden vernunftgeleitet und willkürlich, weil im Einverständnis mit der Seele jedoch nicht zu unterdrücken. Sobald die Einwilligung einmal erteilt ist, sei es durch Irrtum oder Schwachheit, stellt sich ihnen nichts mehr in den Weg. Es ist zu spät. Das Unglück nimmt seinen Lauf. Es ist bereits etwas geschehen. Im Automatismus eines Geschlechts, das sich aufrichtet, materialisiert sich das „ja“, das die ganze Seele zu einer *phantasía* gesagt hat. Das gilt auch für Augustinus, und dies verleiht den Bekenntnissen über den nie gewonnenen Kampf gegen die Sinnlichkeit ihren vollen dramatischen Sinn, wie auch der Vision des Mannes, der von den stürmischen Launen seiner Männlichkeit bedrängt wird. Augustinus macht aus dem, was wir „sexuelle Potenz“ nennen, das Stigma der Macht, die dem Menschen abhanden kam, weil er sich gegen Gott erhoben hat.

Für diese neue Anthropologie haben die Stoiker das Schlüsselkonzept geliefert, das des zustimmenden Willens, der Begierde als einer Modifikation des Willens, mithin der Implikation eines Verstandesurteils. Nur weil sie die Begierde zu einem zwar unvernünftigen, aber verstandesmäßigen Akt unabsichtlichen, aber doch bösen Willens gemacht hat, ist die Augustinische Ethik tragisch. Einerseits macht sie uns für unsere Lüste verantwortlich, weil sie Perversionen darstellen, in denen sich unser Wille in verunstalteter Form äußert. Andererseits sanktioniert diese Ethik der Erbsünde das Unglück unserer Veranlagung zum verkehrten Wollen sowie den unbezwingbaren und irreversiblen Charakter des Begehrens-Zustimmens, der sich in der Erektion zeigt. Hätte Plutarch Augustinus gelesen, er hätte mit Sicherheit gegen diese paradoxen Auswirkungen der stoizistischen Vernunftorientierung der Leidenschaft protestiert, die den Menschen wehrlos vor das Schicksal seines Begehrens stellt – und damit gegen die Idee eines Begehrens und Zustimmens, das das Subjekt zwingt, seinen Begierden zu folgen, und es im gleichen Atemzug dafür demütigt und dazu verdammt, seinem Geschlecht gehorchen zu müssen.

SECHSTES KAPITEL

Vom Nirwana zum verlorenen Objekt

Unter den Kokainisten des 19. Jahrhunderts gibt es einen, der ganz besonders interessant ist: Sigmund Freud. Wie in den Zeugnissen der weniger berühmten Süchtigen finden sich in seinem Werk eine „rosa" Periode, während der die Droge einen kontrollierbaren euphorischen Zustand hervorruft, und eine spätere, in der klar wird, daß sie zu zwanghafter Abhängigkeit geführt hat.

Das Freudsche Vergnügen ist negativ

Jenseits der Biographie jedoch erkennen wir im Herzen der Psychoanalyse selbst die gedanklichen Auswirkungen der Freudschen Erfahrung mit den betäubenden Glückszuständen. Das menschliche Wesen wird von Lust [plaisir] getrieben, dem ersten Kriterium der Orientierung aller Wünsche und Ziele. Das Lustprinzip steuert uns und hält uns in Bewegung. Doch was ist die Lust? Eine nur subjektive und private Empfindung oder doch eher die objektive Befriedigung einer Begierde? Freud definiert sie zugleich als Empfindung und als Zustand. In ihrer idealen Zielerreichung entspricht die Lust des Genießens als solche der Verwirklichung einer Begierde. Sie ist Befriedigung und Zufriedenheit in einem, Erfüllung eines Wunsches. Sie wird als sofortiges Abfließen der Spannung des Begehrens erlebt, mithin als eine Rückkehr zum Zustand der Ruhe: Nirwana. Das verschwenderische Glück liegt vollständig im wiedergefundenen Seelenfrieden, wenn die Suche zur Ruhe kommt.[1] Das erlebte Vergnügen definiert sich negativ: Stillung der Schmerzen, Linderung der Pein. Genießen, sich an etwas erfreuen, läuft auf ein Nicht-mehr-Leiden hinaus. Diese Negativität kommt nicht von ungefähr, denn das Unbehagen, dessen Abflauen Lust bereitet, fällt mit dem Trieb selbst zusammen, der auf ein Objekt und auf ein Ziel gerichtet ist. „Was wollen nun die Triebe? Befriedigung, d. h. die Herstellung solcher Situationen, in denen die Körperbedürfnisse erlöschen können." „Befriedigung" ist demnach Synonym für „gestilltes Bedürfnis", weit mehr als „Beheben eines Mangelzustands durch die Anwesenheit eines Objekts". Im Abbröckeln der Erregung erleben wir das, was wir als „angenehm" bezeichnen. „Das Herabsinken der Bedürfnisspannung wird von unserem Bewußtseinsorgan als lustvoll empfunden, eine Steigerung derselben bald als Unlust."[2] Unser Empfindungsvermögen ist dergestalt, daß der Genuß paradoxerweise zwar in einem positiven Völlezustand besteht, der aber in der negativen Form der Erleichterung erfahren wird.

Jenseits dieser offensichtlichen Positivität, die der Begriff „Befriedigung" nahelegen könnte, sitzt die Negativität im Kern der Definition des Angenehmen. Das Vergnügen wird nur in Beziehung zum Schmerz begriffen und erlebt, als sein Abflauen, seine Auflösung oder Behandlung. Dies nimmt in seiner Theorie einen so zentralen Platz ein, daß Freud sogar im Falle des erlebten Vergnügens negativen und positiven Genuß unterscheidet, letzteren aber auf ersteren zurückführt. Die Menschen, schreibt er, „wollen glücklich werden und so bleiben. Dies Streben hat zwei Seiten, ein positives und ein negatives Ziel, es will einerseits die Abwesenheit von Schmerz und Unlust, andererseits das Erleben starker Lustgefühle."[3] Die Wonne, die der sexuelle Genuß am lebendigsten vermittele, stehe auf der positiven Seite. Im Unterschied zu den Abwehrmechanismen gegen das Leiden, die sich damit zufriedengeben, ein Nicht-Unwohlsein zu erreichen, gebe es eine Lebenskunst, die nach Höherem strebt und sich „nicht mit dem gleichsam müde resignierenden Ziel der Unlustvermeidung zufrieden[gibt].“[4] Jenseits der unterschiedlichen Betäubungsformen gegenüber dem Elend des Lebens gebe es die Liebe als positives und beispielhaftes Glück. In jedem Fall spricht Freud dem Genuß, indem er ihn im allgemeinen als Spannungsabfall definiert, eine algebraisch negative *Struktur* zu. Wenn jede Erregung schmerzvoll und das Vergnügen nur Linderung ist, wird die Negation dieses Mißvergnügens und damit jede Sinnenlust folglich zum Nicht-Schmerz.

Sogar der Orgasmus bezeugt das. Die Lust ist „an die Verringerung, Herabsetzung oder das Erlöschen der im Seelenapparat waltenden Reizmenge gebunden […], die Unlust aber an eine Erhöhung derselben“, schreibt Freud an einer besonders eindeutigen Textstelle. „Die Untersuchung der intensiven Lust, welche dem Menschen zugänglich ist, der Lust bei der Vollziehung des Sexualaktes, läßt über diesen einen Punkt wenig Zweifel“, schließt er.[5] Die Ekstase im Orgasmus ist für die Freudsche Psychoanalyse nichts als die Beseitigung der Qual der Begierde, die Befreiung einer psychischen Erregungsmenge, die unerträglich geworden ist. Seine Heftigkeit wird nebensächlich im Vergleich zu dem besonderen zeitlichen Aspekt – plötzliches Entströmen, rasche Entladung, Befreiung einer lange aufgestauten Spannung –, woraus ein Modell entsteht, das die Lust als Erleichterung begreift.

Die Negativität der Lust entstammt einerseits der Psychoanalyse und stellt andererseits einen Leitfaden in den theoretischen Arbeiten dar, der sich von den Studien „Zur Psychotherapie der Hysterie“ (1895) bis zu „Jenseits des Lustprinzips“ (1920) und dem kurzen Text von 1924 über den Masochismus zieht, der den letzteren vervollständigt und ergänzt. Wir wollen diesem Faden folgen und drei Themen herausarbeiten, die zeigen, wie die Psychoanalyse ein anästhetisches Konzept des Genusses aufstellt und erneuert: das elektrotechnische Paradigma der psychischen Aktivität, die schmerzstillende Funktion der Verdrängung und die Sackgasse des Nirwana.

Das elektrotechnische Paradigma

In einer Analogie zur Physik nahm Freud die Existenz einer Energie an, deren Transformationen für das psychische Leben verantwortlich sind. Ebenso wie die physikalische Energie in unterschiedlichen Formen auftritt – als kinetische und potentielle Energie –, bietet sich auch die psychische Energie in zwei Zuständen dar: frei und gebunden. Die freie Energie fließt in sich verändernden Formen, ständig bereit, sich zu verwandeln, zu verdichten, den Ort zu wechseln. Diese beweglichen Formen sind charakteristisch für das Unbewußte und manifestieren sich in der Traumarbeit, einer unentwegten Tätigkeit der Umordnung, Neuverteilung und Konzentrierung der psychischen Energie in ihren vielfältigen Erscheinungsformen. Die gebundene Energie bewegt sich dagegen nicht. Wie die potentielle Energie der Physik hält sie sich verfügbar, im Ruhezustand, in Wartestellung. Es handelt sich genauso um eingebrachte Energie, aber in einer ruhenden Gestalt.

Freud wußte, daß sich seine Vorstellung der psychischen Energie mit der von Josef Breuer überschnitt.[6] In den „Theoretischen Erörterungen“, die das dritte Kapitel der *Studien über die Hysterie* (1895) ausmachen, besteht Breuer auf einem elektrischen Modell des Nervensystems. Danach besteht das Denken aus Gedankenverbindungen, Verknüpfungen, Entgegensetzungen. Aktion und Bewegung sind die Folge von Muskelkontraktionen, die durch die Erregungsleitung des peripheren Nervensystems hervorgerufen werden. Für das zentrale Nervensystem bedeutet das eine Übermittlung der Erregungen von einem Neuron zum anderen. Damit nun diese Zirkulation stattfinden kann, muß der psychische Apparat ständig funktionsfähig sein. Der Beweis dafür ist, daß auch im Tiefschlaf jede Gedankenassoziation von einem Stimulus ausgeht und die Träume Merkmale einer unzusammenhängenden psychischen Aktivität tragen: Die logischen Verbindungen sind gelockert, unvollständig oder defekt. Im Schlaf sind „die Verbindungs- und Leitungsbahnen des Gehirnes für die Erregung der psychischen Elemente [...] nicht gangbar", während sie im Wachzustand vollständig zugänglich werden.[7]

Um zu verstehen, warum der psychische Apparat für die Erregungen unempfänglich oder nur unregelmäßig erreichbar wird, muß man sich ihn wie eine elektrische Installation vorstellen. Es ist bekannt, daß ein durch Kabel verbundenes Netz von Lämpchen mit einer Energiequelle oder einem Generator verbunden sein muß, damit Strom fließen und sich in einer dafür vorgesehenen Glühbirne anzeigen kann. Um Licht zu erzeugen, muß „in dem ganzen Leitungsnetze eine bestimmte Spannung bestehen".[8] Diese Spannung, die in einem System vorherrscht und dieses funktionsbereit macht, setzt Breuer mit dem gleich, was er als „tonische Erregung oder Nervenspannung" bezeichnet. Im Wachzustand befindet sich das zentrale Nervensystem in einem „ruhende[n] Zustand von Nervenerregung".[9] Ob es arbeitet oder nicht, das Gehirn ist angeschlossen. Seine Aktivität entspricht einem Abfließen, einer Entladung dieser Nervenspannung.[10]

Dieser Begriff einer ruhenden Erregung, der es das Gehirn verdankt, daß es in Ruhestellung verbleiben kann, immer bereit, Stimuli zu empfangen und zu verbinden, verleiht der Theorie der Lust kapitale Bedeutung. Für Breuer wie für

Freud tendiert der Organismus in der Tat dazu, sein Erregungsniveau auf möglichst niedriger Stufe konstant zu halten. Jede Erhöhung wird als Mißbehagen empfunden, wobei es sich um nichts anderes handelt als um die bewußte Wahrnehmung der Triebregungen. Das geschieht nun leider häufig: sei es, daß die Energie sich im inaktiven Gehirn ansammelt, durch bloße selbständige Entladung, sei es, daß sie plötzlich an einem umschriebenen Ort angestiegen ist, etwa aufgrund einer Emotion oder angstbedingt oder gar durch die Empfindung eines unerfüllten physiologischen oder sexuellen Bedürfnisses. Die tonische Energie regeneriert sich im Inneren und wird zuweilen ungleichmäßig verteilt, wenn ein Affekt – Schreck, Angst, Wut, leidenschaftliche Begierde o. ä. – größere Mengen davon, und zum Schaden aller anderen Vorgänge, an bestimmte Stellen des psychischen Apparats zieht. Alles, was in den Bereich psychischen Leidens gehört, rührt im Grunde von einer quantitativen Schwankung der intrazerebralen tonischen Erregungsspannung oder einem Ungleichgewicht in dessen Verteilung her.[11] Jeder Genuß wäre also lediglich die Rückkehr zu einem geringeren und besser verteilten Erregungsniveau. Die Befriedigung eines Verlangens fiele somit mit der Verminderung eines unangenehmen nervösen Spannungsüberschusses zusammen, in dem ein solches Verlangen nämlich besteht.

Freud blieb dieser Modellvorstellung der psychischen Aktivität treu und damit einem Paradigma, demzufolge Genuß mit Beruhigung gleichgesetzt wird. Glücklich sein bedeutet ruhig bleiben. Das Glück ist in dieser Logik der wiedererlangte Friede. Eine Stabilität, wie es Gustav Theodor Fechner* ausdrückt. Ein Zustand, der sich dem Denken

* [Gustav Theodor Fechner, 1801–1887, deutscher Physiker, Psychologe und Philosoph, gilt als ein Begründer der modernen experimentellen Psychologie, Anm. d. Ü.]

und Arbeiten verfügbar macht, gleichmütig, ohne daß äußere Stimuli energetische Stauungen hervorrufen oder, schlimmer noch, Überschwemmungen wie in der hysterischen Konversion, wie Breuer sie beschrieb. Freud hat sich nie vom Energiemodell getrennt, das ihm seit dem „Entwurf einer Psychologie“ und bis zum *Abriß der Psychoanalyse* den neurologischen Kontext einer negativen Theorie der Lust geliefert hat.[12]

Die allererste Formulierung der Idee erscheint in versteckter Form in dem „Satz von der Konstanz der Erregungssumme“ in einem Brief an Breuer vom 29. Juni 1892.[13] Es handelt sich um eine sehr knappe Bemerkung, die zur Vorbereitung eines allgemeinen Textes über die Ursachen der Hysterie verfaßt wurde. Ein unter beider Namen veröffentlichter, aber aus Freuds Feder stammender Artikel vom November 1892, „Zur Theorie des hysterischen Anfalles“, entwickelt tatsächlich eine Erklärung der Symptome gänzlich auf der Basis des Gesetzes der Transformation der psychischen Energie. Das Nervensystem neige zur Konstanthaltung dessen, was wir die „Erregungssumme“ nennen könnten, schreibt Freud. Dies gelinge ihm entweder vermittels der gedanklichen Assoziationen, die einen gewissen Energieumlauf gewährleisteten, oder über die Körperbewegungen, in denen dieselbe Energie sich gelöst habe. Die Krankheiten und die hysterischen Krisen seien nichts anderes als das bildhafte Wiederaufleben der Energieströme, die den Abflußweg nicht gefunden haben. Es seien die Triebregungen, die das Nervensystem weder über Gedanken noch Handlungen losgeworden ist.[14]

In seinen ersten Versuchen, die Hysterie zu verstehen, sieht Freud die unterschiedlichsten Symptombilder als Erscheinungsformen der Konversion an. Konversion wovon? Energietransformation, in der Tat, die dem Gesetz der Erregungssumme gehorcht. Diese Gebrechen heilen bedeutet ihre Abreaktion herbeiführen. Aber die Indikation einer solchen Methode kommt von der Hypothese, daß die Gesundheit vom jeweiligen Erregungsgrad des Nervensystems abhängt. Um das Wohlbefinden zu erhalten oder wiederherzustellen, muß man den Affekt entladen, der an gewisse unbewußt gewordene innere Empfindungen gebunden ist, und auf diese Weise ein möglichst niedriges Niveau an nervöser Spannung wiederfinden.[15] In diesem Rückgang zum Zustand der Ruhe liegt die Heilung. Weil es den aufgestauten Energiewellen einen assoziativen Weg bahnt, ist das analytische Gespräch wirksam. Die verbale Umwandlung senkt die Erregungssumme. Das Konstanzprinzip spielt somit eine Schlüsselrolle bei der Konzeptualisierung der Hysterie und dem *therapeutischen Gespräch*: Reden nützt, weil es das Zuviel an Energie, also die überschüssige Energiemenge in bezug auf das Normalniveau, das möglichst niedrig bleiben muß, aufzulösen gestattet. Wegen dieses mathematischen Bezugspunkts – des Minimums – wirkt jede Verminderung erleichternd. Jedesmal, wenn man ein optimales Niveau erreicht hat, geht es einem besser, und am besten wäre Null. Die Therapie führt uns, über eine Umleitung, zum selben Ziel, das jedes intakte Nervensystem über seine Autoregulationsmechanismen ohnehin anstrebt.

Die Tendenz, die Spannung auf Null herunterzubringen, jetzt als „neuronales Prinzip der Trägheit" bezeichnet, wird Gegenstand einer theoretischen Untersuchung, in die sich ein Text von 1895 vertieft, der „Entwurf einer Psychologie".[16] Das Unterfangen, den Mechanismus der hysterischen Konversion den Gesetzen der Transformation psychischer Energie einzuverleiben, erreicht auf diesen Seiten seinen Höhepunkt. Das Nervensystem setzt sich aus Neuronen zusammen, Zellen, die mehr oder weniger durchlässig sind für die psychische Energie. Diese, als „fließende Größe" definiert, entstammt äußeren oder inneren Reizen (den Bedürfnissen und den Trieben) und zeigt die Neigung, sich in die Neuronen zu setzen und sie anzufüllen, die sich ihrer wiederum entledigen wollen. Das nervöse System ist mit Energie vollgestopft, hat aber nur eines im Sinn: sie auszustoßen, sich von ihr zu befreien, den Ballast abzuwerfen mittels Bewegung oder Gedanken. Jedes Neuron hat für sein Teil nur ein Ziel: die Erregungsenergie, mit der es verstopft ist, an seine Nachbarn abzugeben. Die ursprüngliche Funktion eines primitiven Nervensystems wäre somit einfach und schlicht dieser kathartische, selbstreinigende Reflex: sich von Erregungen zu befreien, indem man sie entlädt.[17] In einer sekundären Anpassung an die Erfordernisse der Realität – um gewisse Triebregungen loszuwerden, ist ein externes Objekt vonnöten – sieht sich das Nervensystem gezwungen, Abstand zu nehmen von seiner ursprünglichen Tendenz zur absoluten Trägheit, i.e. den Reizzustand auf Nullniveau zu senken. Um sich die zur Befriedigung nötigen Objekte zu beschaffen, gilt es nämlich, sie zu suchen, für sich zu gewinnen und zu erobern. Um den Frieden wiederzufinden, muß man also handeln, sich mobilisieren und in Bewegung setzen. Um die Erregung auf Null zu bringen, ist Erregung nötig. Das Nervensystem wäre demnach, durch eine Veränderung, die es zur Bereitstellung dieser Energie befähigt, an diesen Widerspruch angepaßt. Ein Teil der Neuronen hätte begonnen, Energie zu speichern, um eine solche verfügbare Reserve bereitzustellen. Hier tritt nun die tonische, gebundene Energie auf den Plan, die stabil in Zellen eingelagert ist, welche geduldig eine kleine Menge Spannung, also Unlust, auf sich nehmen, um die Jagd nach der Lust sicherzustellen.

Diese dialektische Gedankenentwicklung bringt zwei Hauptwirkungen hervor. Erstens hat das Nervensystem den Preis bezahlt, der auf die *Verwirklichung* des Verlangens steht – das heißt auf die tatsächliche Befriedigung dank realer Dinge oder Menschen und nicht nur Halluzinationen –, indem es akzeptiert, ein Minimum an Unannehmlichkeit hinzunehmen. Das Prinzip der konstanten Erregungssumme wäre dann ein Resultat der Zugeständnisse seitens des nervösen Systems an die Wirklichkeit, im Namen des Trägheitsprinzips. So wie jedermann seine Rechnung mit der Welt machen und unbequeme Umwege in Kauf nehmen muß, um zu den Zielen, nach denen ihm gelüstet, zu gelangen, hätte das Gehirn eine Dialektik des geringeren Übels ausgehandelt, um sich am Ende den Genuß zu sichern. Anschließend hätte es das Denken ermöglicht, also eine sekundäre Organisationsform für die Verwaltung der Energie. Ideen verstandesmäßig miteinander zu verknüpfen bedeutet in Wirklichkeit, daß im „bewußten" System ein sehr schwacher Erregungsstrom von Neuron zu Neuron gesendet wird – mit der Besonderheit, daß jene Neuronen dazu neigen, ihren Erregungsgrad zu behalten. Sie widersetzen sich dem zügellosen Energieumlauf, der dagegen das unbewußte System charakterisiert: Jetzt sehen wir, warum wir, wenn wir nachdenken, nicht irgend etwas, gleich was, assoziieren und warum wir nicht unsere Vorstellungsbilder genießen können. Auch hier zeigt sich voll und ganz die Tendenz, Unbehagen zu vermeiden, in diesem Fall die unbefriedigenden Entladungen, die solche Bilder hervorrufen, ohne daß ein spezifisches Objekt zugegen wäre.[18] Das Denken stellt sich in den Dienst der realistischen Suche nach Befriedigung, indem es unspezifische Genüsse unterbindet und eine bestimmte Quote an tonischer, gebundener Unruhe beibehält.

Das Freudsche Projekt einer wissenschaftlichen Psychologie hat also seine Grundlage in einer in der Zeit rückwärts gerichteten Fata morgana absoluter Lust in Form von wollüstiger Betäubung und erstklassiger Empfindungslosigkeit. Ein Hafen des Friedens, in den wir zurückkehren wollen, indem wir möglichst wenig leiden. Auf dem Weg über Handlungen, Gedanken oder Symptome suchen wir das immer gleiche – Schmerzfreiheit, Nonchalance, Ruhe – zum Preis ihres Gegenstücks, der Sorge. Die Neigung, den Schmerz zu vermeiden, wird damit eine Gestalt annehmen, die in der *Traumdeutung* immer mehr Bedeutung gewinnt, wo sie eine Erklärung für Verdrängung und Zensur bietet, ebenso wie in den „Formulierungen über die zwei Prinzipien des psychischen Geschehens" (1911), wo Freud zum erstenmal den Begriff „Lust-Unlust-Prinzip (oder kürzer […] Lustprinzip)"[19] benutzt. Jedesmal, wenn er auf die Grundlagen seiner Theorie der psychischen Funktionsweise zurückkommt, wird Freud sich an das energetische Paradigma erinnern und unablässig wiederholen, daß das nervöse System ein Apparat ist, dessen erste Funktion darin besteht, sich anstürmender Stimuli zu entledigen oder sie, wenn es nicht anders geht, zu reduzieren.[20] Bereits in diesem Text von 1895 umreißt Freud, was er in *Jenseits des Lustprinzips* entwickeln wird, nämlich Konvergenz und Zusammenfallen von Trägheits- und Lustprinzip in ihrem negativen Ziel.[21] Die Komplizenschaft von Tod und Genuß ist der implizite Knotenpunkt einer solchen Theorie.

Das negative Ziel des Lustprinzips

Wir sagten oben, daß Freud einen Unterschied gemacht hat zwischen der positiven Suche nach heftigen Genüssen und der negativen Vermeidung von Schmerz. Wir haben die Tatsache unterstrichen, daß sogar die starken Genüsse ihrer Struktur nach lediglich Schmerzlinderung darstellen. Verweilen wir jedoch kurz bei dem, was Freud „das negative Ziel des Lustprinzips" nennt. Die Strategien der menschlichen Seele, sich unangenehmer Empfindungen zu bedienen, um sich zu schützen, absorbieren in der Tat einen großen Teil seiner Aktivität, vor allem in der Kindheit, wo das Ich schwach, verletzbar und ängstlich ist. Das Lustprinzip mit seinem negativen Ziel verleitet das Ich dazu, alle Triebregungen zu verdrängen, deren Ausübung verheerende oder gefahrbringende Auswirkungen nach sich zöge. Wir sind nämlich aus zwei Systemen zusammengesetzt, Es und Ich, und müssen unentwegt mit einem möglichen Konflikt zwischen den beiden rechnen: Die Befriedigung bestimmter Wünsche führte zweifellos zum großen Vergnügen auf seiten des Systems, dem sie entstammen, dem Es; sie gefährdete jedoch in erheblichem Maße das Ich. Vor allem fürchtet das Kind, die Zuneigung seiner Eltern zu verlieren, wenn es allen seinen instinktiven Neigungen folgt. Also verdrängt es sie, weicht den Triebregungen aus, deren Ausgang es nicht auf sich nehmen kann. Es entscheidet sich nicht dazu, sie zurückzuweisen, es verschiebt nicht ihre Erfüllung auf einen günstigeren Zeitpunkt: es flieht vor ihnen.[22]

Die kindliche Verdrängung ist als Folge der Unvereinbarkeit der zwei Ziele, des positiven und des negativen, desselben Prinzips, des Lustprinzips, zu verstehen. Auf der einen Seite drängt die Gier nach Vergnügen, die für das Es charakteristisch ist, nach jeder Art von oraler, analer, inzestuöser, narzißtischer, aggressiver Sinnenlust; auf der anderen rät das Streben nach Schmerzfreiheit, das einfach nur die andere Seite der gleichen Tendenz darstellt, zur Begrenzung des Schadens, den diese Wonnen in der uns umgebenden Welt anrichten: Vorwürfe, Bestrafung, Drohungen, Einsamkeit… Zwischen beidem hin- und hergerissen, verleugnet das schwache Ich seine Triebregungen, ignoriert sie, kehrt ihnen den Rücken zu. Doch wie man nicht vor sich selbst davonlaufen kann, sterben die verdrängten Impulse nicht ab. Sie erlangen vielmehr größere Kraft in ihrer völligen Abgeschiedenheit von Bewußtsein und Ich. Sie kehren unaufhörlich wieder, in den Träumen oder den neurotischen Symptomen.

Ein Symptom ist definiert als die Rückkehr eines verdrängten Wunsches, genauer als Ersatzbefriedigung. Noch immer vom Lustprinzip angetrieben, bahnt sich der unbewußte Wunsch einen Zugang zu Bewegungsfähigkeit und Entladung. Doch jetzt, da immer noch die Verdrängung auf ihm lastet, da das Ich ihn heute wie einst als bedrohlich und peinigend wahrnimmt, ist die Befriedigung des alten Wunsches unbewußt geworden und erscheint dem Erwachsenen wie eine Krankheit. Das Glück des Es macht das Unglück des Ich aus, wie in der Geschichte von den drei Wünschen, auf die Freud mehrere Male zurückkommt.[23] Das Ich würde sich gerne ein für allemal vor Unbehagen schützen, es ist immer auf dem Sprung, um vor diesem alten Wunsch zu fliehen; es unterliegt jedoch von nun an seiner Rache. Es muß jetzt den Schmerz erfahren, dem es damals entkommen wollte. Im erwachsenen Neurotiker fährt die Verwirklichung dieses gefährlichen Wunsches fort, Schaden anzurichten, wie es schon der Dreijährige befürchtet hatte – ohne es zu wissen. Von dem Moment an, da er die Identität des aktuellen Symptoms mit dem kindlichen Wunsch erkennt, entscheidet er sich endlich, ob er ihn befriedigen oder für immer verzichten will. Das Symptom ist dann nicht mehr notwendig.

Das Leiden am Symptom ist die Kehrseite des Leidens, gegen das das infantile Ich sich unbeholfen zu wehren versucht hat, indem es dem Lustprinzip in seiner negativen Zielrichtung gefolgt ist. Ersteres ist das kleinere Übel, verglichen mit einem angsteinflößenden, entstellten Schmerz, der aber, wie in dem Körper mit den zwei Köpfen, von dem Sokrates spricht, mit einem inakzeptablen positiven Genuß verbunden ist. Freud schrieb den Symptomschmerz zunächst einer unmittelbaren, in Wahrheit aber reichlich geheimnisvollen Transformation der Libido in Unlust zu. Unter dem Einfluß der Verdrängung habe der Wunsch sich selbst in sein Gegenteil verwandelt.[24]

In *Hemmung, Symptom und Angst* vertieft sich nun die Erklärung und fügt sich besser ins Modell der konfliktreichen Beziehung zwischen Es und Ich: Ein verdrängter Triebwunsch sucht ersatzweise Befriedigung, ich spüre die mit diesem Genuß verbundene Gefahr im Erleben eines Angstimpulses, ich wehre mich gegen diese Angst, indem ich ein Symptom erzeuge, das die Triebregung in verzerrter Form wiedergibt. In dieser Reihenfolge produziert meine Furcht vor dem Unbehagen einen Vorgeschmack desselben, nämlich in Form der Angst, welche als Signal fungiert und zur Antwort das Symptom – als Spielverderber – hervorbringt. Darüber hinaus will ich die unseligen Folgen vermeiden, die die Verwirklichung eines verdrängten Wunsches – die mein Es beglücken würde – für mich hätte. Vom eigenen ökonomischen Standpunkt aus mache ich natürlich eine Milchmädchenrechnung auf, denn um mir, koste es, was es wolle, einen Genuß des Es zu ersparen, dessen Nachwirkungen mir in einem Maße Angst einjagen, das offensichtlich in keinem vernünftigen Verhältnis zur zu erwartenden Realität steht – meine Eltern werden mich verlassen, man wird mir mein Geschlechtsteil abschneiden, ich werde mir die schlimmsten Krankheiten einfangen etc. –, versage ich mir von vorneherein bewußt den Genuß dieser Köstlichkeit und nehme obendrein die Unannehmlichkeiten eines Symptoms auf mich. Ob somatische Konversion,* obsessive Zwangsvorstellungen oder phobische Hemmung, mit einem Symptom ist nicht zu spaßen. Ich verliere also viel, indem ich mir den Genuß einer Befriedigung versage

* [Das Erscheinen einer Neurose in Form eines oder mehrerer rein körperlicher Symptome, zum Beispiel bei der hysterisch bedingten Lähmung einer Extremität, Anm. d. Ü.]

und mir Leid zufüge, aber dieses Mißkalkül ist selbst Ausdruck meiner Neurose. Ich bin noch immer das Kind, habe eine anachronistische Furcht vor dem Rückfall in gewisse Vergnügungen und empfinde uneingeschränkte Angst beim Gedanken an jene Gefahren. Auf dem Hintergrund dieser panischen Angst, dieses mich erdrückenden Entsetzens, welches das Kind empfindet, das noch immer in mir lebendig ist, gehe ich den Kompromiß mit dem Symptom ein. Ich lade dieses Übel auf mich, vorausgesetzt, ich muß mich nicht von der Angst überschwemmen und damit eine schlimmere Strafe über mich ergehen lassen.

Vom Standpunkt des kindlichen Überlebens aus sieht mein Tauschhandel gar nicht so schlecht aus: Ich leide, weil ich dabei genieße und dennoch weiß, daß ich dafür bezahlen muß, leide aber weniger, als wenn ich den Horror zulasse, Angst zu bekommen, wovor ich mich fürchte. In gewisser Hinsicht erlebe ich, indem ich mich ganz den Unannehmlichkeiten einer zur Unfähigkeit verurteilenden Lähmung oder bis zur Erschöpfung gehenden Ritualisierungen ausliefere, den *Genuß*, Schlimmerem entkommen zu sein. Er ist mir in jedem Fall sicher. Der erwachsene Neurotiker beschränkt und kaschiert sein Leben, um das Kind zu beschützen, das in ihm zittert.

Das Geschäft mit dem Symptom wird ganz unter dem Zeichen des Lustprinzips abgewickelt, in einem Versuch, nicht nur die widerstreitenden Interessen der beiden Systeme – des Es und des Ich – auszubalancieren, sondern auch die zwei Ziele des Lustprinzips, die sich im Grunde als nicht weniger konfliktträchtig erweisen. Wird ein alter Wunsch befriedigt, erfüllt mich das mit Genuß, aber ich leide: Das ist der erste, augenscheinlichste Konflikt; jetzt leide ich, weil ich früher verdrängt habe; ich habe verdrängt, um dem Leiden zu entgehen; nun leide ich, weil ich das Leiden vermeiden wollte und mich noch immer gegen jenes Leiden wehre. Das ist der zweite Konflikt, eine weitere Unverträglichkeit: Die Angst vor dem Unbehagen führt also letztlich zur Erstickung meiner Freuden. Das negative Ziel wird so vorherrschend, daß ich bereit bin, ihm meine Lust zu opfern. Das negative Vergnügen macht den Genuß unmöglich. Paradoxerweise ist der Neurotiker so sehr von seinem positiven Genuß eingenommen und schreckt darüber hinaus derart davor zurück, Unlust ertragen zu müssen, daß vor seinen Augen seine Existenz von den Befriedigungen absorbiert wird, die das Es genießt – und dabei das Ich erschöpft, das sich in einer unablässigen wie (un)angenehmen Flucht vor der Angst in Sicherheit bringt. Dies hängt nun grundlegend von der Kristallisierung ab, die die kindlichen Ängste angenommen haben: Wenn das verletzliche und abhängige Kind erwachsen geworden wäre, hätte der Erwachsene keine derartige Angst mehr davor zu leiden, denn die Risiken, die er einginge, kämen ihm nicht so enorm vor, jetzt wo er ohne seine Eltern leben kann und weiß, daß er ein Recht auf seine Sexualität hat. Aber damit diese Emanzipation sich vollziehen kann, hätte das Kind eben lernen müssen, seine Genüsse umzumünzen, und vor allem, einen gewissen Grad an Unlust in Kauf zu nehmen, um ihn zum Beispiel gegen ein bisher aufgeschobenes Vergnügen einzutauschen, das sich nun mit den Erfordernissen der Außenwelt in Einklang bringen läßt. Es hätte sich das entwickeln müssen, was Freud als *Realitätsprinzip* bezeichnet.

Die Neurose ist die Folge der unerfüllten Suche nach Nicht-Unlust, die von der kindlichen Überschätzung der Gefahren vorgezeichnet ist, denen uns die Befriedigung bestimmter Triebregungen aussetzen würde. Im Gegensatz hierzu durchläuft die ideale Entwicklung eines Kindes eine Modifikation des Lustprinzips an zwei Stellen, die seine Vorherrschaft potentiell pathogen machen: erstens die Sorge, jegliches Leiden zu vertreiben, und zweitens die zeitliche

Indifferenz. Das Realitätsprinzip setzt beim Kind mit dem Lustprinzip und in Entgegensetzung zu diesem ein, weil die Berechnung der Risiken, die mit der Verwirklichung der Wünsche verbunden wären, ein typisch kapitalistisches Wirtschaftsdenken in Gang setzt: Genieße ich unverzüglich, werde ich das teuer bezahlen. Ich entscheide mich also, auf diesen aktuellen Genuß zu verzichten, um nicht die Konsequenzen daraus tragen zu müssen. Ich kehre ihm aber nicht den Rücken zu. Ich schiebe den Genuß lediglich bis zu einem günstigeren Moment, wenn ich groß bin, auf. Einerseits mache ich also ein Geschäft mit dem Imperativ „Genießen und nicht leiden!" – ich halte ihn in Schach, widerstehe ihm. Ich will natürlich nicht leiden, gewiß, aber ich bin bereit, mich ihm ein wenig zu widersetzen – und etwas zu leiden, indem ich auf die Befriedigung des Wunsches verzichte –, um nicht mit katastrophalen Folgen dafür büßen zu müssen. Ich widerstehe dem Lustprinzip in seinem positiven Ziel (ich weigere mich zu genießen), um ihm um so mehr in seinem negativen Ziel zu dienen (ich verhalte mich so, daß ich nicht die Konsequenzen erdulden muß). Auf der anderen Seite bringe ich in meine Gewinn-Verlust-Rechnung den Faktor Zeit hinein. Das gibt mir die Möglichkeit zu verzichten, ohne *auf alles* zu verzichten. Statt vor meinen Impulsen davonzulaufen, um ihre Erfüllung nicht bereuen zu müssen, schlage ich ihnen vor zu warten. Indem es die Realität mit einbezieht, demonstriert das Kind ein Bewußtsein davon, daß es Kind ist, im Unterschied zu dem Erwachsenen, der es werden wird. Das ist ein gutes Zeichen für die Trennung zwischen Kind und Erwachsenenalter, die beim Neurotiker fehlt, für den nämlich die Zeit stillsteht.

Der Gegensatz zwischen dem positiven und dem negativen Ziel des Genusses spielt somit eine Hauptrolle im seelischen Leben. Die Gier nach Sinnenlust und Befreiung von Unlust um jeden Preis führt zu einem Scheideweg, von dem aus die Gehrichtungen sich wechselseitig ausschließen: das gierige Kind, das alles genießen und nichts erdulden will, sieht sich aufgefordert, sofort und ohne Konsequenzen zur Befriedigung zu kommen (was oft nicht möglich ist) oder aber vor seinem Impuls zu flüchten. Die Entscheidung, einen Genuß so lange aufzuschieben, wie einen die schmerzhaften Rückwirkungen dazu zwingen, vermag dagegen die befürchteten Strafen zu bannen und so die Befriedigung für morgen vor ihnen zu schützen. Das realistische Kind gewinnt auf beiden Feldern. Es wird „verständig". Die Toleranz gegenüber einem gewissen Grad an jetzigem Schmerz im Tausch gegen zukünftige Vorteile ermöglicht einen der wichtigsten Fortschritte in der Persönlichkeitsentwicklung. Ein solcher Schritt von der Halsstarrigkeit des „Alles oder Nichts" hin zur Geschmeidigkeit eines strategischen Verzichts fällt mit der Aufwertung des negativen Ziels zusammen. „Aber unter dem Einfluß der Lehrmeisterin Not", schreibt Freud, „lernen die Ichtriebe bald, das Lustprinzip durch eine Modifikation zu ersetzen. *Die Aufgabe, Unlust zu verhüten, stellt sich für sie fast gleichwertig neben die des Lustgewinns*; das Ich erfährt, daß es unvermeidlich ist, auf unmittelbare Befriedigung zu verzichten, den Lustgewinn aufzuschieben, ein Stück Unlust zu ertragen und bestimmte Lustquellen überhaupt aufzugeben. Das so erzogene Ich ist ‚verständig' geworden, es läßt sich nicht mehr vom Lustprinzip beherrschen, sondern folgt dem *Realitätsprinzip*, das im Grunde auch Lust erzielen will, aber durch die Rücksicht auf die Realität gesicherte, wenn auch aufgeschobene und verringerte Lust."[25]

Der aufmerksame Leser wird sich hier zwei Fragen stellen. Ist es nicht der erwachsene Neurotiker, der die Angst vor dem Leiden überbewertet, der sich zu fügsam den Forderungen des Lustprinzips in seinem negativen Ziel unterwirft? So erklärt Freud ja die übermäßige, kindliche Angst, die das Ich dazu verleitet, sich gegen den gefährlichen Genuß zu wehren und ein schmerzhaftes Symptom auszuprägen. Doch nun scheint es, als bestätigte er, daß das privilegierte In-Erwägung-Ziehen der „Aufgabe, Unlust fernzuhalten", den wünschenswerten und heilsamen Effekt produziert, das seelische Wachstum voranzubringen. Außerdem scheint sich Freud hier zu widersprechen: Wie kann es sein, daß „die Aufgabe, Unlust *fernzuhalten*", das realistische Kind ermutigt, eine „gewisse Unlust zu *ertragen*"? Die Antwort auf die erste Frage beruft sich auf die zeitliche Verschiebung. Was beim erwachsenen Neurotiker pathologisch ist – die Abschätzung der Risiken einer Wunscherfüllung im Kontext der Abhängigkeit und der Verwundbarkeit in der Kindheit –, war ein Beweis der Klarsicht des Kindes, das sich seiner Grenzen bewußt ist. Die Antwort auf die zweite Frage liegt dagegen in dem, was wir über die negative Struktur der Freudschen Lust sagten, was nämlich ihr Ziel betrifft. Es liegt sicher etwas Schmerzhaftes in den Rückschlägen eines mit der Außenwelt unverträglichen Genusses, und das will der junge Stratege auf jeden Fall umgehen. Aber auch das Nicht-Befriedigen einer Triebregung ist schmerzhaft, denn schließlich ist das Vergnügen nur die Erlösung aus dem unangenehmen Erregungszustand. Ein cleveres Kind begreift, daß es sich zwischen zwei Arten Unbehagen entscheiden muß, die eine, die zerstörerisch und für sein Überleben gefährlich ist, und die andere, die zum jetzigen Zeitpunkt unangenehm ist. Es neigt dazu, die Entladung der Erregung zu vertagen, und nimmt vorübergehend die Spannung des Unbehagens in Kauf.[26]

In diesem Spiel der Gegensätze der vier fiktiven Partner, nämlich das gierige Kind, das realistische Kind, der neurotische und der normale Erwachsene, sehen wir vier unterschiedliche Blickrichtungen auf das Vergnügen vorbeiziehen. Das gierige Kind sagt: „Ich will alles genießen; ich will an nichts leiden, weder an Unbefriedigtsein noch an den Spätfolgen einer Befriedigung." Wenn das nicht geht, nimmt es Reißaus vor seinen Wünschen. Es kehrt den mitunter widersprüchlichen Anordnungen des Lustprinzips den Rücken, das es dazu anstachelt, zu genießen und nicht zu leiden. Das realistische Kind sagt: „Ich ziehe es vor, nicht den exorbitanten Preis bestimmter Befriedigungen zu zahlen; ich verzichte auf den Genuß, leide also ein wenig, um nicht viel leiden zu müssen." Es genießt das, was es sich leisten kann, und verschiebt die gefährlichen Lüste auf später. Dem Lustprinzip bietet es künftigen Ersatz als Entschädigung für die jetzige Widerborstigkeit an. Der erwachsene Neurotiker weiß nicht genau, was er sagen soll, aber er scheint eine ironische Metamorphose des gierigen Kindes, das er gewesen ist, zu durchlaufen. Die Triebregungen, denen er entwischt ist, holen ihn ein; die Gefahren, denen er sich entzogen hat, stehen unversehens wieder auf. Dieselben tyrannischen Forderungen der Lust, positiv und negativ, suchen ihn heim, und er fährt fort, seine Wünsche zu verdrängen, obwohl er das Recht und die Mittel hätte, ihnen Befriedigung zu verschaffen. Um nicht an die Zukunft denken zu müssen, bleibt er der Gefangene der Vergangenheit. Was den gesunden Erwachsenen betrifft, so hat er nicht allzuviel Angst davor, zu genießen, und kann sich also, recht gleichmütig in Hinblick auf ihre Gefahren, den Luxus kostenloser Vergnügungen gönnen. Der Erwachsene verkehrt die Perspektive des realistischen Kindes, das er gewesen ist, ins Gegenteil, denn nun kann er die Folgen der negativen Lust ignorieren, denen sich das Kind unterworfen hatte, um erwachsen werden zu können.

Die Flucht mündet in einen Stillstand der Zeit: Kindheit und Reife vermischen sich. Das Feilschen macht dagegen den Weg frei, der die beiden Zeiträume und Ökonomien voneinander trennt. Die Verdrängung verbannt den Genuß im Tausch gegen den Kompromiß des Symptoms, dieses „vielfach entstellte[n] Abkömmling[s] der unbewußten libidinösen Wunscherfüllung, eine kunstvoll ausgewählte Zweideutigkeit mit zwei einander voll widersprechenden Bedeutungen".[27] Erst die Verschiebung auf morgen, im Verbund mit dem Versprechen des Schadensersatzes, bereitet die Erfahrung eines unschädlichen Genusses vor.

Im Herzen des Lustprinzips

In *Jenseits des Lustprinzips* zieht Freud die theoretischen Konsequenzen aus seiner negativen Definition der Lust. Es sind beunruhigende Schlußfolgerungen.

Wenn Genießen einen psychischen Spannungsabfall, eine Senkung des tonischen Energiestroms im Zentralnervensystem bedeutet, wenn ein solches System dazu neigt, die Erregung konstant oder auf möglichst niedrigem Niveau zu halten, dann hat der Genuß große Ähnlichkeit mit dem Tod. Das Lustprinzip treibt mit seiner hartnäckigen Haltung, uns zu besänftigen, zu beruhigen, einzulullen, dasselbe Spiel wie der Todestrieb, der darauf hinarbeitet, alles, was lebt und sich regt, zu einem bewegungslosen anorganischen Zustand zurückzuführen. Was ist der Tod anderes als das Ende des Lebens? Nicht nur sein Abschluß, sondern auch sein Ziel? Eine Argumentation, die in exklusiver Manier biologische Ergebnisse und Hypothesen mischt, bringt Freud zu dem Befund, daß der Prozeß des Lebens zur Aufhebung der chemischen Potentiale und das heißt zum Tode hinführt.[28] Zersetzung und Rückkehr des Lebendigen zu seinen materiellen Bestandteilen darf nun nicht mehr als Betriebsunfall, sondern muß als die teleonomische „Zielerreichung" des Lebens verstanden werden.[29] Vor dem Angesicht des Todestriebs erhebt sich nur eine einzige Art von Verlangen, die nicht das gleiche Projekt verfolgt, die sexuelle Begierde. Die Sexualität treibt nicht auf Zersetzung, sondern auf Vereinigung mit der lebendigen Substanz eines anderen Individuums hin, und was die chemischen Spannungen erhöht,[30] stört die Trägheit der Bewahrung und die Rückkehr zum Ruhezustand. Die individuelle Existenz steht im Gegensatz zur Reproduktion des Lebens.

In dieser Dichotomie zwischen *éros* und *thánatos* erweist sich nun die Stellung der Lust als problematisch. Da Freud den erotischen Genuß als Modell für alle Sinnenfreuden ansieht, ist hier einerseits das zu erwarten, was er als Genuß und im Fall des Sexualtriebs als Genuß im Orgasmus einstuft, als Prinzip des Lebens und seiner Regeneration. Auf der anderen Seite jedoch lassen uns das elektrische Paradigma der Energie und die negative Struktur des Genusses vermuten, daß Freud sexuellen *Genuß* und sexuelle *Begierde* nicht so einfach in Einklang bringen kann. Erinnern wir uns, daß die orgasmische Entladung immer als Veranschaulichung der Definition des Genusses gedient hat, aber des *Genusses im Sinne der Auslöschung der Begierde.*[31] Angesichts der Gefahr, den theoretischen Kontext aufzugeben, in dessen Zentrum er unaufhörlich seine Überlegungen weitergetrieben hat, angesichts der Gefahr, die Vorstellung zu verwerfen, die er sich immer vom Genuß gemacht hat, kann Freud sexuelle Ekstase und Sexualtrieb nicht zusammenbringen. Genießen gehört auf die Seite des Todes. Der Orgasmus, für jeden nachvollziehbar, bildet den experimentellen Beweis für die Tendenz des Lebens, sich auszulöschen und in den anorganischen Ruhezustand zurückzusinken. „Das Lustprinzip ist dann eine Tendenz, welche im Dienste einer Funktion steht, der es zufällt, den seelischen Apparat überhaupt erregungsfrei zu machen oder den Betrag der Erregung in ihm konstant oder möglichst niedrig zu erhalten. […] daß die so bestimmte Funktion Anteil hätte an dem allgemeinsten Streben alles Lebenden, zur Ruhe der anorganischen Welt zurückzukehren. Wir haben alle erfahren, daß die größte uns erreichbare Lust, die des Sexualaktes, mit dem momentanen Erlöschen einer hochgesteigerten Erregung verbunden ist."[32]

In der Logik, die durch das Oppositionspaar *éros*/Todestrieb aufgestellt wird, sind Lustprinzip und sexueller Genuß von der sexuellen Begierde abgekoppelt. Die Sexualität ist erzeugend, dynamisch, vital in ihrer biologischen Funktion. Der erlebte Sex stellt dagegen eine Momentaufnahme des Todes dar. Nirgends sieht man die Divergenz klarer als in diesem Text, auf dem Gebiet der Sexualität, zwischen der Fortpflanzungsfunktion und der Lust, die sich darauf stützt. Der gedankliche Faden dieser Seiten verknüpft sich so zu einem Band zwischen Sinnenlust und Nichts, das die Suche nach dem Angenehmen ihres beherrschenden Platzes bei der Regulation des Seelenlebens zu entheben scheint und an ihre Stelle die Folgen einer verhängnisvolleren Leidenschaft setzt. Während das Leben und die Sehnsucht nach Leben die psychische Stabilität stören, indem sie Spannungen hervorrufen, deren Linderung köstliche Empfindungen sichert, scheint sich das Lustprinzip dem Todestrieb zu verpflichten.[33] Wohlgemerkt, nicht die Liebe, sondern der Genuß ist aufgebaut wie eine Miniatur des Todes.

Dieses zufällige Aufeinandertreffen an der Nahtstelle, wo Genuß und Tod aneinandergrenzen, bestätigt sich im Terminus der Fehlleistungen. Von Anfang an stellt sich Freud dem Problem der Deutung der Träume, die eine Ausnahme von der allgemeinen Regel der Wunscherfüllung darstellen, sowie derjenigen Symptome, die nicht auf die Bildung eines Kompromisses zurückgeführt werden können: Träume und Symptome, die Unbehagen und nur Unbehagen reproduzieren. Freud findet sich mit der Tatsache ab, daß nicht allein das Lustprinzip das psychische Leben regiert, und sucht zunächst danach, was diese andere, vom Angenehmen unabhängige Tendenz sein könnte. Der Zwang, einen Unfall wiederzuerleben und den Schmerz zu reaktivieren, der dabei frei wird, muß von einem so starken und ursprünglichen Bedürfnis herrühren, daß es sogar dem Verdruß des Leidens die Stirn bietet. Von einer Anomalie in seinem Modell des Psychischen geleitet, gelingt es Freud also, dazu vorzustoßen, daß *jenseits* des Lustprinzips und genau genommen *vor* seiner Herrschaft der psychische Apparat zuerst und vor allem dazu neigt, die Erregungen zu stillen, die Energie zu binden, die sich frei verströmt, und einen Großteil davon in ruhende und tonische Energie zu investieren.[34] Zu einem früheren Zeitpunkt des Seelenlebens, aber auch in bestimmten aktuellen Situationen, wog die Sorge um die Lust und das Vermeiden von Unlust doppelt schwer, weil sie von einem fundamentaleren, von Empfindungen unabhängigen Drang überholt wurde. Wenn ein extremer und plötzlicher Schmerz mich überfallartig ergreift, muß mein überraschtes Nervensystem blitzschnell reagieren: Das Allerdringlichste ist, diese Energiemasse, die ins Bewußtsein eingebrochen ist, in eine Ruheform einzufrieren.

Freud geht also von einer Ausnahme von der Regel der Allmacht des Lustprinzips aus, sucht seine Theorie der psychischen Ursachen ihr anzupassen und kommt zu etwas zurück, das uns schon vertraut ist: zur Tendenz des Nervensystems, sein Erregungsniveau in jeder gegebenen Situation so tief wie möglich abzusenken. Um zu begründen, was sich wie ein Randphänomen ausnimmt, weist er ihm einen Platz im Wirkungskreis des Trägheitsprinzips zu, den er als „Nirwana-Prinzip“ bezeichnen wird. In diesem Fall mag einem das schwer nachvollziehbar erscheinen. Wie mag es angehen, daß die schrecklichen Träume auf das Konto der

„ruhenden“ Besetzung gebucht werden? Die Antwort ist tatsächlich in der nicht intuitiven Definition der Angst zu finden. Wie bei allen Alpträumen wird bei den traumatischen Träumen große Angst frei; doch während in den normalen Alpträumen ein solcher Schrecken dazu dient, eine halluzinatorische Befriedigung vorzutäuschen, die allzu angenehm und daher für das Ich bedrohlich ist, stellt hier die Angst nicht die andere Seite des gesättigten Verlangens dar. Diese Träume entwischen den Strategien der lustorientierten Vernunft, denn sie helfen dem Ich nicht, das gefährliche Spiel mit dem Es zu vermeiden. Das Wiederaufleben der traumatischen Erfahrungen der Vergangenheit bringt nur bloßen Terror hervor. Dabei verfolgen sie ein analoges Ziel: *hinterher* das Entsetzen entstehen zu lassen, das zu erfahren man angesichts der zu plötzlichen Gefahr nicht die Zeit hatte.[35] So quälend die Träume sein mögen, ihre Wiederkehr zeugt von der Kraft der neuronalen Trägheit. Sogar wenn es zu spät ist, versucht das Nervensystem quasi rückblickend auf das Zuviel an Energie zu reagieren, mit seinem elementarsten Mechanismus.

Ursprünglicher und grundlegender als das Lustprinzip würde der Hang zur Unempfindlichkeit alle die Phänomene erklären, die von keiner Wunschbefriedigung abhängen, wäre sie auch nur deformiert, wie es in den Träumen und den Neurosen gang und gäbe ist. Die traumatischen Träume, manche Kinderspiele, das Wiedererleben schmerzhafter Erfahrungen im Verlauf der Übertragung: in allen Fällen, wo man den Zwang erkennen kann, einen unangenehmen Zustand wiedererleben zu müssen, muß man in den Wirkungen das erblicken, was Freud mit Barbara Low einst das „Nirwanaprinzip“ nannte.[36] Unabhängig von Lust oder Unlust tendiert das Nervensystem dazu, die Spannung abzusenken, die überbordenden Erregungen der traumatischen Erlebnisse in ruhende Energievermögen zu transformieren, das heißt in Repräsentationen, dank derer die Aufregung gebunden und beherrscht wird. Gleichwohl erweist sich die Unabhängigkeit der Neigung zur Ruhe gegenüber dem Vergnügen als sehr relativ.

Die Bindung der Energie gehorcht der ursprünglichen Funktion, die Erregung sinken zu lassen, aber sie arbeitet für das Lustprinzip. „Wir haben es als eine der frühesten und wichtigsten Funktionen des seelischen Apparates erkannt, die anlangenden Triebregungen zu ‚binden', den in ihnen herrschenden Primärvorgang durch den Sekundärvorgang zu ersetzen, ihre frei bewegliche Besetzungsenergie in vorwiegend ruhende (tonische) Besetzung umzuwandeln. Während dieser Umsetzung kann auf die Entwicklung von Unlust nicht Rücksicht genommen werden, *allein das Lustprinzip wird dadurch nicht aufgehoben. Die Umsetzung geschieht vielmehr im Dienste des Lustprinzips; die Bindung ist ein vorbereitender Akt, der die Herrschaft des Lustprinzips einleitet und sichert.*" [Hervorhebung – G. S.][37] Sehr eng schlingt Freud hier den Todestrieb und die Struktur des Genusses zusammen. In dieser Dienstmädchenrolle des Todestriebs, der sich dem Lustprinzip zur Verfügung hält und seinen Triumph vorbereitet, muß man in der Tat die Präfiguration dessen sehen, was zur negativen Natur des Genusses wird, diese vorübergehende Auslöschung einer Erregung. Die Vorherrschaft des Todestriebs ist der Herrschaft des Lustprinzips vorausgegangen, aber diese Zeitverschiebung darf uns nicht täuschen: die eine wie die andere Tendenz sind Teil derselben negativen Struktur. Das Lustprinzip verfolgt dasselbe Ziel wie der Todestrieb, mit dem angenehmen Charakter der Rückkehr zur Ruhe als dem einzigen Artunterschied. Der Wiederholungszwang, als der das Prinzip des Nirwana sichtbar wird, befindet sich nicht jenseits, über oder oberhalb, sondern nistet *im Herzen* des Lustprinzips.

Hier sehen wir nun die außerordentlichen Konsequenzen, zu welchen das theoretische Verständnis der Sinnenlust als dem Tod der Begierde führt. Es ist der Zusammenhang, den die Gleichung ausdrückt: Genuß = Auslöschung einer starken Erregung, durch welche Freud auf den Tod kommt. Nun treten auch die Wirkungen der unbeugsamen Hartnäckigkeit deutlich zutage, jedes psychische Phänomen innerhalb des Modells zu erklären: die tonische, ruhende, gebundene Energie einerseits, die frei bewegliche, entfesselte Energie andererseits. Wir waren mit Freud daran gewöhnt, daß die Energie von der Befriedigung eines Wunsches herrührt, die ihrerseits in einer quantitativen Verminderung der Erregungsspannung besteht. Am Leitfaden der Überlegungen in *Jenseits des Lustprinzips* geht Freud jedoch so weit, ein Fallen der Spannung (durch Überführung der freien Energie in Ruheenergie) zuzugeben, was einerseits wieder zur negativen Definition des Genusses zurückführt und andererseits nichts mit einem wie auch immer gearteten *Trieb* zu tun hat. Es handelt sich hier um psychische Energie in ihrer Gattungsbedeutung, analog zum Energiebegriff der Physik. Die traumatische Angst funktioniert, ohne daß irgendeine Begierde befriedigt würde, weil das Ich reine Energie bindet. Gleichzeitig weist diese Angst die Struktur eines Genusses auf, denn der Genuß ist per definitionem auch nur Spannungsabfall, weil ein Verlangen ja eine bestimmte Art von Spannung darstellt. Das thermodynamische Paradigma führt somit naturgemäß dahin, daß man jede quantitative Stabilisierung der Energie auf ein und dasselbe Phänomen zurückführt.

Aus all diesen Gründen ersehen wir, bis zu welchem Punkt Freud dem „Projekt einer wissenschaftlichen Psychologie“ treu blieb: Wenn die Begierde nur eine Energieform ist und den Transformationsgesetzen gehorcht, dann wird jede andere Energieform ihr ähnlich. *Soweit es Ent-*

ladungen sind, gehen Angst und Genuß miteinander einher. Wenn der Genuß nicht alles erklärt, dann weil er nur eine evolutionäre Anpassung an den Todestrieb darstellt, von dem er die beruhigende Neigung hat. Anstelle einer schlichten Relativierung des Lustprinzips müssen wir hier eine Vertiefung seiner negativen Konzeption feststellen, in der Logik der Elektrizität. In *Jenseits des Lustprinzips* konnte man eine Wendung erkennen.[38] Wir haben aber gesehen, daß im Gegenteil dieser Text damit beginnt, eine Ausnahme (ausschließlich peinigende Träume und Symptome) zu konzedieren, um schließlich die Regel zu erhärten (daß es ein anderes Prinzip als das der Lust gibt, nämlich das des Todes, das in der Negativität der Lust wiederkehrt). Eine solche Regel bleibt dem energetischen Paradigma im wesentlichen treu und entfaltet sogar dessen Voraussetzungen, auf die schon der „Entwurf", zwanzig Jahre zuvor, in Andeutungen anspielt: „Da uns", schrieb Freud 1895, „eine Tendenz des psychischen Lebens, *Unlust zu vermeiden,* sicher bekannt ist, sind wir versucht, diese mit der primären Trägheitstendenz zu identifizieren."[39] *Jenseits des Lustprinzips* tut nichts anderes, als dieser Versuchung nachzugeben.[40]

Die Konvergenz des Genusses und des Todes faszinierte die Lacansche Psychoanalyse. Freud schreckte dagegen in einem kurzen, selbstkritischen Artikel, *Das ökonomische Problem des Masochismus,* ein wenig vor ihr zurück. Als er im Jahre 1924 zu der Bemühung zurückfindet, die ökonomische Komplexität wieder ins Zentrum der Überlegungen über die Lust zu rücken, wird Freud seine Vermutungen über den Genuß und das Nirwana als unüberlegt disqualifizieren. „Wir haben, wie erinnerlich, das Prinzip, welches alle seelischen Vorgänge beherrscht, als Spezialfall der Fechnerschen *Tendenz zur Stabilität* aufgefaßt, und somit dem seelischen Apparat die Absicht zugeschrieben, die ihm zuströmende Erregungssumme zu nichts zu machen oder wenigstens nach Möglichkeit niedrigzuhalten. Barbara Low hat für dies supponierte Bestreben den Namen *Nirwanaprinzip* vorgeschlagen, den wir akzeptieren. *Aber wir haben das Lust-Unlust-Prinzip unbedenklich mit diesem Nirwanaprinzip identifiziert.*"[41] Es ist irrig zu glauben, daß alle Unlust mit einem Anstieg, alle Lust dagegen mit einem Abfallen der Spannung koinzidieren muß. Wenn das stimmte, würde „das Nirwana- (und das mit ihm angeblich identische Lust-) prinzip [...] ganz im Dienst der Todestriebe stehen ...".[42]

Freud überdenkt, was zu schreiben er sich 1920 mit erstaunlichem Ernst veranlaßt sah. Er erkennt, daß er Tod und Genuß gleichgesetzt hat, und verwirft eine solche Verbindung nunmehr als unannehmbar. Urplötzlich wendet er sich von seiner eigenen Unterwerfung unter das physikalische Modell ab. Er unterstreicht, daß man im psychischen Leben durchaus Erregungszustände beobachtet, deren Empfindung vielmehr angenehm ist, zum Beispiel das sexuelle Verlangen. Es „ist nicht zu bezweifeln, daß es lustvolle Spannungen und unlustige Entspannungen gibt. Der Zustand der Sexualerregung ist das aufdringlichste Beispiel einer solchen lustvollen Reizvergrößerung, aber gewiß nicht das einzige."[43] Diese hedonistische Bewertung des Verlangens *muß* überraschen.[44] Wenn es eine wirklich unerwartete Wendung im Freudschen Denken gibt, dann ist es diese. So geeignet, wie die Sinnenlust für die Spannung, die Unnachgiebigkeit, das Drängen der Begierde in ihrer Hartnäckigkeit erschienen war, stellt dies ein Dementi all dessen dar, was Freud seit jeher bekräftigt hat. Die Konvergenz von Genuß und Tod ist nicht neu, ganz im Gegenteil.

Völlig neuartig dagegen ist die Entdeckung der Lust zu begehren, das heißt der Verzicht auf die Kopplung von Erregung und Schmerz, Genuß und Auslöschung. Es ist, als hätte Freud die todessüchtige Sackgasse des Nirwana begriffen und wollte nun die Sexualität davor retten: Nun gibt sich die Begierde angenehm, während das Lustprinzip eine andere Rolle spielt als die der Trägheit. Dieses Prinzip bekommt nun, im Vergleich mit der Aufgabe, die nervöse Spannung zu erniedrigen, völlige Autonomie. Der Hang zu einem Ruhezustand bleibt zwar das erste und ursprüngliche, aber die Neigung zum Genießen wird eine völlig andere Angelegenheit: Anstatt mit dem Todestrieb zusammenzufallen, entspringt sie der Libido. Es ist das sexuelle Verlangen, und also der Lebensimpuls, das in einer Art Wettbewerb mit dem Todestrieb beim Nirwanaprinzip schmarotzt, es verändert und wollüstige Apathie aus ihm gemacht hat. An sich gehört die Lust jedoch zum Leben und geht Hand in Hand mit der Begierde: Sie ist nicht strukturell negativ, sie ist es nur geworden durch eine dialektische Gedankenführung. Die Sexualität, die hin- und hergerissen scheint zwischen vitaler Libido und lethargischem Genuß, ist letztlich wieder mit sich versöhnt. Auf einer einzigen Seite bringt Freud sein gesamtes Werk ins Schwanken.[45]

Die hysterische Begierde ist unersättlich

Was Freud seine „Triebtheorie" nennt, ist also eine Theorie der negativen Lust. Sollte er wie Platon gedacht haben? Hätte der Autor des *Gastmahls* die Psychoanalyse vorweggenommen? Die Versuchung einer Annäherung ist groß, wie Psychoanalytiker und Kenner der Geschichte der Philosophie zugeben, doch wir müssen ihr widerstehen.[46] Der Genuß ist negativ, in der Tat, aber der Freudsche Genuß ist nicht unersättlich. Ganz im Gegenteil gründet das Energiemodell, dessen Konturen wir bis hierher nachgezeichnet haben, auf gegensätzlichen Postulaten. Es ist möglich und sogar gesund, die Triebe zu befriedigen: Die Existenz des nervösen Systems hängt davon ab. Ein Trieb wird unersättlich, weil er zu Unrecht verdrängt wurde: Die Unersättlichkeit ist die Rache eines Wunsches, dem ich die passende Befriedigung verweigert habe, den ich im Gedächtnis vergraben habe im Glauben, ihm zu entkommen. Selbst wenn er eine immer rege Libido einräumt, die als Prinzip und Antrieb des Lebens wirkt, bleibt Freud dabei, daß die Begierden isoliert sind. Jede erfordert eine spezifische Befriedigung, für die ich die äußere Welt in Anspruch nehmen muß. Meine Fähigkeit, die Triebregungen zu filtern, entscheidet über meine mentale Gesundheit.

Normalerweise gelingt es einer Triebregung, sofern sie nicht der Verdrängung unterliegt, sich in einer energetischen Entladung aufzulösen, worin eben der Genuß liegt. Der Orgasmus, diese köstlich-ekstatische Empfindung der Erfüllung eines sehnsüchtigen Wunsches, ist das Paradigma menschlicher Sinnenlust. Wo aber Verdrängung ist, wird der gehemmte Wunsch unbewußt, seine Energie dagegen bahnt sich einen Weg auf der Suche nach einer verborgenen, das Bewußtsein täuschenden Befriedigung. „Die verdrängte Triebregung ist jetzt isoliert, sich selbst überlassen, unzugänglich, aber auch unbeeinflußbar. Sie geht ihren eigenen Weg. Das Ich kann zumeist auch später, wenn es erstarkt ist, die Verdrängung nicht mehr aufheben, seine Synthese ist gestört, ein Teil des Es bleibt für das Ich verbotener Grund. Die isolierte Triebregung bleibt aber auch nicht müßig, sie weiß sich dafür, daß ihr die normale Befriedigung versagt ist, zu entschädigen, erzeugt psychische Abkömmlinge, die sie vertreten, setzt sich mit anderen Vorgängen in Verknüpfung, die sie durch ihren Einfluß gleichfalls dem Ich entreißt, und bricht endlich in einer unkenntlich entstellten Ersatzbildung ins Ich und zum Bewußtsein durch, schafft das, was man ein Symptom nennt."[47] Am Ende des Weges, den ein verdrängtes Verlangen nimmt, bildet sich also ein Traum, die unerkennbare Repräsentation einer verwirklichten Wunschvorstellung, oder aber ein Symptom, diese seltsame Erfahrung eines Vergnügens, das als solches nicht genossen werden kann, eines Wunsches somit, der quälend wird.[48] Das auslaugendste hysterische Leiden muß wie ein objektiver Genuß aussehen – weil sich dabei ein unbewußtes Verlangen befriedigt, das gänzlich maskiert ist –, der subjektiv als schmerzhafte Erfahrung erlebt wird. Es ist ein unbemerktes Vergnügen, das keine Freude macht; ein Genuß, den man sich nicht eingestehen kann, den man also nicht genießt.

Nun treffen wir die Frage der Unersättlichkeit und der Triftigkeit des toxischen Modells des Genusses in der Analyse dieser Trennung zwischen Genuß aus Genießen und Genuß aus Leiden wieder an. Freud definiert nirgends die Begierde als unersättlich. Er begreift dagegen Träume und Neurosen als Manifestationen der Unersättlichkeit, die bestimmte Wünsche erlangt haben. Es ist nur eine Triebregung – auf die ein Traumschicksal oder das einer Neurose als Echo antwortet, um sich unbewußt in einer phantastischen Vorstellung oder im Schmerz zu befriedigen –, die unstillbar bleibt: Ein verdrängter Wunsch macht kehrt, insistiert, verschiebt sich, denn er gelangt in Wirklichkeit nicht zu echter Erfüllung; solange sein Objekt und sein genaues Ziel unbekannt sind, solange genieße *ich* meine Zustimmung zu diesem Objekt und diesem Ziel nicht. Für diese Panne gibt Freud drei Gründe an: die Zeitverschiebung zwischen Energie und sprachlicher Repräsentation, die Unmöglichkeit, daß eine Repräsentation einen Genuß ersetzt, und die Tatsache, daß die Befriedigung angenehm im Sinne von annehmbar sein, vom Ich angenommen werden muß.

Zunächst verläßt sich die Freudsche Theorie auf die Entgegensetzung der zwei Triebschicksale, die an die doppelte

Struktur des Wunsches gebunden sind, der sich aus einer Energiemenge und einer Vorstellung zusammensetzt. Ein Verlangen ist zunächst eine Bewegung, eine Anziehung. Doch ist es eine Triebregung *zu* etwas (Objekt) hin, und zwar genauer zum Genuß dieses Objektes (Ziel). Die Energie ist nicht blind, unterschiedslos, unspezifisch. Das Verlangen ist ein Verlangen *nach* dem, was man anvisiert und ins Auge faßt. Im besten Fall ziehen Energie und Repräsentation an einem Strang: Die Wünsche sind zum Bewußtsein zugelassen, werden also in einer bestimmten und realen Repräsentation ihres Objektes und Ziels erlebt. Im schlimmsten Fall, das heißt in der normalen Pathologie der Neurosen und Träume, geht das Band zwischen Energie und Vorstellung auseinander. Bestimmte Wünsche erreichen nie in unveränderter Form das Bewußtsein, weil Ich oder Über-Ich sich von ihnen abwenden oder sie zurückweisen. Wie bei Augustinus gehen diese unannehmbaren Begierden nicht zugrunde, sondern bleiben unbewußt und vergessen im Gedächtnis, dennoch präsent, ohne daß man sie aber sprachlich äußern könnte. Sie behalten ihre Kraft bei, die Lebendigkeit, die Hartnäckigkeit, die das Freudsche Modell als „Energie" bezeichnet. Freud fordert uns auf, das Unbewußte wie einen freien Raum aufzufassen, in dem sich freie Energieströme entwickeln, die von ihren Objekten und ihren unvorstellbar gewordenen Zielen abgekoppelt sind. Zu sagen, ein Wunsch sei unbewußt geworden, meint, daß er sich abgelöst hat, denn er behält aktiver denn je seine energetische Vitalität, ohne jede sprachliche Repräsentation des ursprünglichen Objekts und Ziels.[49] Die entfesselte Energie behält ihren Schwung, hört nicht auf, sich zu bewegen, und sucht sich neue Objekte und Ziele, an die sie sich binden kann und deren Vorstellung für das Bewußtsein zulässig ist. Sie bahnt sich einen alternativen Weg, verschiebt sich in einer paradoxen Bewegung, die motiviert und sinnlos zugleich ist. Motiviert, weil die Ersatzvorstellungen gewissermaßen gewollt sind, vermöge einiger metaphorischer oder die Bedeutung des Unvorstellbaren übertragender Bindeglieder. Freud charakterisiert die freie Energie als eine, die auf ihre eigentliche Absicht, nicht aber auf ihre Erinnerung verzichtet. Das Symptom und das geträumte Bild entstellen in spezifischer Weise die verbotene Vorstellung. Auf dieser Spezifität beruht übrigens die Technik der freien Assoziation in der Therapie: Indem man den Ähnlichkeiten folgt, die sich zwischen den sprachlichen Äußerungen ergeben, findet man zu jenen, die sich zwischen den unbewußten Wünschen und ihren diversen Neugestaltungen entwickelt haben. Diese Bewegung ist aber auch sinnlos, weil die deformierte Vorstellung der Befriedigung nicht befriedigend ist. Das ursprüngliche Verlangen hat keine normale, das heißt, keine spezifische Antwort bekommen.[50]

Als nächstes macht eine gewisse Insuffizienz der Vorstellung das Verlangen unersättlich. Da es sich als Energie und Vorstellung entfaltet, folgt das Verlangen einer Sequenz: Die Präfiguration des Ziels geht der Zielerreichung voran. Der Genuß breitet sich in einem Akt oder einem Zustand aus, der die Spannung beendet, in der das Verlangen bestand und als die es empfunden wurde. Normalerweise aber reicht die Vorstellung des Objekts und des Ziels nicht aus, um den Genuß zu erzeugen: Sie antizipiert das Ziel, kann es jedoch nicht ersetzen. Ganz im Gegenteil, ein klares, scharfes Bewußtsein von dem, nach was einem gelüstet, erfüllt einen mit Beklemmung, Ungeduld, Anspannung. Phantasieren ist erregend. Das Verlangen ist dieses Unbehagen, auf etwas zuzugehen, und dessen Beendigung genießt man. Nun gibt es aber im Traum nur halluzinatorische Vorstellungen, die unmöglich zum Ziel und Objekt vordringen können, welche ja per definitionem außer Reichweite bleiben. Jeder Traum ist die Verwirklichung eines Verlangens, aber eben eine unerreichte, behinderte und unwirkliche Verwirklichung. Da man schläft, gibt es keine motorische Entladung, sondern nur Halluzination. Nun befindet sich die Halluzination bei Freud auf der anderen Seite der realen Befriedigung, in der die Erregung eines bestimmten Verlangens endgültig abfließt. Im Traum „findet keine Befriedigung statt, das Bedürfnis bleibt".[51] Tatsächlich bewahrt uns die Bedrohung durch den Verdruß, der mit den verpatzten Befriedigungen verbunden ist, die die Phantasmen uns bescheren, vor dem Delirium. Wir lernen daher, Entladungen zu vermeiden, die uns hungrig zurücklassen.[52]

Schließlich kostet der Träumer oft gar nicht das Vergnügen, nicht einmal das pornographische, in seinem inneren Theater aus, wenn man dabei berücksichtigt, daß das Ich verschleiert, um sich strenggenommen das eigene Vergnügen zu verderben. Die Traumerfahrung ist im allgemeinen wenig amüsant und manchmal sogar grausig. Wie viele Träume sind sexuell und wie wenige erotisch! Die Träume, in denen die Erfahrung der inneren Vorstellungsbilder sich unverzüglich ausbreitet, sind tatsächlich die Alpträume, wo ich mit Angstschüben auf die Inszenierung besonders unstatthafter Wünsche reagiere. Was nun das Symptom betrifft, stellt es auch eine Realisation des Verlangens dar, aber in einer unkenntlichen und entstellten Ersatzbildung, so daß der hysterische Patient sich zum Beispiel einen Orgasmus ersparen und nach Wunsch leiden kann. Wir haben gesehen, daß das Symptom die objektive Befriedigung des Wunsches ist, die jedoch als widerwärtig erlebt wird.[53] Diese Unlust macht die Mißbilligung des Ich spürbar. Ich kann eine Erfahrung, der ich zustimme, als angenehm empfinden. Genießen heißt zustimmen. Indem ich mich vom Genuß des Es löse, spreche ich folglich ein „Nein" aus, das dem verdrängten Wunsch neuen Schwung gibt.[54]

Kurz gesagt, der verdrängte Triebimpuls „hört nie auf, nach völliger Befriedigung zu streben, die in der Wiederholung der Erfahrung primärer Befriedigung bestünde; alle Ersatzbefriedigungen und Reaktionsbildungen, alle Sublimationen reichen nicht aus, die beständige Triebspannung zu unterdrücken; der Unterschied zwischen dem Genuß der Befriedigung, die sie fordert, und dem, den sie bekommt, steht am Anfang des Moments, das uns antreibt, das uns nie erlaubt, bei einer geschaffenen Situation stehenzubleiben, sondern ‚ungebändigt immer vorwärts dringt', wie der Dichter sagt (Mephistopheles in *Faust*, I, 4. Szene)."[55] Von der Differenz zwischen den spezifischen und den realistischen Sehnsüchten eines verdrängten Verlangens und den trügerischen Surrogaten seiner Verwirklichung nährt sich eine nicht stillbare Erregung. Wie die Schatten der Toten in der *Odyssee*, die zu neuem Leben erwachen, wenn sie vom Blut getrunken haben, wie die zerschmetterten Titanen, deren Glieder nicht aufhören zu zucken, wie ein Kapitalist, der immer neue Geldmittel flüssig macht, sind die unbewußt gewordenen Triebimpulse unzerstörbar, unsterblich und bestehen immer weiter lebhaft fort.[56]

Die Energie, die in einem Verlangen steckt, das von jetzt an unvorstellbar geworden ist, bleibt jederzeit abrufbar und bereit, heimlich Symptome und Träume zu versorgen. Das Phantasma hält die Energie aufrecht und bringt sie immer wieder ins System zurück. Im Traum und der Neurose konservieren sich die Begierden – oder genauer gesagt: es konserviert sich ihre energetische Substanz – ungestillt. Die unwünschbaren Wünsche der infantilen Sexualität schlagen in unseren Träumen jede Nacht unaufhörlich Kapital aus ihrer Kraft. Boshafte oder erotische Absichten, die keine zustimmende Aufnahme in unserem Bewußtsein finden, nähren unsere Fehlleistungen und unsere Alltagssymptome. Je mehr sie verdrängt werden, desto hartnäckiger klammern sie sich fest, nisten sich ein, wiederholen sich in Trugbildern und Sinnestäuschungen. Im Schutz der Symptome verfestigt sich die Energie. Das ist nun genau der Typ von unerkanntem, entstelltem und unverwüstlichem Verlangen, den Freud in die Nähe der Drogensucht rückt.

Negativer Genuß und stillbares Verlangen

Während der Jahre, in denen er das energetische Modell des Genusses aufstellt, macht Freud eine persönliche Erfahrung mit Kokain durch. Als ambitionierter Forscher auf der Suche nach einem Projekt, das ihm einen größeren Erfolg einbringen könnte, teilt der junge Neurologe mit Begeisterung die Faszination, die dieses Alkaloid auf die Medizin ausübt, das aus den Kokablättern gewonnen und eben erst isoliert und in Europa hergestellt worden ist. Das Kokain verspricht, Berge zu versetzen auf einem expandierenden Gebiet: der Anästhesie. Die Zukunft der Chirurgie erscheint in strahlendem Licht, wenn man nur das Hindernis des Schmerzes überwinden kann.

Während in der Vorstellung unserer Gesellschaft das Heroin entspannt und lustlos macht, regt Kokain an, macht wach, bringt in Bewegung. Ein zeitgenössischer Neuropharmakologe wird sagen, das Kokain vermittele ein appetitives Vergnügen, während die Opiate einen in „konsumierende" Sinnenlust tauchten.[57] Für Freud dagegen, wie für zahlreiche Ärzte, die sein Vertrauen und die Erfahrung der Selbstmedikation geteilt haben, besitzt das Kokain die Fähigkeit, Glück, Euphorie, also Genuß auszulösen und *zugleich* schmerzlindernde Erleichterung herbeizuführen. Helle Freude und Lebenslust verbinden sich mit einer Unempfindlichkeit und Nonchalance, wie sie im Umfeld des Schlafes zu finden sind. Sinnenlust und Anästhesie verbanden sich. In diesen Jahren des Experimentierens und Forschens hängt das, was der junge Neurologe im Kokain findet, in der Tat eng mit seinem Denken über die Rolle der Lust im psychischen Leben zusammen. Ein und dieselbe Substanz bringt Genuß, weil sie schläfrig macht. Dasselbe Gesetz regiert den Mechanismus des Nervensystems: das Trägheitsprinzip, in dem man versucht ist, das Lustprinzip wiederzuerkennen.

Freud entdeckt zu seinem Schaden und auf zweifellos traumatische Weise die Wirkung der Abhängigkeit vom Kokain. In der Begeisterung über die eigene Erfahrung und mit törichter Zuversicht ermutigt er einen Freund, von Fleischl, sich einer Intensivkur mit Kokain zu unterziehen, um so eine behandlungsbedingte Morphiumabhängigkeit zu bekämpfen. Freud ist so weit von dem Gedanken entfernt, das Kokain könnte eine Abhängigkeit hervorrufen, daß er es gegen die Morphiumsucht verschreibt. Von Fleischl jedoch wird sehr schnell kokainsüchtig, lernt die Delirien und Halluzinationen kennen, von denen man seither weiß, daß sie die unausweichlichen Folgen des Mißbrauchs dieses Alkaloids sind, und stirbt. Diese schmerzliche Episode, die Freud mit Schuld belädt und erniedrigt, wird sehr deutliche Spuren in einigen berühmten Traummontagen hinterlassen, die in der *Traumdeutung* analysiert werden; besonders hervorzuheben ist diejenige der Injektion, die er Irma gibt, und jene mit dem botanischen Buch. Man versteht, daß der junge Arzt im nachhinein nur noch den Wunsch hatte, seinem Freund nie selbst hypodermische Injektionen von Kokain verschrieben zu haben. Ein solcher Kunstfehler wurde zum Mißgeschick eines Kollegen umgeträumt: Da haben wir den Wunsch, der nun im Traum realisiert wird.

Um die Jahrhundertwende verliert das Kokain in den Augen Freuds das Prestige eines Allheilmittels von existentiellem Rang, des idealen euphorisierenden Anästhetikums, als das es ihm erschienen war. Dennoch bleibt die Fähigkeit gewisser Substanzen, die Lust zu beeinflussen, eine immer noch offene Frage. Freud hat die Erfahrung mit dem Kokain gemacht und sie als Manifestation der negativen Struktur des Genusses verstehen gelernt. Das Alkaloid schenkt Wohlbefinden und Schmerzlinderung, was sich ausgezeichnet mit der Thermodynamik der Seele in Einklang bringen läßt. Nun aber betrügt ihn das Produkt, weil sich zeigt, daß es imstande ist, eine nicht weniger dramatische Gewöhnung zu induzieren als die des Morphiums. Der Psychoanalytiker bedient sich seiner nicht länger, ändert jedoch weder seine Ansicht über den Genuß, wie wir gesehen haben, noch über die Wirkungsweise der Drogen. Die Drogen bleiben weiterhin in erster Linie „Sorgenbrecher", Besänftiger, Beruhigungsmittel, Lieferanten der Schmerzlinderung. Die chemische Methode bleibt für Freud eine der interessantesten Waffen im Kampf gegen die Unlust: die aggressivste, direkteste, wirksamste. Die Droge wirkt in exemplarischer Weise.

In einer langen Passage von *Das Unbehagen in der Kultur*, einem Jugendwerk also, entwickelt Freud seine Vision der *Sorgenbrecher*. Welche Mittel haben die Menschen gefunden, um sich dem gesellschaftlichen Unbehagen zu stellen, das die Befriedigung der Triebimpulse vor allem in der Kindheit einschränkt und bedroht? Wie zu erwarten, besteht das dringlichste Problem, das jeder lösen muß, darin, dem Genuß „auf den Fersen" zu bleiben, und daher geht es vor allem um die Abwehr des Leidens. Wir haben es gesehen, es handelt sich nicht um eine hedonistische Marotte, sondern um das Schicksal, zu dem uns Nervensystem und Seelenleben verurteilen. Breite Zugangswege zum Nicht-Verdruß stehen uns offen, doch da ist noch einer, der sich als der kürzeste von allen aufdrängt, weil er uns den Umweg über die äußere Welt erspart und statt dessen unmittelbar den Ort ansteuert, wo Lust oder Schmerz sitzen: den Körper. Unlust und Genuß sind ja lediglich Empfindungen. Wenn ich die Empfänglichkeit meines Nervensystems verändern kann, kann ich das Leiden an genau dem Ort blockieren, wo es entsteht. Nun besitzen gewisse Medikamente genau dieses Vermögen, eine wunderbar spezifische, jedoch unglücklicherweise zweischneidige Fähigkeit. Auf jenen Seiten erkennt Freud einerseits, daß die Drogen wie eine Art Materialisierung des Lustprinzips funktionieren, gibt aber andererseits zu, daß ebendiese Macht sie in gefährlicher Weise vereinnahmend macht.

„Die roheste, aber auch wirksamste Methode solcher Beeinflussung ist die chemische, die Intoxination", schreibt Freud. Durch ihre Anwesenheit im Blut und im Gewebe verschaffen bestimmte Substanzen sofort angenehme Gefühle und verändern die Empfindlichkeit: Man spürt nichts Schmerzhaftes mehr. Diese beiden Wirkungen sind direkt gekoppelt. „Die Leistung der Rauschmittel im Kampf um das Glück und zur Fernhaltung des Elends wird so sehr als Wohltat geschätzt, daß Individuen wie Völker ihnen eine feste Stellung in ihrer Libidoökonomie eingeräumt haben. Man dankt ihnen nicht nur den unmittelbaren Lustgewinn, sondern auch ein heiß ersehntes Stück Unabhängigkeit von der Außenwelt. Man weiß doch, daß man mit Hilfe des ‚Sorgenbrechers' sich jederzeit dem Druck der Realität entziehen und in einer eigenen Welt mit besseren Empfindungsbedingungen Zuflucht finden kann. Es ist bekannt, daß gerade diese Eigenschaft der Rauschmittel auch ihre Gefahr und Schädlichkeit bedingt. Sie tragen unter Umständen die Schuld daran, daß große Energiebeträge, die zur Verbesserung des menschlichen Loses verwendet werden könnten, nutzlos verlorengehen."[58]

Die Drogen sitzen also im Herzen der Freudschen Theorie der Lust. Ihre Wirkung läßt sich dank einer Reihe vertrauter

Gegensätze verstehen: Lustprinzip – Realitätsprinzip; unmittelbarer Genuß – aufgeschobene Lust; innere Welt – äußere Welt. Sie stellen tatsächlich das Prinzip „tragbarer" Lust dar, um Thomas de Quincey zu paraphrasieren. Sie lassen einen augenblicklichen Genuß zu, ermöglichen den direkten Zugang zur Lust, ohne den Umweg über die Menschen und die Welt. Charakteristisch ist für sie vor allem, daß man nicht mehr auf andere Objekte zurückgreifen muß. In der ersten Zeit tritt das Verlangen nach der Droge wie der Wunsch auf, seine Glücksempfindungen nicht von der Befriedigung spezifischer Begierden abhängig zu machen, einer Befriedigung, die eben den Umweg über die Realität, also tatsächliche Anstrengung und Zeit nötig macht. Ein Ideal der Unabhängigkeit[59] sowie eine tyrannische Ungeduld verleiten dazu, ohne Aufschub im eigenen Körper zu intervenieren, in der eigenen Sensibilität, und sich so dem Wagnis, aber auch der Langweiligkeit einer realistischen Suche nach dem Glück zu entziehen. Das chemische Produkt ist gewissermaßen ein Gegen-Objekt, es nimmt den Platz aller Ziele ein, auf die man es abgesehen hat, um ihre Aufregungen zu mildern. Es führt zum Stillstand der Reize, was immer ihre Ziele sind. Es schafft die Erregung des Schmerzes ebenso ab wie jede andere Bewegung psychischer Energie. Die Drogen, und für Freud sind das alle Narkotika,[60] zeigen, daß der Genuß eine Empfindung ist, die rein zufällig von der Befriedigung eines Bedürfnisses oder eines Verlangens abhängt. Man genießt im wesentlichen, daß eine Erregung gedämpft wird oder erlischt. Die Drogen sind die Inkarnation der negativen Lust, des Nirwana-Prinzips.

Diese Fähigkeit, jedes Objekt zu umgehen, stellt indessen bereits eine Gegenanzeige dar: Indem sie den Platz all dessen einnimmt, was die mühevolle Realisierung bestimmter Ziele ermöglicht, wird die Droge in einer zweiten Phase zur einzig interessierenden Sache, für die man viel Energie zu opfern bereit ist. Freud erkennt ganz deutlich den ökonomischen Kurswechsel beim Erleben der Zeit und der Begierde, der sich unter der Wirkung der Chemie abspielt. Das Molekül, das jeden Erregungsschub, also jede Unlust, besänftigt und vereitelt, befreit mich von Anstrengung und kürzt die Wartezeiten ab. All die aufwendigen, langen und zugleich ermüdenden Wege erübrigen sich. Wozu nach unterschiedlichen Beglückungen suchen, wenn man das pure Glück erleben kann, das einen nichts kostet und mit sofortiger Wirkung eintritt? Die Verkürzung ist verführerisch, da sie so sehr der Grundtendenz des Nervensystems und des psychischen Lebens entspricht. Wenn wir ihr jedoch zustimmen, geraten wir früher oder später in eine teuflische Falle: Die Energie, die wir einzusparen hofften, vergeuden wir nun; all die einzelnen Sehnsüchte, deren Erlöschen wir uns gewünscht haben, um die damit verbundenen Schwierigkeiten nicht aushalten zu müssen, sind einem weit unerträglicheren Bedürfnis gewichen; an die Stelle der Objekte, denen wir nicht mehr durch die ganze Welt hinterherjagen wollten, hat sich ein Produkt gesetzt, für das wir nun alles tun würden. Der Sorgenbrecher, der zuerst jede Unruhe in Nonchalance aufgelöst hat, verwandelt sich nun in eine alles erschöpfende Rastlosigkeit, die unser Leben verschlingt.

Freud bekannte, nichts über den Mechanismus der Drogen zu wissen. Er interpretierte ihre Wirkungen in den Grenzen seines narkotischen Modells der Lust, aus der Sicht eines blitzartigen Hindurchrennens durch unrealistische Genüsse. Bedeutet das, daß die Drogensucht einer Neurose oder einem Traum ähnelt? Freud wird mehrere Male einen Vergleich zwischen Neurose und Drogenkonsum ziehen. Die in Symptomen und Halluzinationen verirrten Wünsche sind ebenso zwanghaft wie das Verlangen nach der Droge, wenn die Gewohnheit einmal eingetreten ist. „Die Neurosen, welche sich nur auf Störungen des Sexuallebens zurückführen lassen, zeigen die größte klinische Ähnlichkeit mit den Phänomenen der Intoxination und Abstinenz, welche sich durch die habituelle Einführung Lust erzeugender Giftstoffe (Alkaloide) ergeben."[61] Die psychischen Effekte sexueller Störungen sind analog den „Intoxinations- und Abstinenzerscheinungen nach gewissen Alkaloiden".[62] Das Verlangen nach der Droge ist also der sexuellen Begierde ähnlich, nicht der sexuellen Begierde als solcher, sondern vielmehr den *Störungen* des Sexuallebens, jenen, die sich in Symptomen äußern, das heißt, in unkenntlich gemachten Symbolisierungen der verdrängten Wünsche. Worin ähneln sich die Symptome und die Drogensucht genau? Sie sind repetitiv. Es handelt sich nicht um die feierliche, neugierige, verschwenderische Lust auf Berauschung, sondern um das dringende Bedürfnis nach der Droge: die Krise während der Abstinenz, Verlangen, das Gewöhnung gebiert. Die Befriedigung wäre demnach vergleichbar mit den Symptomen der Neurose, die nichts anderes ist als das Wiederaufleben der Energie eines unzulässigen Wunsches in trügerischer und unbefriedigender Gestalt.

Mit der Hypothese, daß der sexuelle Genuß von einer chemischen Substanz abhängt, die den Aphrodisiaka analog sei, öffnet sich Freud den Weg zur Analogie zwischen Gewöhnung und Symptom. In beiden Fällen sieht er ein Verlangen am Werk, das unstillbar geworden ist. Für die Abhängigkeit von der Droge ist das evident; bei der Neurose verfällt man auf diesen Gedanken dank der Analyse, die in den vorstellungsfähigen Objekten und Zielen die Neubildungen begehrender Energien dort aufdeckt, wo das bloße Auge lediglich immer wiederkehrendes Unbehagen oder leichtsinnige Träume zu erkennen vermag. In den unterschiedlichsten Symptomen drängen dieselben verhöhnten Begierden unablässig nach oben, kehren zurück und erneuern ihren Angriff in einer anscheinend unendlichen Bewegung und ohne Genuß.

Appetitive Genüsse

Die Theorie des negativen Genusses und der unstillbaren Begierde scheint sehr gut zu der Lehre zu passen, die Freud offensichtlich aus der Erfahrung mit dem Kokain gezogen hat. Die Vorstellung, daß die Anziehung durch den Genuß paradoxerweise mit einem Triebimpuls nicht zum Leben und zur Bewegung, sondern zur Empfindungslosigkeit, zur Ruhe und zum Tod hin zusammenhängt, findet in der Anwendung der Betäubungsmittel – was das Kokain für Freud auch war – ein beispielhaftes Experimentierfeld. Die Freudsche Psychoanalyse verdankt der Droge ihre Theorie der Lust.

In neuerer Zeit wurde ein solches Modell Gegenstand doppelter Kritik. Zum einen stellen eine Anzahl aktueller Untersuchungen in Neurologie und Neuropharmakologie das negative Modell der Lust in Frage. Es gebe Genuß auch in der Erregung und nicht nur in ihrer Linderung. Zum anderen hat Jacques Lacan dem Tod im Genuß sowie dem Unendlichen in der Begierde einen zentralen Platz zugewiesen. Die lacanschen Analytiker sehen in der Psychoanalyse eine Theorie des unersättlichen Verlangens. In ihrer Sprache „stellt die Psychoanalyse das Unbefriedigtsein als Grundgegebenheit in der Radikalität der Begierde des Menschen hin".[63] Beide kritischen Ansätze zum Verständnis des Seelenlebens finden im Phänomen der Drogen ein entscheidendes Argument.

Zahlreiche Hypothesen der neuropharmakologischen Forschung scheinen von Anfang an von einer lebhaften Feindseligkeit gegenüber der Psychoanalyse zu leben. Edward Khantzian, Paul Meehl oder Donald Klein richteten ihre eigene Arbeit über die Lust in den siebziger Jahren gegen Freud – als ob die Psychoanalyse das passende Feindbild für eine ordentliche wissenschaftliche Untersuchung abgäbe. Was also wirft man diesem Neurologen des 19. Jahrhunderts, der sich, nach Meinung einiger, verirrt hat, an Betrügerischem vor? Genau das, was wir im Zentrum der Theorie der negativen Lust gesehen haben. Zunächst ist es ein Irrtum zu glauben, jedes menschliche Wesen tendiere natürlicherweise dazu, der Unlust auszuweichen. Im Gegenteil besteht das Problem eher darin, daß jeder von uns mehr oder minder in der Lage ist zu genießen. Anstelle des Lustprinzips müßte man von einer „Genußfähigkeit" sprechen und die Substanzen identifizieren, deren wechselnde Gegenwart im Gehirn jedem Individuum das mehr oder weniger großzügige Geschenk guter Laune und sinnlicher Lust zuteil werden läßt. Depression und Frigidität sind nicht die Folge von Konflikten, die eine allgemein verbreitete Neigung behindern, sondern sie sind der äußere Ausdruck neurologischer und genetisch determinierter Zustände.[64] Aus diesem Grund ist es vor allem falsch, daß die Erfahrung des Angenehmen sich ausschließlich mit einer Wunschbefriedigung verbinde, also mit einem Abfallen der Erregung. Die Arbeit eines der brillantesten Pioniere der zeitgenössischen Neurologie, Donald Klein, hat diesen entscheidenden Punkt in Angriff genommen.

In der typischen Freudschen Reihung, mindestens aber bis *Jenseits des Lustprinzips,* geht die Unlust einer begehrenden Spannung der Entladung voraus, die dann Erleichterung bringt und zum Genuß führt. Man genießt erst, wenn das Verlangen aufhört, denn das Verlangen war definitionsgemäß unangenehm. Ausgehend von einem ethologischen Modell schlägt Klein nun vor, auch den Genuß während der Spannungsphase zu untersuchen. Es handelt sich um eine spezifische Empfindung, die, gerade weil sie als angenehm erlebt wurde, einem anderen Register der Lust zugehört. An der Seite der als „konsumorientiert" bezeichneten Freuden, die mit dem Genuß eines Objektes verbunden sind, das am Ende einen Trieb satt befriedigen wird, gilt es, das zu entdecken, was man wohl *appetitive* Genüsse nennen kann. Der Reiz der Jagd, die Begeisterung im Wettbewerb, die Wonnen der Ehrgeizigen, die sinnliche Lust, sich in der Anstrengung selbst zu übertreffen – alles, was zum Verfolgen eines Ziels, eines Projekts gehört, verschafft uns in der Tat wahre Genüsse, was erklärt, warum so viele von uns diesem Treiben verfallen sind.

In einer Bewegung, die schon beinahe an die christliche Entdeckung des Genusses erinnert, der in der sehnenden Erwartung liegt – gegen die griechische Entwertung der antizipatorischen Genüsse, die von der Leere verdorben sind, die sie umgibt –, setzt Donald Klein die positive Existenz eines Vergnügens, das dem Modell des Nirwana entwischt. Eine solche Empfindung findet im Hunger ihre Intensität, ihren Wert und gleichsam ihre Würze. Wir kosten das Prickeln unserer sehnlichen Erwartungen aus. Nun kommt ja das biologische Argument, das diese Auffassung stützt, aus Experimenten, die zur Drogensucht durchgeführt wurden, genauer zu den einzelnen Wirkungen des Kokains. Die knisternde Hochstimmung, die das Kokain hervorruft – im Gegensatz zur ekstatischen Mattheit, für die die Opiate verantwortlich sind –, hat nicht nur einen Neuropharmakologen dazu verführt, den Begriff des appetitiven Genusses zu definieren und in Opposition zu dem des konsumptiven Genusses zu stellen.

Der starke Punkt in der These Kleins besteht in der Unterscheidung zwischen chemischen Substanzen, die entweder wie Kokain oder wie Morphium wirken: das Imipramin stimuliert die Freuden der Schwelgerei und des Orgasmus, die Amphetamine wecken die Begeisterung für erotische

Nachstellungen oder laden zu den exquisitesten Umwegen des erotischen Vorspiels ein.

Vom Standpunkt der Ideengeschichte, die unser Interesse fesselt, ist das äußerst interessant: Nach so vielen Argumenten für den Verdruß des Begehrens, weil die Begierde eine schmerzhafte Form des Mangels oder der Erregung sei, haben wir hier eine Theorie, die Begierde und Genuß gleichsetzt und der Zeitdauer der Triebregung eine positive Autonomie zuspricht. Das Verlangen ist nicht länger das Gegenteil des Genusses, dieser Zustand, dessen Beendigung den Genuß bringt, sondern selbst eine Art Genuß, den man als solchen herbeiwünscht und sucht. Dazu nicht in der Lage zu sein, ist nun ein Leiden – die Depression –, das man mit spezifischen Medikamenten behandelt, den Amphetaminen und dem Kokain. Noch weniger als für Freud ist die Begierde für Klein unersättlich: Ganz im Gegenteil ist sie zerbrechlich, oft sogar unmöglich, und die illegale Selbsteinnahme oder die verschriebenen pharmakologischen Behandlungen versuchen ja gerade, sie wiederzubeleben und sie, wenn schon unerfüllt, wenigstens am Leben zu erhalten.

Was uns freilich überraschen muß, ist die empirische Hauptfigur in diesem Streit, das Kokain: eine Substanz, deren beobachtete, beschriebene und vermessene Wirkungen sowohl zum Freudschen Modell des analgetischen Genusses als auch zur Entdeckung des appetitiven Genusses durch Donald Klein beigetragen haben. Wie konnte genau dieselbe Sache, die den einen Forscher zu einem Konzept des erregenden Genusses führt, den anderen in seiner Überzeugung bestätigen, daß alle Sinnenlust strukturell betäubende Wirkung habe? Für Freud war das Kokain eine Art Narkotikum unter anderen; für die zeitgenössischen Neurologen ist es nun der Prototyp des Neurotransmitters geworden, der für Fröhlichkeit, Begeisterung und Euphorie verantwortlich ist, alles Zustände, die der Ruhe und der Nonchalance diametral entgegengesetzt sind.

Die Antwort schlummert fraglos im intellektuellen Kontext, innerhalb dessen Freud seine Experimente und Überlegungen durchgeführt hat. Zunächst darf man den Einfluß des physikalischen Paradigmas nicht vergessen, dem Freud so lange die Stange hielt und das ihm vor allem einen ersten Interpretationsrahmen lieferte für die Phänomene der Lust/Unlust: von 1880 an, dem Zeitabschnitt, in dem er seine ersten Texte über das Trägheitsprinzip verfaßte und seine Arbeiten über das Kokain in Angriff nahm. Zweitens muß man sich an den Konsens der wissenschaftlichen Gemeinde über die analgetische Wirkung des Alkaloids der Kokapflanze erinnern, eine Kraft, die für die Erforschung seiner möglichen Anwendungen in der Anästhesie richtungsweisend war. Freud warf sich derart ernsthaft in ein solches Forschungsprojekt, daß ihn die Entdeckung der Wirksamkeit des Kokains in der Augenchirurgie verärgerte, zu der einer seiner Freunde, Karl Koller, früher als er durchgebrochen war. Für ihn wie für so viele Mediziner seiner Zeit wirkte das Kokain als Beruhigungsmittel, und genaugenommen als Gegenmittel gegen aufreibende Sorgen, die das Leben durcheinanderbringen. „Mindestens ein dutzend Male habe ich an mir selbst die vorbeugende Wirkung beobachtet, die das Kokain gegen Hunger, Schlaf und Müdigkeit verspricht, wie auch das Durchhaltevermögen, das es zum Zwecke geistiger Arbeit verleiht“, schrieb Freud.[65]

Unabhängig von dem einzelnen Objekt, dessen Genuß einen Trieb sättigt, rief das Kokain seiner Ansicht nach einen Zustand der Befriedigung hervor, einen Nullzustand des Wohlbefindens, als fülle es alle Löcher aus. Und das zu dem Zeitpunkt, als Freud mit einigen seiner amerikanischen Kollegen die Illusion teilte, die Opium- oder Morphiumsüchtigen mit Injektionen von Kokain mittels hypodermischer Einspritzungen behandeln zu können. Er glaubte, das Traummedikament gefunden zu haben, das Mittel, das wie durch ein Wunder alle Hunger- und Durstzustände, alle zermürbenden Erregungen des Körpers und der Seele bekämpft.[66] Kurz gesagt, Freud erlebte seine Beobachtungen durch die Brille einer Theorie der Lust hindurch, die ihn hinderte zu erkennen, was den zeitgenössischen Neurologen evident schien: die stimulierende Wirkung der Begierde, der sehnlichen Erwartung, des Hungers, die für das Alkaloid der Kokapflanze charakteristisch zu sein schien. Später, wie wir gesehen haben, erkannte er die suchtauslösende Macht all der Sorgenbrecher, aber niemals gab er das Modell der negativen Lust auf, für das ihm das Kokain das perfekte Beispiel bot.

Will man das Freudsche Denken mit der Evidenz der Wirkungen des Kokains versöhnen, soweit sie heute bekannt sind, muß man sich anstrengen. Einerseits kann man Freud gegen ihn selbst ins Feld führen und ein entscheidendes Gewicht auf die Worte legen, die er 1924 verfaßte. Ein Leser, der „Das ökonomische Problem des Masochismus" nicht vergessen hat, wird Donald Klein zweifellos vorwerfen, die Kritik nicht gewürdigt zu haben, die Freud selbst an seiner eigenen Theorie des Genusses nach dem Nirwana-Prinzip übt. Wie wir betont haben, erkennt Freud auf diesen Seiten, daß es tatsächlich köstliche Erregungen gibt, zum Beispiel das sexuelle Vorspiel, das heißt alles, das dem sich erfüllenden Orgasmus vorangeht. Ein solcher Leser, der dem Freudschen Denken wohlwollend gegenüberstünde, wäre beispielsweise der Autor einer sehr wichtigen Synthese bezüglich der Ergebnisse und Hypothesen der heutigen Pharmakologie: Norman Doidge.[67] In dem Unterfangen, ein biopsychoanalytisches Modell der Lust zu entwerfen, nimmt er genau jene Idee zu seinem Ausgangspunkt, die uns beschäftigt: Man kann das hedonische Phänomen nur verstehen, wenn man sich der experimentellen Evidenz eines Genusses stellt, der nicht auf Erregungsentladung zurückgeführt werden kann. Der Anziehungskraft des physikalischen Paradigmas, in dessen Bannkreis er dachte, zum Trotz und dank seiner klinischen Erfahrung hätte Freud damit selbst seine Theorie des Lust-Nirwana modifiziert und lange vor Donald Klein die Momente des Genusses in der Begierde entdeckt.

Der kurze Text über *Das ökonomische Problem des Masochismus* – ein Text, den zahlreiche Psychoanalytiker und Historiker unterschlagen – wird daher heute zum alleinigen Passierschein, der Freud den Dialog mit seinen Kollegen des ausgehenden 20. Jahrhunderts gestattet. Mit seiner thermodynamischen Vorstellung des Nirwanas der Lust bliebe der Kollege eines Breuer, Maynert und Exner in die Vorgeschichte der Neurologie der Lust verbannt. Dank seiner späten Neubewertung der genüßlichen Begierde und des appetitiven Genusses spielt er auf dem gleichen Feld wie die heutigen Forscher. Diese Wiedergewinnung ist sicher sehr bedeutsam, aber sie vermag das erdrückende Gewicht des Modells der schmerzstillenden Wirkung des Genusses nicht leichter zu machen.

Eine andere Art, die narkotische Interpretation nicht zu akzeptieren, die Freud aus seinen Erfahrungen machte, besteht darin, die Euphorie als eine begehrende Form der Begeisterung aufzufassen, anstatt sie dort zu sehen, wo sie hier ist, nämlich an der Seite des Wohlbefindens, was ein zweifellos unwahrscheinlicher, aber unbestreitbar ruhiger Aufenthaltsort ist. Es ist nicht überraschend, einen lacanschen Leser der Freudschen Schriften über das Kokain auf diesem Weg anzutreffen. Der Koks als Paradigma der Begierde? Offenbar ja, nachdem er so wirkt – wie man jetzt weiß – und nachdem die Psychoanalyse die menschliche Begierde als unersättlich hinstellt …

Die Rückkehr zu Freud von Jacques Lacan stellt sich in Wahrheit als eine Rückkehr zu Platon heraus, zur griechischen Philosophie der Begierde, die sich in einer ununterbrochenen Bewegung befindet, auf asymptotischer Flugbahn, auf der immer wieder enttäuschenden Suche, die trotzdem unaufhörlich wiederholt wird. Das Thema des Unmöglichen, des Scheiterns, des Unvollendeten stachelt das Lacansche Denken gründlich an und verleiht ihm eine philosophische Kohärenz, deren antiker Widerhall mittlerweile vertraut klingen muß. Unmöglich ist da zunächst ein Zustand des Genügens, in dem ein Objekt in der Lage wäre, eine Begierde in angemessener, spezifischer Weise zufriedenzustellen. „Die Analyse zeigt, daß die Liebe im wesentlichen narzißtisch ist, und verrät, daß die Substanz des angeblich Objektiven – das sind scheinheilige Sprüche – in Wirklichkeit das ist, was in der Begierde den Rest, die Ursache nämlich, und die Aufrechterhaltung ihrer Unbefriedigtheit, ja seiner Unmöglichkeit ausmacht."[68] An Stelle des Freudschen Objekts – dem geeigneten Mittel, um eine bestimmte Triebregung effektiv zu befriedigen – führt Lacan das Motiv der Begierde ein, eine Art aristotelischen Beweger, der sich gleichsam oberhalb des appetitiven Hangs aufhält und dessen Schwung unterhält, statt ihm ein Ende zu setzen. Das Begehren wird von den Dingen in Bewegung gesetzt, die es determinieren und es lebendig halten, statt es zu besänftigen. Das Leben der Begierde ist ihre Unbefriedigtheit. Dies betrifft nicht nur, in pathologischer Hinsicht, die neurotischen Wünsche, wie wir es bei Freud gesehen haben, sondern das Begehren im allgemeinen, die Begierde des Menschen. Das Unbefriedigtsein koinzidiert mit der Struktur der Begierde selbst und als solcher. Zu diesem Fehler kommt noch ein weiterer: Der Genuß des anderen ist in gleicher

Weise unerreichbar. Man genießt nur sein eigenes Sexualorgan, man gelangt nie in den vollständigen und absoluten Besitz des anderen Körpers. Ein begehrenswerter Körper lockt, kitzelt, weckt das Verlangen, aber er erfüllt nicht, denn er wirkt, insofern er Determination des Triebimpulses ist und nicht – nach den objektiven *und freudianischen* scheinheiligen Sprüchen – als erreichbares Ziel. „Der Genuß des Anderen, der Körper des Anderen erhebt sich von nirgends anders her als aus der Unendlichkeit.“[69] Unvermeidliche Gedankenassoziation: Zenons Paradox. „Achill kann, das steht fest, die Schildkröte nur überholen, er kann sie nicht einholen. Erst im Unendlichen holt er sie ein.“ Der Genuß ist somit phallisch in dem Sinn, daß er für uns in der Lust eines Teils unseres Körpers besteht, eines Teils, der sich sozusagen vermittelnd zwischen uns und den anderen Menschen, der unsere Begierde auslöst, drängt und uns ihm näherbringt, vor allem aber von ihm trennt. Aus der Sicht dieses Genusses, der immer einen Schritt hinter seiner Ursache herhinkt, gehen die Frauen eine nach der anderen vorüber, Urgrund und Rest eines unstillbaren Begehrens.

So sehr es das Freudsche Bemühen war, zu verstehen, wie ein Trieb den Weg zu der bewußten und geeigneten Befriedigung findet, die auf ihn wartet und uns endlich von ihm befreit, so sehr ist es die Lacansche Befürchtung, mitansehen zu müssen, wie die Begierde im Genuß verkümmert, sich erschöpft und auslöscht. Mit dem Nirwana-Genuß-Modell konfrontiert, scheint Lacan sich darum zu sorgen, die Begierde zu retten, sie vor der vernichtenden Befriedigung zu beschützen. „Man muß sich fragen, auf welche Weise man anständig mit den Begierden umgehen kann. Das heißt, wie läßt sich das Begehren im Akt retten? Das Begehren findet normalerweise im Akt eher seinen Kollaps als seine Verwirklichung, und im besten Fall stellt er nur seine Höchstleistung, seine heroische Geste dar. Wie, frage ich, dem Akt das Verlangen bewahren, das, was man auch als einfache oder heilsame Beziehung bezeichnen könnte?"[70] Durch eine buchstabengetreue Lesart von *Jenseits des Lustprinzips* gelangt Lacan zu dieser radikalen Position: Das Verlangen stürzt im Genuß zusammen. Man muß daher einsehen, daß es niemals in ihm zum Ziel kommen kann. Wenn der Genuß das Nirwana ist, tut man besser daran, nie den Fuß hineinzusetzen.

Sicher lädt Freud zu einer solchen Lesart ein. Die sinnliche Lust ist der Tod des Begehrens, wir haben das zur Genüge wiederholt. Aber sie ist, wie man es schöner nicht sagen könnte, ein *kleiner* Tod, eine momentane Auslöschung der Erregung. Mein Verlangen, mit einer bestimmten Person zu schlafen, verschwindet, weil dieses einzelne Ziel erreicht ist, doch meine Fähigkeit, andere Begierden derselben Person oder anderen gegenüber zu empfinden, schwindet deshalb nicht. Im Gegenteil, ich bin mir sogar sicher, mit einem Wiedererwachen des Triebes rechnen zu können, der eben erloschen ist. Wenn ich für diesen Liebhaber nur sexuelles Begehren hege, weiß ich, daß es meinem Interesse für ihn bestimmt ist, nach und nach weniger zu werden, aber ich werde andere begehren. Wenn ich jedoch auch eine Liebe lebe, die von Zeit zu Zeit ihr körperliches Ziel aufschieben kann, dann ist vorherzusehen, daß meine Lust, mich ihm erneut hinzugeben, wieder aufblühen kann.[71] Für Freud verringert also die Befriedigung das Verlangen, während die unbefriedigten sexuellen Gelüste – die er als „Zärtlichkeit" bezeichnet – es wiederbeleben. Es stimmt also, daß eine einzelne Triebregung in der Befriedigung zum Ende kommt und daß eine erotische Leidenschaft von einer gewissen Behinderung des sexuellen Vollzugs zehrt, das macht die Begierde aber nicht unersättlich. Jedes Triebereignis gelangt als einzelnes normalerweise zur Entladung, die für Freud ganz sicher eine Realisation darstellt.

Zu Beginn dieser so naheliegenden wie mißklingenden Lektüre des Freudschen Textes findet sich eine philosophische Gangart: Ihr Symptom tritt in einer grammatischen Wendung in Erscheinung, ihre Wirkung besteht in einer Bevorzugung des Problems von Objekt und Ursache. Lacan spricht immerzu im Singular von *der* Begierde und setzt ihr den bestimmten Artikel voran: *die* Begierde. Freud beschäftigt sich im Gegenteil immer mit *einer* Triebregung, deren individuelles Schicksal er verfolgt. Während es nun recht dramatisch ist, wenn das Verlangen im Zusammenstürzen des Genusses untergeht, wie wir von Lacan hören, ist es wiederum möglich, daß ein bestimmter Triebimpuls auf die eine oder andere Art seinen Weg zu einer Befriedigung findet, die keineswegs das überfließende Gewimmel der anderen Begierden gefährdet, ganz zu schweigen von der Begierde im ganzen. Im Gegenteil macht die Befriedigung des einen Verlangens den Weg für andere Triebimpulse auf andere Ziele und Objekte hin frei. Die Linderung befreit.

Lacan vermittelt den Eindruck, als fürchte er im Genuß den schlimmsten Feind der Begierde. Was bleibt vom Verlangen, wenn es einmal den Kollaps seiner angeblichen Verwirklichung empfangen hat? Überlebt es, heißt das, daß es keine Befriedigung gegeben hat. Für Freud ist dagegen der einzig wahre Antagonist einer Triebregung die Verdrängung, die Flucht des Ich vor einer Triebforderung, die ihm untragbar erscheint. Die Weigerung, sie ins Bewußtsein dringen zu lassen, also ihr mit um so größerem Recht in der Realität Befriedigung zu verschaffen, verdammt diese Bewegung dazu, unbewußt zu bleiben und darüber hinaus immer wieder dauerhafte Widerstände zu erzeugen, die die anderen Begierden, die mit ihr in Verbindung stehen, beeinträchtigen. Wenn es also etwas gibt, das die Gesamtheit der begehrenden Aktivität zu lähmen droht, sind es die Langzeitwirkungen der kindlichen Verdrängungen. Eine befriedigte Begierde zeigt im Gegenteil, daß viele andere auch zu ihrem Ziel gelangen können.

Mit der Frage der Begierde ist die nach dem Objekt verbunden. Lacan schiebt das Gerede beiseite, die Illusion nämlich, die Begierde könne ein geeignetes Objekt finden. Statt dessen führt er eine aristotelische Kausalität ein und besteht auf der Tatsache, daß die Ursache der Begierde als Unterstützung ihrer Nichtbefriedigung wirkt. Die vollständige Befriedigung ist undenkbar, weil sie die Begierde ersticken würde und außerdem kein Objekt dazu fähig wäre. Freud war in diesem Punkt zu keiner Zeit in Verlegenheit, denn er hat nie besonderen Wert auf das Objekt gelegt. Ein Triebimpuls kommt aus einer Quelle, dem Körper, und visiert ein Ziel an, die Entladung. Sein Objekt ist das Mittel, das ihn zu einer bestimmten Befriedigung führt.[72] Sofern Verdrängung, Widerstand oder Sublimation abwesend sind, wird er immer wieder neue Reize finden, solange es lebendige Körper gibt. Die Objekte werden vorübergehen und eine Folge von ebenso vorübergehenden Auslöschungen der Erregung möglich machen.

Die Hegelsche Dialektik führt einen abstrakten Begriff der Begierde in die Psychoanalyse ein und infolgedessen eine Dimension des Unendlichen, die ihr fremd war. Der gleitende Übergang von Triebregungen in der Mehrzahl, die jede für sich befriedigt werden können, bei Freud zur „Begierde“ bei Lacan, die zur „Begierde nach dem Begehren“ wird, verändert wesentlich die Theorie der Neurosen und folglich der Drogensucht.[73] Die lacanschen Psychoanalytiker verstehen den unwiederbringlichen Verlust des mütterlichen Objekts und die Notwendigkeit, ihn zu betrauern, als eine Verurteilung der „Sehnsucht im menschlichen Wesen“, sein Objekt nie mehr wiederzufinden. Alle vorfindbaren

Objekte werden folglich *die* Begierde keineswegs sättigen, sondern die Erwartung eines unerreichbaren Genusses immer nur enttäuschen. Zusammengenommen heißt das, daß jedes wie auch immer geartete Vergnügen als Symptom funktioniert: die verschobene Befriedigung eines anderen und unerfüllten Wunsches, dem nach der Mutter, dem verlorenen und daher unerreichbaren Objekt.[74] Die frigide Form der Hysterie, mit ihrer Unruhe und Nie-Zufriedenheit, rückt zum Paradigma der menschlichen Sehnsucht auf.[75]

Doch auch die Drogensucht in ihrer Unersättlichkeit läuft Gefahr, zum Paradigma der Begierde zu werden,[76] die per definitionem neurotisch ist, da nichts sie sattmachen kann, denn alles, was man begehrt, kauft, besitzt, ist nur Mutterersatz. Diese beunruhigende Nachbarschaft gibt Anlaß zu verschiedenen Reaktionen. Sie kann einen etwa dazu führen, in Freuds Kokain eine Art Materialisation der Begierde zu sehen, indem man das Wohlbefinden und die Euphorie, die Freud genoß, als Erregung auffaßt.[77] Wir haben gesehen, daß Freud seine Erfahrungen als Mediziner und gleichzeitig sich selbst behandelnder Patient wiederholt, indem er sich in den Kopf gesetzt hat, Kokain als Anästhetikum anzusehen.

Natürlich stimuliert dieses Wundermittel in kleinen Dosen das Nervensystem, in etwas höheren Mengen entfaltet es jedoch eine ganze Palette sedativer Wirkungen, die in Wirklichkeit jene sind, nach welchen die Medizin sucht: angenehme Gefühle der Befriedigung, der Ruhe, des Wohlbefindens, der Euphorie, der Ekstase. Das Alkaloid der Kokapflanze macht die Schleimhäute schmerzunempfindlich. Es unterdrückt Hunger, Durst, Müdigkeit. Seine wohltuenden Wirkungen sind im täglichen Leben um so schätzenswerter, als man sich geschwächt oder deprimiert fühlt. Weil man sich ganz am Boden fühlt, wirkt das Mittel Wunder, indem es einen wieder aufrichtet, bis zum Normalzustand, einer Nullmarke der Leichtigkeit und der guten Laune. Mehr noch, der Koks beruhigt wie Opium und Morphium, aber ohne den Ärger der Abhängigkeit. Ganz im Gegenteil, man verabreicht es bei der Behandlung der Drogensucht gerade, um den Drang zu unterdrücken, den die Gewohnheit hervorbringt. Wir erkennen auf Anhieb den Zusammenhang einer Mannigfaltigkeit von Indikationen, die sich auf eine Formel bringen lassen: Das Kokain wirkt als Medikament gegen alle Erregungszustände, gleich ob es sich um Leiden oder Triebregungen handelt, ohne sie jemals selbst hervorzurufen.

In der freudschen Logik wird aus ihm ein Gegenmittel für die Unruhe der Wünsche, bis dahin, daß es niemals Objekt eines Triebwunsches wird und im Gegenteil den nach Morphium oder Opium bekämpft. Die freudsche Logik ist hier wie übrigens überall eine Logik des negativen Genusses, eine Algebra, in der *genießen* heißt, eine durch einen heftigen Energiestrom verursachte Spannung loszuwerden und zu Normalbedingungen, zur Ruheform der Energie, zurückzukehren. Diese Sicht des Kokains scheint nun aber aus der lacanschen Perspektive ganz unwahrscheinlich: Diese Droge, deren erregende Kraft man mittlerweile kennt (und die Freud natürlich nicht unterschätzen konnte), kann nur Erregung, also Begierde, verkörpern. Das, was Freud zweifellos unter Euphorie verstand. Sich wohlfühlen, frisch und zum Schreiben und Arbeiten bereit sein: ist das nicht gerade der Wunsch?[78] Nicht für Freud, nicht für den Theoretiker des Trägheitsprinzips, der die Wellen nervöser und psychischer Spannung gerade als die Ursache der Unlust ansah. Die Euphorie Freuds ist das Gegenteil der Begierde: Sie ist die Ruhe. So unglaublich es uns scheint – und ich bin selbst ganz der Meinung, daß das kurios ist –: Freud hat seine persönliche Erfahrung mit dem Kokain wiederhergestellt und wiedererlebt, so als hätte er es mit einem idealen Morphium zu tun, einem Opiat, das derart effizient wäre gegen die plötzlichen Energieschübe, daß es sogar das Verlangen nach dem giftigen Opium behandeln könnte! Man muß die historische Tatsache akzeptieren, daß Freud trotz der Erfahrung mit dem Kokain nicht den Beweis für einen appetitiven Genuß erbracht hat: Seine Erfahrung blieb für ihn die mit einem Schmerzmittel, einem Appetitzügler, Beruhigungsmittel für alle Formen der Lust.

Das Modell einer ungesättigten Begierde, die sich aus ihrer eigenen Unbefriedigtheit nährt, scheint perfekt dafür geeignet, um die Lust auf die Droge gedanklich zu fassen, diesen „Durst, der im Likör entsteht", um es mit einem Bild Baudelaires auszudrücken. Am häufigsten jedoch scheint die Gefahr, die Unersättlichkeit der Begierde mit dem Mangel an der Droge zusammenfallen zu sehen, dazu zu führen, daß man einen Unterschied und sogar eine Antinomie erkennt. Was den Psychoanalytiker angeht: die Deutlichkeit, mit der man sehen kann, wie die Begierde auf einen unheilbaren Mangel zurückgeht; was dagegen den Süchtigen betrifft: „die Illusion, ein geeignetes Objekt zu finden", der Irrtum, den er übrigens mit der ganzen Konsumgesellschaft teilt. Jemand, der Drogen anpreist, *leugnet* unaufhörlich den Mangel, den die „Prothese" bedeutet, welche das Drogenobjekt darstellt.[79] In Wahrheit ist es der Drogensüchtige, der sehr schnell erfährt, daß das Verlangen dazu bestimmt ist, unerfüllt zu bleiben. Wenn es etwas gibt, worauf die Drogenkonsumenten nicht hereinfallen, ist es die Unfähigkeit ihres Stoffs, ihren Appetit auf immer zu stillen. Diese Lektion des Platonismus hat der Stoff sie gelehrt.

Ich habe dieses Buch verfaßt, um auf eine schwierige Situation hinzuweisen: Welche Mittel der „Schadensbegrenzung" werden heute im Kampf gegen die Suchtkrankheiten eingesetzt? Mit einer gewissen Distanz zur gebotenen Dringlichkeit habe ich mich Überlegungen überlassen, die für manche Ohren unzeitgemäß klingen mögen.

Wir sind Zeugen einer nicht von der Hand zu weisenden Bagatellisierung der Abhängigkeit. Mit Drogen leben heißt, nicht zu erschrecken angesichts einer zunehmend vertrauteren Praxis. Die Opiate, das Kokain und andere Ekstasen im Taschenformat strömen nicht mehr den fatalen Charme verbotener Früchte aus und werden heute zu leicht verfügbaren Spielzeugen für die Erholung zwischendurch, mit deren Hilfe man sein Leben gestaltet. In den Vereinigten Staaten spricht man viel vom zusätzlichen Charme, einer ästhetischen Komplizenschaft, durch die das Heroin in Mode und Film begünstigt wird. Man spielt in Andeutungen und mit leichtem Augenzwinkern auf die morbide Coolness der schlanken und verwahrlosten Körper an, die sich assoziativ mit einem Stil der Süchtigen verbinden. Filme wie *Pulp Fiction* und *Trainspotting* zeigen wenn schon nicht Luxus, so doch die Muße und chemische Sinnenlust der Pillen, so als fände man wieder zur literarischen Freiheit des 19. Jahrhunderts zurück. *Heroin chic*, der Chic des Heroins, titelt das *New York Magazine*, um eine Besprechung von *Trainspotting* anzukündigen, und niemand scheint daran Anstoß zu nehmen.[1] In Frankreich lädt darüber hinaus die soziologische Reflexion dazu ein, die Drogen zu entdramatisieren und der Vorstellung einer Epoche den Schrecken zu nehmen, in der man seine Zeit in der Gewöhnungsgesellschaft zubringt. Die Anpassung an die Droge wäre für die, die sich dafür entscheiden, eine von vielen Möglichkeiten, die Tage zu verbringen, und müßte als solche von Legislative, Exekutive und ganz allgemein von der öffentlichen Meinung anerkannt werden.[2]

Es versteht sich, daß man die Initiativen, die sich zum Ziel gesetzt haben, der Verbreitung von AIDS, Hepatitis und anderen Infektionskrankheiten entgegenzuwirken, vervielfachen muß. Die Probleme drängen. Und es ist wichtig, zu sehen, daß die Vorstellung der kostenlosen Abgabe von Spritzen die intravenöse Injektion bagatellisiert. Eine solche Maßnahme ist nicht zu verhandeln. Jedoch sollte die aktuelle Notlage die immer gegenwärtige Frage nicht vergessen lassen: Welcher Art Genuß, Verlangen und Beschäftigung stimmen wir zu, wenn wir die Vorstellung akzeptieren, die Ärzte sollten die Abhängigkeit unterstützen, pflegen und festschreiben? Der Diskurs des Verständnisses, der die Ausgabe von Heroin und Methadon anstelle einer radikalen Kampfansage gegen die Drogensucht propagiert, und jener der ästhetischen Gefälligkeit konvergieren in ihrer besonderen Strategie. Der eine wie der andere verstummt in dem Augenblick, da ein voller Genuß hinzukommt und alles überragt. Sie gehen leichtfertig über die Umkehrung der Algebra der Bedürfnisse, die sinnentleerte Zeit, hinweg: die Zeit der Krise im Entzug und vor allem jene lang andauernde Phase der Abhängigkeit in ihrer Bewegung des endlosen Suchens. Als könnte diese zweite Zeit niemals anbrechen, scheinen der stabilisierende Diskurs und jener in den augenzwinkernden Medien zu behaupten, daß man, wie die einen sagen, die Chemie in den Griff bekommt und, so die anderen, die Vorsorge schon nicht in Gewöhnung zu versinken droht.

Eine andere Art, der Drogensucht ihre Fatalität zu nehmen, besteht darin, aus ihr ein Modell der Faszination zu machen, wie sie die Konsumgüter auf uns ausüben. Die Drogen wären dann nichts anderes als Konsumwaren par excellence, und die Gewöhnung zeigte nicht mehr und nicht weniger als die Entfremdung, die uns gut dressierte Konsumenten alle erfaßt hat. Doch warum versuchen wir nicht, tiefer nachzudenken über diese sonderbare Transformation des In-der-Welt-Seins? Das Paradox der keineswegs besonderen Produkte, die Opiate, Amphetamine oder Kokain darstellen, liegt im Schaden, den sie ohne Werbung anrichten, in ihrem Widerspruch zum modernen Marktsystem. Im Gegensatz zu den Objekten, für die man werben und die man verlockend machen muß, üben sie einen automatischen Reiz aus.[3] Ihre Anziehungskraft – diese „Algebra des Bedarfs", diese Metamorphose, zu der das Heroin fähig ist, weil es zu dem „Affen" wird, der sich im Genick festkrallt, „der absolute Bedarf, der zum Ungeheuer wird", wie William Burroughs schreibt –, diese Fähigkeit, Lust zu erzeugen, die auf die Rhetorik verzichtet, brächte mit Sicherheit jeden Marketingchef zum Träumen. Doch es ist dieser Stoff, der dafür die Formel in sich birgt. Natürlich spielt die Werbung mitunter mit der Verführung durch die Droge, damit zum Beispiel der ominöse Ruch, der dem Opium anhaftet, ein berauschendes Parfüm noch bezaubernder macht – in orientalisch-üppigem Ambiente liegt, hingebungsvoll und schmachtend, ein schöner Körper, der sich träge ohnmächtiger Wonne preisgibt –, aber das zeigt nur andersherum, daß eine solche Evokation dem Markt einen imaginierten Mehrwert verleiht. Der Flirt mit der Werbung beweist, daß die Drogen nicht Objekte sind wie andere auch, denn sie haben eben die Macht, Verlangen zu wecken und wachzuhalten, gegen die kein anderes Konsumgut konkurrieren könnte. Das macht einen Unterschied. Und dieser Unterschied zeigt sich, in seiner ganzen philosophischen Tragweite, in der Sprache der Drogen selbst. Die „Zeit des Schnees", „das Stundenglas des Stoffs", „die Tage, wie Perlen auf der Nadel einer Spritze aufgereiht", diese Ausdrücke sagen viel über den *äußersten* Charakter einer Erfahrung, die dazu neigt, den Menschen völlig zu vereinnahmen. Hier besteht für die Philosophie echte Dringlichkeit, das ist eine Herausforderung, die sie annehmen muß: Hier kann sie ihren analytischen Wissensschatz an einem neuen Phänomen erproben, das die praktizierenden Denker angeht, wenn sie denn glauben, daß das Verhältnis zur Welt, das in dieser Begierde zum Ausdruck kommt, in ihre Zuständigkeit fällt.[4]

Auch die Neuropharmakologie trägt zur Entdramatisierung bei: Sie zeigt sich erkenntlich für die vernünftige Geste der Medikation oder Selbstmedikation, die auf das Empfindungsvermögen des Körpers einwirken will. Der Süchtige erscheint so nicht länger als ein Unreifer, der regrediert und sich irrational benimmt, sondern als der Erwachsene, der seine Krankheit erkennt, ein spezifisches Heilmittel wählt, sich behandelt und nichts anderes tut, als dem Arzt mit Hilfe eines Produkts vorzugreifen, dessen einziger Nachteil ist, falsch dosiert und daher ungeeignet zu sein.[5] Zudem zeigte die Entdeckung der Lustzentren im Gehirn ganz allgemein, daß die Genußfähigkeit bestimmter Substanzen angeboren ist, die den Opiaten oder dem Kokain analog sind.[6] So bringt man uns also bei, daß jene vertrauten Substanzen in unserem Körper unter ihresgleichen sind. Die Neuropharmakologie fordert uns auf zu denken, daß es eine stoffliche Gleichartigkeit gibt zwischen den chemischen Zusammensetzungen, die man aufnimmt, und jenen, die in den Gehirnzellen bei der Regulation unserer Freuden und Leiden im Einsatz sind. Aus Sicht des Arztes hat man es nur mit ähnlichen Molekülen zu tun, die sich für mehr oder weniger gezielte Indikationen eignen. Die Gewohnheit wird eine Nebenwirkung wie andere.

Diese Bagatellisierung durch die Pharmazie ist zweifellos die radikalste Form. Die spitzfindigsten neuesten Untersuchungen tragen dazu bei, einen gedanklichen Rahmen zu bestärken, in dessen Zentrum der Unterschied zwischen Drogen und Medikamenten verschwimmt. Die Entwicklung von Zusammensetzungen, die für eine spezifische Wirkungsweise entworfen wurden, ohne die Arbeit der Rezeptoren zu stören und also ohne daß das Gehirn sich an sie gewöhnt, stellt uns erneut vor die Probleme, mit denen bereits Freud konfrontiert war. Könnte es einen Stoff geben, der fähig wäre, das Glück so zu verkörpern, daß man sich nicht verzweifelt an ihn bindet? Das berühmte Prozac [Fluctin] wäre vielleicht dieses ideale Kokain, das Freud entdeckt zu haben glaubte, bevor er seine süchtigmachende Wirkung erkannte. In dem schönen Buch, das er eben jenem widmet, der uns von dieser pharmazeutischen Heldentat berichtete, bestätigt Peter Kramer, daß sowohl „der anhedonische Patient unter Prozac als auch der Kokainsüchtige versuchen, ihren Mangel an Genußfähigkeit zu kompensieren.“[7] Ihr Ziel ist das gleiche. Demgegenüber liefern die Untersuchungen über die Veränderungen des intrazerebralen Gleichgewichts quantitative Argumente, die eine wichtige Rolle für das Verständnis der Gewöhnung spielen.

Heroin und Kokain sind so sehr für uns gemacht, daß wir für sie ungeeignet sind. Sie sind dermaßen effizient und willkommen, bewirken so wunderbar die Verbesserung und Beschleunigung physiologischer Prozesse, daß das Gehirn mehr davon will. Das Kokain stimuliert die Produktion des Dopamin, blockiert seine Reabsorption, ruft so die Vervielfachung von Rezeptoren hervor und verstärkt ein Verlangen, das immer mehr fordert.[8] Da sie sich so gut in unser Gehirn einpassen, sichern diese Moleküle sich darin einen immer größeren Bereich, während sie von unserem Leben immer mehr Zeit beanspruchen. Jede Dosis Kokain oder Opiat ist eigentlich eine Überdosis – selbst wenn sie nicht umbringt, selbst wenn sie einen Zustand des Wohlbefindens wiederherstellt –, denn sie verändert das Gleichgewicht zwischen den drogenanalogen Eigenerzeugnissen des Körpers und ihren Rezeptoren.[9]

Das Prozac erzeugt im Gegensatz dazu keine Abhängigkeit, weil es weder die Erregung des Kokains noch die Sattheit des Heroins verursacht, sondern einen appetitiven und konsumptiven Genuß des Lebens ermöglicht. Die Fähigkeit, sich für die Welt zu interessieren und ihr die unterschiedlichsten Freuden und Genüsse zu entreißen, nimmt immer mehr zu, ohne proportional zu sein zur Einnahme des Produkts.[10] Obwohl beide versuchen, „ihren Mangel an Genußfähigkeit zu kompensieren", unterscheiden sich der Kokainsüchtige und der Depressive unter Prozac darin, daß der eine den Spielraum des Dopamins verfälscht, indem er das Gehirn in ein Überangebot treibt, der andere dagegen die Verteilung des Serotonins verbessert und stabilisiert.[11] Und darin, daß der eine nur noch ein Produkt genießt, das in seinem Körper eingeschlossen ist, der andere sich dagegen der Welt öffnet.

In einer doppelten Bewegung rationalisiert der Diskurs der Neuropharmakologie auf der einen Seite das Verhalten des Süchtigen (es folgt einer schlauen Zweckorientierung von der Art der Sorge um sich selbst, leitet es sich doch von der richtigen Bewertung und Indikation des gewählten Produkts her) und betritt auf der anderen Seite die Grenze zwischen Mißbrauch und Anwendung. Der quantitative Faktor springt ins Auge, weil Gewöhnung und Dosiserhöhung genau das kennzeichnen, was man „Mißbrauch" nennt. Gewöhnung ist aus der Sicht des Mediziners nicht der wesentlichste Punkt, da viele auf die Psyche wirkenden Mittel eine gewisse Gewöhnung mit sich bringen. Im Falle des Prozac jedoch wird die Abwesenheit jeder Gewöhnung außerordentlich bezeichnend: Sie ist das, was es zu einem nicht nur legalen, sondern bedenkenlosen Kokain macht.

Peter Kramer besteht ja auch auf diesem Punkt. Halten wir uns hier einen Augenblick auf, wo wir der Frage der Zeit und der Negativität wiederbegegnen werden.

Die Forschungen der letzten Jahre verdanken viel den Untersuchungen über die Gewöhnung an Heroin und Kokain, die als paradigmatisch gelten für Substanzen, welche durch intrazerebrale Stimulation den Genuß ermöglichen. Dieses Paar – Opiat und Kokain – wird tatsächlich zu einem Gegensatzpaar, denn das eine ist verantwortlich für die lethargischen Konsumlüste, das andere für eher sportliche Genüsse, die mit Erregung und Erwartung einhergehen. Der Heroin-Flash befriedigt und beruhigt wie ein Orgasmus, die Prise Kokain erfüllt mit Energie und mit wachsender Lust, sie auch einzusetzen. In diesem Kontrast erneuert sich nur der Hunger auf den Koks unersättlich, während der auf Heroin in der Sättigung sein Ziel erreicht. Die chemische Besonderheit des Kokains ruft diese gemischte und unreine Erfahrung – wie Platon sagen würde – der begehrenden Genüsse und exquisiten Begierden hervor. Das Opium steht zu seinen Versprechungen und verschafft absoluten Genuß. Das einzig Unangenehme ist, daß diese extreme Befriedigung, die die Opiate hervorrufen, sich als instabil, zunehmend schwerer herzustellen und letztlich *trotz Dosissteigerung* als unerreichbar herausstellt. Hier haben wir die vor Durst lechzenden Zellen, den Affen, das „nie genug", wovon die Süchtigen sprechen. Was die Euphorie des Kokains betrifft, entsteht seine appetitive Wirkung relativ schnell, sogar sehr schnell, wenn es in Form von Crack eingenommen wird. Jenseits des unterschiedlichen Ausgangspunkts erreicht man im einen wie im anderen Fall eine Situation der Unbefriedigtheit. Am Ende dominiert der Hunger und verschließt den Zugang zum Genuß.

Die Metamorphosen des Verlangens stehen daher im Mittelpunkt medizinischer Konzeptbildung zur Drogensucht.

Und das sozusagen außermedizinische Interesse besteht darin, daß die Begierde, die dabei im Spiel ist, mehr und mehr zu einer Sorge um das Produkt wird. Die Welt besitzt sehr wenig Anziehungskraft schon in der ersten glücklichen Phase des Heroins, und immer noch weniger in der Periode der totalen Abhängigkeit. Und wie die Gewöhnung ans Kokain tatsächlich zwanghaft wird, schrumpft die existentielle Überschwenglichkeit zusammen. Beschaffung und Einnahme der einen wie der anderen Substanz werden zum beherrschenden Problem. Nun wirft aber ein Molekül wie das Fluoxetin diese verhängnisvolle Veränderung des Stundenplans über den Haufen, denn indem es hilft, die Fähigkeit zum Erleben der Lust und zum Begehren zu wecken oder zu erhöhen, wird es offenbar niemals zum exklusiven Gegenstand einer solchen Begierde. Ganz im Gegenteil hemmt das Prozac die Gleichgültigkeit gegenüber Menschen und Dingen, macht neugierig, aktiv, zugänglich. Nun bekommen wir Ärger mit der Frage nach der Sorge. Sogar die Medizin hat sich geeinigt, daß man die Drogen an der Elle dieses Kriteriums messen müsse. Die Bagatellisierung findet hiermit ein Ende.

Philosophie und Freudsche Psychoanalyse finden in der Behandlung der Begierde als Sorge wieder zusammen. Begehren heißt, sich für etwas zu interessieren. Nun bringt die Wahl der Begierden ein Menschenleben in seine Richtung, denn nicht alle Neigungen haben dieselbe zeitliche Bestimmung: Es gibt darunter welche, die nie die Erfüllung bekommen, die sie zur Ruhe brächte. Also überdauern sie auf Kosten anderer Interessen. Ihre unersättliche Begierde zehrt auf und lenkt von der Welt ab. Für Platon hat alles Begehren gegenüber Dingen und Körpern diese Struktur gemein: Ihr Ziel wäre die Erfüllung, ihr Endergebnis ist aber Unbefriedigtsein. Nach Freud macht das Versprechen einer von der Welt unabhängigen Sinnenlust allem gegenüber gleichgültig, außer gegenüber dem chemischen Produkt, das direkt in den empfindenden Körper kommt. Daher empfindet man einen Drang, der genauso unauslöschlich ist wie die verdrängten Triebimpulse der Kindheit. Unstillbar ist die andrängende Rückkehr des Verdrängten, im Gegensatz zu den punktuellen Wünschen, die auf ihre Erleichterung aus sind.

Mit dem beweiskräftigen und widerstandsfähigen Modell eines negativ definierten Genusses bietet die Philosophie uns einen Rahmen, um die Erfahrung mit den Drogen zu verstehen. Empfindungslose Sinnenlust, Hunger, der alles verschlingt, Unbefriedigtsein, das mit nicht befriedigenden Produkten behandelt wird. Die Zeit strömt in eine Obsession, die doch die Befreiung von allen Sorgen versprach. Nachdem er in die praktische Lehre des Morphiums gegangen ist, sagt William Burroughs das gleiche, das Platon über den Mechanismus der Neigungen gegenüber den Dingen und den Körpern erkannt hat: Die Begierde ist unersättlich, der Genuß unmöglich. Aus dieser Verwandtschaft schließe ich nicht, daß die Gewöhnung die typische Folge des Begehrens ist. Ganz im Gegenteil. Platon benützt die Argumente des negativen Genusses und unersättlichen Begehrens, um uns angst zu machen: auf daß man sich schleunigst der Philosophie widme, will man nicht in den Abgrund stürzen! Das ist seine Strategie. Die Platonische Theorie überzeichnet und dämonisiert das Verlangen, macht aus ihm eine monströse, übertriebene Macht, vergleichbar eben jener extremen Variante der Begierde, wie die Drogensucht sie verkörpert. Ich bediene mich Platons wie eines Vergrößerungsglases, um den wesentlichen Punkt der Gewöhnung in vergrößerter Form zu zeigen, nämlich die Umkehrung der Zeitlichkeit, des Augenblicks, wo der Hunger eine so maßlose Macht bekommt, daß er jeden Genuß unerreichbar werden läßt. Und umgekehrt projiziere ich die Praxis der Suchtwirklichkeit auf die antike Philosophie der Lust, damit dank dieser Konvergenz die Logik eines solchen Denkens ins Auge springe, in dem sich die Mechanik der Wiederholung, die Allmacht der Triebimpulse, das Versagen der ungeeigneten Objekte, die Unmöglichkeit des Genusses miteinander verknüpfen, kurz: die vorchristliche Figur der Leere. Hätte Platon recht, funktionierte jeder Wunsch wie eine Suchtkrankheit. Wenn sich in der Drogensucht die Wahrheit des menschlichen Begehrens enthüllte, wie Burroughs behauptet, wäre Platon unser weitblickendster Philosoph. Doch das ist er nicht. In ihrem unerwarteten Einklang haben Burroughs und Platon dennoch nicht die Natur der Begierde und des Genusses entdeckt. Glücklicherweise. Wenn ich dieses Zusammentreffen hier orchestriere, will ich meinerseits ganz und gar nicht die Besonderheiten der Suchtgewöhnung leugnen. Im Gegenteil hoffe ich, im einen wie im anderen Fall die bittere Zuspitzung des Nichts augenfällig gemacht zu haben.

Es ist verführerisch, mit der Vorstellung zu spielen, daß die Drogen das Paradigma all der Objekte sind, die wir begehren oder kaufen. Die Psychoanalyse dagegen, und genauer Freud, redet uns das aus. Die Relevanz der Nicht-Unlust vereint sich hier mit einer Theorie der nicht unersättlichen Begierde. Die Befriedigung ist möglich. Das entwirft eine Zeitvorstellung, in der die Bewegungen der Triebregungen mit besänftigenden Genüssen abwechseln. Ganz im Gegensatz dazu lebt der Süchtige seine Zeit, als würde sie sich über eine asymptotische Linie hinziehen. Wie der Neurotiker in der Unzerstörbarkeit seiner Begierde gefangen, erreicht er immer weniger den Zustand, nach dem er sich sehnt. Die Lacansche Psychoanalyse macht aus dieser ohnmächtigen Spannung ihr Modell der Begierde, wir haben aber auch gesehen, wie es sich vom Freudschen Denken löst.

Über die unersättliche Natur ihres Hungers sind sich die Süchtigen einig. Sie wissen es, denn es ist die Lektion, die der Stoff sie lehrt: Die Lust auf den Zustand, den dieses Produkt hervorruft, hört niemals auf. Man nehme die Droge, um abhängig zu sein, schreibt William Burroughs. Sich ans Heroin zu gewöhnen, ist ein „Full-time-Job", eine Vollzeitbeschäftigung, wie Mark Renton in *Trainspotting* versichert. Folglich liefert uns ein solcher Konsens das triftigste Argument für den Grund, aus dem ein unersättlich gewordenes Begehren Probleme bereitet. Jenseits moralischer oder medizinischer Gründe steht eine philosophische Überlegung: Ein Bedürfnis, das unsere Zeit monopolisiert, ist nicht gut, denn unsere Zeit ist unser Leben, und unser Leben sind wir selbst. Wenn dazu noch vermutet wird, wir hätten in den Drogen die Sorglosigkeit entdeckt, so ist das ein Irrtum. Die Philosophie setzt als Mittel der Wahl gegen das Unstillbare das Denken: Man muß sich in einem anderen Bereich der Sorge engagieren. Die Psychoanalyse wiederum fordert dazu auf, sich dem Realitätsprinzip zu beugen: Um zu genießen, muß man sich anstrengen. Gehen wir also hin, verführen wir die Männer, erobern wir die Frauen, verdienen wir Geld, schreiben wir ein Buch ... Machen wir den Umweg über Menschen und Dinge.

Ein Mensch, der süchtig ist, stellt für uns eine Herausforderung dar, die uns aus der Fassung bringt, denn er fordert uns auf, einen triftigen Grund zu nennen, warum wir seiner Gewohnheit nicht auch anhängen. In der Tat, warum entscheiden wir uns nicht für ein Leben in der Suche nach diesem offensichtlichen und äußersten Sinnenrausch? Dem Arsenal der derzeitigen Antworten – weil es selbstzerstörerisch ist, weil man seine Freiheit oder seine Begierde verliert, weil es illegal ist – muß nun ein Argument hinzugefügt werden, das den Vorteil hat, die Sprache der Süchtigen selbst zu sprechen und vor allem in der Kenntnis ihres

Genusses begründet zu sein. Man muß sich nicht fürchten, ihm ins Gesicht zu schauen, diesem Genuß. Es wäre besser, innezuhalten, vielmehr, ihn sogar von nahem anzusehen. Es ist nämlich die negative Struktur – die sich in dem Maße enthüllt, wie die gegensätzlichen Prozesse ins Laufen kommen –, in der das ganze Problem liegt, das einzige Problem. Im Gegensatz zum *pharmakologischen Calvinismus* derer, die die Jagd nach dem Glück als solche stigmatisieren, kann man jetzt sagen, die Wonnen der Sorgenbrecher wären perfekt, wären sie nicht *zu* schön für uns: so schön, daß unser Gehirn sich zerreißt, um ihre Ursache sich einzuverleiben, deshalb chronisch begierig wird und in einen Mangelzustand gerät – so schön, daß alles andere jeden Reiz verliert. Dieser Genuß, der alles in den Schatten stellt, ist – hierin muß man den Neurologen zustimmen – vor allen Dingen unverhältnismäßig. Man muß sich zusammen mit der Freudschen Psychoanalyse in Erinnerung rufen, daß diese Unverhältnismäßigkeit mit dem Verzicht auf all das, was sie hintenherum wegnimmt, bezahlt werden muß. In der Freudschen Formulierung des Realitätsprinzips – das nichts weiter als ein Lustprinzip für Erwachsene darstellt – erkenne ich die einzig redliche Art und Weise, mit der Begierde umzugehen. Man muß aber dazu bereit sein, sich wieder auf die Seite der Dinge zu schlagen.

Wenn man glaubt, daß Triebregungen in Genuß münden können, daß eine Folge verwirklichter Wünsche in ihrer jeweiligen Einzigartigkeit und Besonderheit nicht mit der Leere einer Nicht-Befriedigung zusammengehen müssen, sollte man den Genüssen den Vorzug geben, die nicht das empfindliche Gleichgewicht der Neurotransmitter und der Rezeptoren verändern, sondern sich in die Welt vermehren. Unter dem Strich, und es ist genau das, was zählt, genießen wir dann mehr. Hier liegt der Grund, warum es den Drohungen der Werbekampagnen – „Du kochst dir das

Gehirn weich!“, „Die Spritze bringt dich um!“ – oder ihren tautologischen Ratschlägen – *just say no*, „Einfach nein sagen!“ –, die doch eigentlich abschrecken sollen, an Wirksamkeit mangelt. Wir vergessen zu oft, wie reizvoll das Leben ist.

ANMERKUNGEN

EINLEITUNG
Die Sorgenbrecher

1 Die visuelle und taktile Verfügbarkeit der Waren, die der Besitzlust angeboten werden, nimmt einen zentralen Platz in der Geschichte der Leidenschaften ein. Zu diesem Punkt vgl. Remo Bodei, Geometria delle passioni. Paura, speranza, felicità: filosofia e uso politico, Mailand 3. Aufl. 1992, 12 ff.
2 Thomas de Quincey, Confessions of an English Opium-Eater, London 1822, 189.
3 Ebd.

ERSTES KAPITEL
Die Zeit des Stoffs

1 Fernando Géberovich, Une douleur irrésistible. Sur la toxicomanie et la pulsion de mort, Paris 1984, 98 ff.
2 E. Véra Ocampo, L'Envers de la toxicomanie. Un idéal d'indépendance, Paris 1989, 82; 123–134; Sylvie Le Porlichet, Toxicomanies et psychanalyse. Les narcoses du désir, Paris, 1987; Christiane Balasc, Désir de rien. De l'anorexie à la boulimie, Paris 1990, 17–39.
3 Thomas de Quincey, Confessions of an English Opium-Eater (1822), 187.
4 Ebd., 189.
5 William Burroughs, Junkie. Bekenntnisse eines unbekehrten Rauschgiftsüchtigen (1953), dt. Übers. von Carl Weissner, Frankfurt a. M. 1996, 22.
6 Ebd., 22.
7 Ebd.
8 Christiane F. Wir Kinder vom Bahnhof Zoo, Hamburg 1978, 48.
9 Ebd., 80.
10 Ebd., 82.
11 Ebd.
12 Die Passage über die Zufälle im Alltag ist verkürzt in den Erinnerungen von Joël nachzulesen (E. Véra Ocampo, L'Envers de la toxicomanie, 59): „Es steht fest, daß es an jenem Tag passierte, in einem Gymnasium … wieder eine Institution …, an einem Tag, als man mir einen Joint hingehalten hat, einfach weil das eben mit shit aus Nepal oder Pakistan angefangen hat oder so … ein unförmiges Ding … ich zog daran, und dann war es sofort, sofort passiert … weißt du, das durchdringt jetzt mein Leben … hat sich einfach so eingerichtet … es ist eben diese Art von … na ja … von plötzlichem Ruhegefühl." Donald Goines,

L'Accro, aus der frz. Übers. von Pierre Furlam, Paris 1995, 22: Solange Terry sporadisch sniefte, „zählten die kleinen Heroinmengen, die sie nahm, nicht. Sie war sich viel zuviel wert, um sich kriegen zu lassen. Eigentlich war der einzige Grund, warum sie davon nahm, daß Teddy es gern hatte, wenn sie zur selben Zeit wie er drauf war, sonst nahm sie so was nicht." Der Dealer jedoch kalkulierte so: „Es genügt, wenn sie es gelegentlich nimmt. Eines Morgens wird sie mit Entzugserscheinungen aufwachen" (25).

13 Christiane F., 83.
14 William Burroughs, Junkie, 31 f.
15 Charles Baudelaire, Un mangeur d'opium, in Œuvres complètes, Paris 1975, I, 465.
16 Ebd.
17 Ebd., 466.
18 Thomas de Quincey, Confessions of an English Opium-Eater (1822), 187 f.
19 Ebd., 188.
20 Ebd., 197.
21 Christiane F., Christiane F., 83.
22 Ebd., 89.
23 Ebd., 88.
24 Ebd., 92.
25 Ebd., 89.
26 Ebd., 114.
27 Ebd., 123.
28 Ebd., 149, 205.
29 Ebd., 115.
30 Ebd., 89 f., 107.
31 Ebd., 148, 151.
32 Donald Goines, L'Accro, 57: „Es war nicht das Gefühl, high zu sein, das ihn interessierte. Was er wollte, war ein Schuß, damit er sich wieder normal fühlte. Später am Tag würde er versuchen, genug Geld zusammenzukriegen, um voll drauf zu sein, aber jetzt hatte er nur eine Sorge, nicht mehr zu leiden." Und weiter: „Sie bemerkte nicht, daß das Heroin sie nicht mehr high machte, außer wenn sie eine große Menge nahm. Sie wußte nur, daß der Stoff ihr das Gefühl gab, normal zu sein, und das war es, was sie verzweifelt suchte. Die Droge war nur noch eine vorübergehende Linderung dieser unwiderstehlichen Lust, welche Tag für Tag ihren Körper und ihren Verstand quälte, bis sie sie endlich befriedigte" (105).
33 Jacques Baudour, L'Amour condamné. Esquisse d'une psychothérapie des toxicomanes, Brüssel 1985, 11–15.
34 Ebd., 13.
35 Ebd.
36 Ebd.
37 William Burroughs, Junkie, 158.

38 Ebd., 24.
39 Ebd., 51, 140.
40 William Burroughs, Naked Lunch, dt. von Katharina und Peter Behrens, Berlin 1997, 213 f.
41 William Burroughs, Junkie, 50.
42 Ebd., 141.
43 Ebd.
44 William Burroughs, Naked Lunch, 215.
45 William Burroughs, Junkie, 23: „Ich habe die Qualen des Entzugs durchgemacht und die grenzenlose Erleichterung verspürt, wenn sich die halbverdursteten Zellen an der Spritze auftankten. Vielleicht läuft darauf das ganze Lustprinzip hinaus: die Linderung irgendeines Durstes.“ Das Motiv der berauschten Zellen, die durch die Gewöhnung für immer verändert und ausgehungert sind, kehrt immer wieder: 50 f., 82, 93, 106, 151.
46 William Burroughs, Naked Lunch, 36.
47 Odile Lesourne, Le Grand Fumeur et sa passion, Paris 1984, 48: „Die ‚mechanisch‘ gerauchten Zigaretten sind nach Ansicht der Raucher Grund und äußerer Ausdruck des Raucherübels, weil das bei weitem die häufigsten sind, weil sie nicht besonders angenehm sind und man ihnen gleichzeitig machtlos ausgeliefert ist. Die überwiegende Mehrheit gerauchter Zigaretten bringt somit keinen Genuß. Ihre Wirkung ist eine negative: nicht ‚ohne‘ zu sein, keinen Mangel zu verspüren, eine Freude, die man in erster Linie beim Anzünden erlebt.“
48 Ebd., 60 f.: „Auf diese Weise wird man zu denken verleitet, der starke Raucher wolle das Bedürfnis selbst ebenso wie das äußere Objekt beherrschen: Hat er es denn nicht darauf abgesehen, sich einem Zweitbedürfnis zu widmen, das wie der Hunger aus dem Körper kommt, aber so, daß es völlig unter seiner Kontrolle steht? ... Man kann die Hypothese wagen, der Tabakmißbrauch rühre vom Wiederaufleben eines Omnipotenzwunsches her, dessen Wirkungslosigkeit der Raucher niemals akzeptieren würde. Dieser Allmachtswunsch äußerte sich in der selbsttätigen Hervorbringung eines Bedürfnisses, das dem Körper entspringt und unaufhörlich von einem leicht verfügbaren und immer wieder neu entstehenden multisymbolischen Objekt erfüllt wird.“
49 William Burroughs, Junkie, 51.
50 Ebd.
51 Ebd., 127: „Ein Junkie lebt nach der Uhr des Junk. Wenn der Nachschub abreißt, läuft die Uhr ab und bleibt stehen. Jetzt hängt er da und muß warten, bis die Zeit ohne Junk einsetzt. Ein suchtkranker Junkie kann der externen Zeit nicht entgehen, er kann sich nirgends vor ihr drücken. Er kann nur auf sie warten.“
52 Ebd., 139: „Die Qualen des Entzugs sind das genaue Gegenstück zu dem ‚Kick‘, den einem die Spritze verschafft. Der ganze ‚Kick‘ bei Junk ist, daß man ohne ihn nicht mehr auskommen kann. Junkies leben

nach der Uhr des Junk, der die Aufsicht über ihren Stoffwechsel und sogar die Aufgabe einer Klimaanlage übernimmt – er gibt ihnen Wärme, und er verschafft ihnen Kühlung. Solange Junk da ist, braucht man sich um nichts zu kümmern. Das ist das Schöne daran."

53 William Burroughs, Naked Lunch, 61.

54 William Burroughs, Junkie, 23.

55 William Burroughs, Naked Lunch, 35: „Er ist sich seiner Umwelt bewußt, aber Begriffe haben keinen emotionalen Inhalt, und als Konsequenz ist kein Interesse mehr vorhanden. [...] Sobald jedoch die Aufnahme des Opiats unter den Normwert fällt, überfluten die Entzugssubstanzen den Körper. Wenn die Lust die Befreiung von einer Anspannung ist, bewirken Opiate die Befreiung vom gesamten Lebensprozeß, indem sie den Hypothalamus, der das Zentrum der Libido und der physischen Energie ist, abschalten."

56 William Burroughs, Junkie, 23: „Junk ist eine zellulare Gleichung und macht den Süchtigen mit Tatsachen vertraut, die sich auch auf andere Bereiche übertragen lassen. Mich hat der Umgang mit Junk so manches gelehrt. Ich habe gesehen, wie sich das Leben reduzierte auf Portionen von Morphiumlösung, die mit Augentropfern verabreicht wurden. Ich habe die Qualen des Entzugs durchgemacht und die grenzenlose Erleichterung verspürt, wenn sich die halbverdursteten Zellen an der Spritze auftankten. Vielleicht läuft darauf das ganze Lustprinzip hinaus: die Linderung irgendeines Durstes."

57 Alain Ehrenberg, L'Individu incertain, Paris 1995. Die Idee des Drogenkonsums als Sorge um sich wird in einem Text von Pierre Pachet angeschnitten, „Coleridge, De Quincey, Baudelaire: la drogue de l'individu moderne", in: A. Ehrenberg, Individus sous influence. Drogues, alcools, médicaments psychotropes, Paris 1991, 33–47.

58 Sylvie Geismar-Wieviorka, Les Toxicomanes, Paris 1995.

59 Einige Beispiele für ein allgegenwärtiges Motiv: „Wenn du was gefixt hast, ist dir der Rest egal." – „Junk schließt den Sexualtrieb kurz. Da das Bedürfnis nach nichtsexuellen Kontakten offenbar aus der gleichen Ecke kommt wie der Sexualtrieb, habe ich während einer Heroin- oder Morphiumsucht nicht das geringste Verlangen nach gesellschaftlichem Umgang" (William Burroughs, Junkie, 103, 172). – „Der Süchtige kann acht Stunden damit verbringen, auf eine Wand zu starren. Er ist sich seiner Umwelt bewußt, aber Begriffe haben keinen emotionalen Inhalt, und als Konsequenz ist kein Interesse mehr vorhanden. [...] Opiate [bewirken] die Befreiung vom gesamten Lebensprozeß, indem sie den Hypothalamus, der das Zentrum der Libido und der physischen Energie ist, abschalten. " – „Aber ihre gräßliche, galvanisierte Gier [...] hatte den Tropfer tief im Fleisch ihres verwüsteten Schenkels abgebrochen (er glich eher einem Plakat gegen Bodenerosion). Aber was kümmert es sie? Sie ist nicht einmal besorgt, die Glassplitter zu entfernen, sondern betrachtet ihren blutigen Schenkel mit den kalten, ausdruckslosen Augen eines Fleischers. Was kümmert sie

sich um Atombomben, Wanzen, steigende Mieten oder die freundliche Finanzierungsgesellschaft, die nur darauf wartet, ihr pflichtvergessenes Fleisch wieder zu besitzen…" (William Burroughs, Naked Lunch, 35, 12 f.). – „Terry spürte sich wegsinken. Es war, als befände sie sich in einem Nebel, aber sie nahm ihre Umgebung noch bewußt wahr. Als sie bemerkte, daß Porky sie lauernd anstarrte, wollte sie sich wieder aufrichten. Doch die Droge war zu stark, oder vielmehr ließ sie sie gleichgültig werden. ‚Ist mir egal', schloß sie, während ihre Empfindung stumpf wurde und ihr der Kopf wieder auf die Brust fiel." – „Nachdem Terry sich einen Teil des Stoffs gespritzt und ihr Besteck weggeräumt hatte, legte sie sich aufs Bett. Sie fühlte, wie das Heroin zu wirken begann. Sie entspannte sich und betrachtete die Zimmerdecke, während warme Wellen der Wonne sie überfluteten. Es war ihr, als triebe sie in einem Meer von Schaum. Kurz darauf umschloß sie der Schaum in einer wohltuenden Wolke, und die verdreckte Umgebung verschwand. Ihr Universum war nun eine Welt des Traums, die frei von Ängsten war und sich schön anfühlte, solange die Droge ihren Dienst tat und wirkte, und sie schwebte in einer unendlichen, grenzenlosen Zeit, ohne sich um Vergangenheit oder Zukunft zu sorgen" (Donald Goines, L'Accro, 27, 173). – „Ich wollte unbedingt high werden, um den Problemen, den Niederlagen und dem Stumpfsinn des Alltags zu entkommen… und mit Kokain war es immer eine wunderbare Flucht." – „Ich genoß meine sorglose Existenz in Gesellschaft von jenen, denen all die besessenen Konkurrenzkämpfer, die in den yuppiemäßigen achtziger Jahren das Fegefeuer der Eitelkeiten entfacht hatten, scheißegal waren" (Ray Shell, Vereist: Tagebuch eines Crack-Abhängigen, dt. von Michael Holmann, München 1994, 174, 274).
Gleichgültigkeit, Sorglosigkeit und geistige Erstarrung finden sich sowohl bei Thomas de Quincey als auch in der Autobiographie von Christiane F. wieder.

60 Ray Shell, Vereist: Tagebuch eines Crack-Abhängigen, 174.

61 William Burroughs, Junkie, 51: „In dem Maße, wie man sich mit Drogen vollpumpt, verliert alles andere an Bedeutung. Das Leben beschränkt sich auf sehr wenig: den Schuß, die Erwartung des nächsten, das Versteck, das Rezept, den Tropfer."

62 Ebd., 190.

63 Ray Shell, Vereist: Tagebuch eines Crack-Abhängigen, 248 f.: „Ich hab gedacht, Kokain nähme ich bloß so zum Zeitvertreib, als würde ich Wasser oder Orangensaft trinken. Ich hab nicht erkannt, daß es 'ne Arbeit war. Aber das war's. Ein riesiger Job. Es aufzutreiben. Die Quelle aufzutreiben. Das Geld aufzutreiben. Pläne auszuhecken, um an die Knete ranzukommen. Leute aufzutreiben, die welches hatten, wenn ich keines hatte, und rauszukriegen, was sie dafür wollten. Es war'n Fulltime-Job. Und sobald ich high war, bin ich natürlich nicht mehr aufgestanden und in die Arbeit gegangen."

64 W. Brock, „The Use of Drugs for Pleasure. Some Philosophical Issues", in: T. Murray, W. Gaylin, R. Macklin, Feeling Good and Doing Better, Clifton (N J) 1984, 83–106.

ZWEITES KAPITEL
Das Verlangen ist unersättlich

1 Xenophon, Oeconomicus, I, 22.
2 Platon, Der Staat, 580 e.
3 Ebd., 585 a–b.
4 Aristoteles, Nikomachische Ethik, III, 13, 1118 a 9–10.
5 Galen, Que le bon médecin est philosophe, III, 59–60. (Dt. Ausg.: Galen, Abhandlung darüber, daß der vorzügliche Arzt Philosoph sein muß. Nachrichten d. Akad. der Wissenschaften, Göttingen, I. Phil.-hist. Klasse, 1965.)
6 M. Foucault, L'Usage des plaisirs, Paris 1984, 16, 99–107.
7 Naiverweise haben sich viele „über die Natur des Prozesses geirrt; sie haben geglaubt, daß Freud in einer plötzlichen Wendung endlich dem Sex wieder gab, was ihm gebührte und so lange verweigert worden war; sie haben nicht gesehen, daß Freud von seinem guten Geist an einen entscheidenden Punkt innerhalb der seit dem 18. Jahrhundert operierenden Wissens- und Machtstrategien gestellt worden war; und daß er mit einer bewundernswerten Effizienz […] der jahrhundertealten Einschärfung zur Erkennung und Diskursivierung des Sexes neuen Auftrieb gab. Man erinnert oft an die zahllosen Prozeduren, mit denen uns das alte Christentum den Körper verabscheuenswert gemacht haben soll. Aber denken wir doch ein bißchen an all die Hinterlistigkeiten, mit denen man uns seit Jahrhunderten den Sex liebenswert, seine Erkenntnis begehrenswert und alles, was sich davon sagen läßt, kostbar macht; mit denen man uns zur Entfaltung all unserer Geschicklichkeiten aufreizt, um ihn zu erwischen, und mit denen man uns an die Pflicht bindet, ihm die Wahrheit zu entlocken; mit denen man uns Schuld einredet, weil wir ihn so lange verkannt haben. " Nun sind wir nach Foucaults Ansicht der „Alleinherrschaft des Sexes" unterworfen, gebunden an die endlose Aufgabe, „sein Geheimnis zu zwingen und diesem Schatten die wahrsten Geständnisse abzuringen" (Michel Foucault, Der Wille zum Wissen, Sexualität und Wahrheit 1, Frankfurt a. M. 1977, 189 f.).
8 Die antipsychoanalytische Strategie Foucaults ist besonders klar von J.-A. Miller gesehen worden, „Michel Foucault et la psychanalyse", in: Michel Foucault philosophe. Rencontre internationale. Paris, 9, 10, 11 janvier 1988, Paris 1989, 77–82.
Miller verweist auf den Tonfall (die Psychoanalyse sei „von Sarkasmen überhäuft", 77) wie auch die „wesentliche Linie", die die theoretische Position rechtfertigt, die Verbindung zwischen dem „Reden über den

Sex" und dem „Reden von sich" (80 f.). Er unterstreicht auch, Foucault habe 1976 sein Vorhaben der Rekonstruktion in *Der Wille zum Wissen* ausdrücklich formuliert, dem ersten Band einer Geschichte der Sexualität, einer „Genealogie der Psychoanalyse", die die Verbindung zwischen Bekenntnis und Therapie erhellt. Erst mit den griechischen Tableaus – *Der Gebrauch der Lüste* und *Die Sorge um sich* – variiert Foucault den Ansatz, indem er die Denunziation der christlichen und psychoanalytischen Finten, die uns „die wahrsten Geständnisse" über den Sex abzwingen sollen (siehe das Zitat der vorigen Anmerkung), um die Analyse der verbreiteten These vermehrte, ein solches Wissen könne zur Selbsterkenntnis führen.
Im selben Band ist der Beitrag von P. Macherey „Pour une histoire naturelle des normes" (203–221) nachzulesen. In einem Kommentar, der weit weniger kritisch mit dem Text Foucaults umgeht, vertritt Macherey die Ansicht, Foucaults Vorwurf gegen die Psychoanalyse beruhe auf der Tatsache, daß sie „auf ihre Weise den großen Ursprungsmythos wiederaufnimmt, indem sie ihn mit dem Gesetz selbst in Verbindung bringt" (217). Aus dem Blickwinkel Foucaults könne man folglich sagen, Lacan habe, als er die Theorie der Begierde erweiterte, die produktive und nicht nur hemmende Rolle des Gesetzes erkannt; indem er jedoch das Gesetz zum determinierenden Prinzip erhob, sei er zu weit gegangen.
Es ist merkwürdig, daß man den Inhalt der Argumente Foucaults so weit ignorieren kann, die ganz im Gegenteil auf die – als Aufforderung, als Gebot zu verstehende – therapeutische Einladung abzielen, sich zu erklären und zu reden. Jacques Derrida hat sich hier als weitaus sensibler erwiesen in „Être juste avec Freud. *L'Histoire de la folie* à l'âge de la psychanalyse", in: Penser la folie. Essais sur Michel Foucault, Paris 1992, 141–195, besonders 187. Diese Sammlung wird durch einen Text von Elisabeth Roudinesco eingeleitet, „Lectures de *l'Histoire de la folie* (1961–1986)", 11–35, in dem sie untersucht, wie Foucaults Schriften unter französischen Psychoanalytikern und Philosophen rezipiert werden.

9 H. Dreyfus und P. Rabinow, Michel Foucault. Un parcours philosophique, frz. Übers. Gilles Barbedette, Paris 1984, 250; M. Foucault, Der Wille zum Wissen, 77 ff.

10 H. Dreyfus und P. Rabinow, Michel Foucault, 338.

11 Es sei nur kurz an die Grundregel der psychoanalytischen Methode erinnert, die den Analysanden auffordert, alles zu sagen, was ihm in den Sinn kommt – jede freie Assoziation –, jedoch kein Gebot darstellt. Freud hat schon im imaginären Dialog „Die Frage der Laienanalyse" seinem Gesprächspartner erwidert, daß der Unterschied zwischen Analyse und Bekenntnis in der Tatsache besteht, daß der Reuige das sagt, was er weiß, während der Patient auch das ausspricht, was er nicht weiß. Daher geben seine Aussagen nicht Rechenschaft, sondern sind Entdeckung. Der analytische Zugang zu den unbewußten Vorgän-

gen – Verdrängungen, Konflikten, Phantasien, Identifikationen – *ist keine Gewissenserforschung.* Fügen wir noch hinzu, daß der Analytiker sich aller Werturteile zu enthalten hat und auch keine Absolution im Namen des Vaters, des Sohnes und des Heiligen Geistes erteilt.

12 H. Dreyfus und P. Rabinow, Michel Foucault, 337.

13 Ebd., 336.

14 Die zentrale Stellung der Begierde in der antiken philosophischen Literatur als Besessenheit von der Sexualität hat auch Maurice Olender in seiner Arbeit über Priapus herausgearbeitet, jenen Gott, der an einer solch dauerhaften Erektion litt und auf schmerzhafte Weise den unersättlichen Charakter männlicher Begierde verkörpert (Priape le mal-taillé, Paris). In gleicher Weise hat Pascal Quignard den fascinus, den faszinierenden Phallus, in den Mittelpunkt der Sexualität bei den Römern gestellt (Le Sexe et l'effroi, Paris 1994).

15 Xenophon, Oeconomicus, I, 22.

16 Aristoteles, Nikomachische Ethik, III, 15, 1119 b 3.

17 Ebd., 14, 1119 a 1–3.

18 Aristoteles, Politik, II, 1267 b 3.

19 Aristoteles, Nikomachische Ethik, III, 15, 1119 a.

20 Platon, Der Staat, 562 b.

21 Ebd., 562 b.

22 Ebd., 578 a.

23 Ebd., 585 a–b.

24 Platon, Timaios, 80 d–81 e.

25 Ebd., 72 e–73 a.

26 Ebd., 70 d–71 a.

27 Platon, Phaidros, 253 c–254 d.

28 Platon, Der Staat, IX. Im Phaidros (230 a–b) scheint Sokrates neugierig zu erfahren, ob dieser nicht noch zwiegestaltiger ist als Typhon, ein anderes denkwürdiges Ungeheuer Hesiods. Vgl. Theogonie, 306 ff.; 349 ff.

29 Hesiod, Theogonie, 319–324.

30 Ebd., 310 ff.

31 Homer, Odyssee, XII, 89–92. Vgl. Apollodoros, Epitome, VII, 20.

32 Platon, Der Staat, IX, 588 b.

33 Ebd., X, 605 b.

34 Platon, Phaidros, 253 e.

35 Platon, Der Staat, IX, 586 b–d.

36 Platon, Gorgias, 494 b.

37 Vgl. ebd., 493 a–b. Im Zusammenhang mit dem Regenpfeifer (494 b) vgl. Übersetzung und Diskussion bei Barbara Casson, L'Effet sophistique, Paris 1995, 330, im Gegensatz zu der Version von Monique Canto in der frz. Übersetzung von Platon, Gorgias, Paris 1992.

38 Als kritische Begleitliteratur, die der ontologischen Problematisierung der Begierde bei Platon aufgeschlossen ist, seien zwei erhellende Pu-

blikationen genannt: N. Grimaldi, Le Désir et le Temps, Paris 1971; J. Frère, Les Grecs et le désir de l'être, Paris 1981, 117–289.

39 Platon, Gorgias, 493 a–c. Daß ein Zustand dauerhaften Begehrens als schmerzhaft und leer erlebt wird, dazu ein griechisches Zeugnis, außerhalb der Philosophie. Vgl. M. Olender, „Priape à tort et de travers", Nouvelle Revue de psychanalyse, 1991, 59–82.

40 Platon, Gorgias, 493 c.

41 Platon, Philebos, 31 a.

42 Ebd., 52 c.

43 Ebd., 53 d.

44 Ebd., 52 c.

45 Ebd., 53 b.

46 Platon, Gorgias, 496 c–e. Zur Gleichzeitigkeit zwischen Juckreiz und Kratzen, Gorgias, 494 c, und Philebos, 46 a–47 b. Die sexuelle Andeutung ist in beiden Fällen unbestreitbar.

47 Ebd., 47 c–d.

48 Wenn man der Argumentation des Philebos folgt, ermißt man die Merkwürdigkeit der Behauptung Michel Foucaults: „Die Ontologie, auf die sich diese Ethik stützt, ist keine Ontologie des Mangels und der Begierde." Vgl. C. Jambet, „Constitution du sujet et pratique spirituelle. Remarques sur l'Histoire de la sexualité", in: Michel Foucault philosophe, 276. Für eine gängige Lektüre des Philebos, die auf die Ontologie der Begierde aufmerksam macht, ziehe man Hans-Georg Gadamer heran: Platos dialektische Ethik (1931), engl. Übers., Plato's Dialectical Ethics. Phenomenological Interpretations Relating to the Philebus, Yale University Press 1991.

49 Platon, Philebos, 45 b.

50 Ebd., 45 d–e.

51 Ebd., 45 a.

52 M. Nussbaum, The Fragility of Goodness. Luck and Ethics in Greek Tragedy and Philosophy (1986), Cambridge [8]1991, 136–233.

53 Die Bemerkung über den falschen Genuß hat eine interessante Debatte vor allem unter englischsprachigen Philosophiehistorikern entfacht. Dazu schlage man nach bei J. C. B. Gosling, „False Pleasures: Philebus, 35 c – 41 b", Phronesis 4, 1959, 44–53; „Father Kenny on False Pleasures", Phronesis 5, 1960, 41–45; A. Kenny, „False Pleasures in the Philebus: A Reply to Mr. Gosling", Phronesis 5, 1960, 45–52; J. Dybikowski, „False Pleasure and the Philebus", Phronesis 15, 1970, 147–165; T. M. Penner, „False Anticipatory Pleasures: Philebus 36 a 3 – 41 a 6", Phronesis 15, 1970, 166–178; D. Frede, „Rumpelstiltskin's Pleasures: True and False Pleasures in Plato's Philebus", Phronesis 30, 1985, 151–180; C. Hampton, „Pleasure, Truth and Being in Plato's Philebus. A reply to Professor Frede", Phronesis 32, 1987, 253–262. Über Phronesis hinaus vgl. J. L. Cherlonneix, „La vérité du plaisir ou le problème de la biologie platonicienne", Revue de métaphysique et de morale 91, 1986, 311–338.

54 Platon, Philebos, 53 c.
55 Ebd., 54 d.
56 Zu dieser Bemerkung über die „Lust-Genese", vgl. V. Goldschmidt, Le Système stoïcien et l'idée du temps, Paris [2]1969.
57 Platon, Philebos, 54 e.
58 Platon, Der Staat, IX, 583 c–586 a; vgl. Philebos, 43 e–44 c, mit einem Kommentar von D. Frede: Plato, Philebus, translated with Introduction and Notes by Dorothea Frede, Cambridge/Indianapolis 1993, XLIX–L. Die beste Begleitlektüre zu diesen Texten findet sich in M. Nussbaum, The Fragility of Goodness, 146–151.
59 William Burroughs, Junkie, 2 f.
60 William Burroughs, Naked Lunch, 51.
61 Ebd.

DRITTES KAPITEL
Dauerhaftes Glück

1 Eine allgemeine Betrachtung findet sich bei David Courtwright, Dark Paradise: Opiate Addiction in America before 1940, Harvard University Press 1982; Paul Butel, L'Opium: histoire d'une fascination, Paris 1995; besonders auch Alethea Hayter, Opium and the Romantic Imagination. California University Press 1968.
2 Vincent Jauvert, „Héroïne sur ordonnance", Le Nouvel Observateur, Nr. 1464, 26 nov.–2 dec. 1992, 28.
3 Claude Olievenstein, Il n'y a pas de drogués heureux. Paris 1977, 206 f. Den Analytikern, die einen chemisch erzeugten Genuß als „Genuß in der Einbildung" abtun, entgegnet Olievenstein: „Wie soll ich ihnen begreiflich machen, daß ihre vorschnellen Schlußfolgerungen überhaupt nicht zu dem passen, was ich beobachten konnte, nämlich an denen, die in der Zeit vor dem unausweichlichen Verfall, die ich den Honigmond der Droge nennen möchte, echte Lebensfreude zeigten und eine gewisses Gleichgewicht besaßen?" (206).
4 Thomas de Quincey, Confessions of an English Opium-Eater (1822), 198.
5 Ebd., 189.
6 Ebd., 211.
7 Ebd., 219 ff.
8 Epikur, Brief an Menoikeus, 131 f.
9 Ebd., 128.
10 Ebd.
11 Epikur, Katechismus, 3; Spruchsammlung, 42.
12 Innerhalb der großen Bibliographie siehe vor allem Phillip Mitsis, Epicurus, Ethical Theory: The Pleasure of Invulnerability, Ithaca 1988.
13 Epikur, Spruchsammlung, 42.
14 Epikur, Katechismus, 3.

15 Usener, Epicurea, 421.
16 Epikur, Brief an Menoikeus, 128.
17 Epikur, Spruchsammlung, 59.
18 Thomas de Quincey, Confessions of an English Opium-Eater (1822), 189. (Vgl. E. Chambard, Les Morphinomanes (1890), Paris 1988, 53.)
19 Ebd., 189: „Welch eine Wiederauferstehung des Geistes aus den Tiefen der Finsternis? Was für ein apokalyptisches Universum trug ich in mir! Daß meine Schmerzen verschwunden waren, schien mir jetzt eine Bagatelle zu sein; dieser negative Effekt wurde jetzt von den unerschöpflichen positiven Wirkungen verschluckt, die sich mit einem Mal, im Abgrund der himmlischen Wonnen, vor mir aufgetan hatten."
20 E. Chambard, Les Morphinomanes, 3.

VIERTES KAPITEL
Entzug

1 Platon, Der Staat, IV, 43 a–44 c 2.
2 Ebd., IX, 580 d–587 b.
3 Ebd., 587 a.
4 Zu Platons Bemühung, die Komponenten der Seele voneinander zu trennen, und zur stoischen Kritik dieser Trennung siehe F. Buffière, Les Mythes d'Homère et la pensée grecque, Paris 1956, 265–278. Zur Aristotelischen Kritik vgl. P. A. Van der Waerdt, „Aristoteles criticism of soul division", American Journal of Philology 108, 1987, 627–643.
5 Platon, Timaios, 69 d–73 a. Vgl. C. Joubaud, Le Corps humain dans la philosophie platonicienne. Étude à partir du Timée, Paris 1991, 134–138.
6 Platon, Gorgias, 492 d 1–493 d 4. E. R. Dodds betont, es gehe hier weder um die Dreiteilung noch um das epithumētikón als terminus technicus. Er meint, die Dreiteilung taucht zum erstenmal im Staat auf, als Gegenstück zur gesellschaftlichen Teilung in drei Klassen. Platon, Gorgias. A revised text with introduction and commentary by E. R. Dodds (1959), Oxford 1990, 300.
7 Platon, Der Staat, IX, 588 c–e.
8 Ebd., V, 475 c 7.
9 Platon, Gesetze, II, 665 c 6.
10 Platon, Der Staat, VII, 521 d–e 4.
11 Ebd., 521 c–e.
12 Ebd., 521 d.
13 Ebd., 524 e 4.
14 Ebd., VI, 504 e.
15 Ebd., 505 e 1.
16 Platon, Philebos, 58 d.
17 Platon, Der Staat, 504 c–d.
18 Ebd., 503 d 5 (diaponein).

19 Platon, Phaidon, 66 d.

20 Im Staat, VI, 485 d, ist die Rede von den Bedürfnissen wie von einem Strom, rheuma, der in die eine oder andere Richtung gelenkt werden kann, nämlich in Richtung Philosophie oder in Richtung der körperlichen Genüsse. Somit gäbe es eine Art Fließen der philosophischen Begierde. Also noch eine Ausnahme! Wieder geht es in diesem Zusammenhang um eine Gegenüberstellung von philochrēmatos und der Philosophie. Die Argumentation besteht auf dem Unterschied. Rheûma bezeichnet im übrigen nicht unbedingt das Wegfließen, den Sturz des Stromes, was durch das epi-rhein ausgedrückt wird.

21 Platon, Timaios, 43 a–44 c. Catherine Joubaud, Le Corps humain dans la philosophie platonicienne, Paris 1991, 140: „Die Erwähnung des Flusses des Lebendigen auf der Ebene der Empfindung ist zunächst überraschend, zumal eines Flusses, der extrem gewalttätig ist: Die verwendeten Termini wie *Wasserfall, Flut* spiegeln das wider und stehen so in Einklang mit der Konzeption einer lebendigen Welt als permanentem Fluß." Zur Stellung der heraklitischen Naturphilosophie des permanenten Fließens im Werk Platons vgl. Terence H. Irwin, „Plato's Heracleiteanism", Philosophical Quarterly 27 (1977), Nr. 106, 1–13; Charles Kahn, „Plato and Heraclitus", The Boston Area Colloquium in Ancient Philosophy, 1 (1985), 241–258; Marie-Louise Gill, „Matter and Flux in Plato's Timaeus", Phronesis 32 (1987), Nr. 1, 34–53.

22 Platon, Philebos, 60 b.

23 Platon, Der Staat, XI, 581 d–e.

24 Platon, Phaidros, 256 a.

25 Ebd., 256 a–b.

26 Ebd., 257 b.

27 Ebd., 256 d.

28 Platon, Gastmahl, 211 d.

29 Platon, Phaidros, 252 a.

30 Ebd., 256 a.

31 Ebd., 255 e.

32 Ebd., 256 d.

33 Bedauerlicherweise hat Heidegger (Sein und Zeit, Gesamtausgabe, Frankfurt a. M. 1977, Bd. 2, 261 ff.), indem er sich auf „Faust und die Sorge", einen Artikel von K. Burdach, bezieht, nicht den Reichtum der antiken Problematisierung der Sorge ausgeschöpft.

34 Platon, Gorgias, 493 a–c; Phaidros, 252 a.

35 Platon, Phaidros, 249 b.

36 Ebd., 250 e: *sebesthai;* 255 a: *therapeía.*

37 Heidegger, Sein und Zeit, 259 f.

38 Platon, Der Staat, VI, 485 d.

39 Ebd., d 12.

40 Platon, Gastmahl, 210 a–b.

41 Ebd., 204 e 1.

42 Zu dem gesamten äußerst wichtigen und ungewöhnlich schönen Text vgl. vor allem Rosen, Plato's Symposium (1968), Yale University Press 1987, 197 ff.; M. Nussbaum, The Fragility of Goodness, 165–199; F. C. White, „Love and Beauty in Plato's Symposium", Journal of Hellenic Studies 109, 1989, 149–157.
43 Platon, Phaidros, 250 b.
44 Ebd., 254 b.
45 Ebd., 254 c–d.

FÜNFTES KAPITEL
Appetitive Begierden

1 Eine Fassung dieses Kapitels ist bereits veröffentlicht worden unter dem Titel „Der Akt in der Begierde" in Revue internationale de psychopathologie, 1995, Sonderausgabe zu *L'acte sexuel,* unter der Federführung von Monique David-Ménard.
2 Vgl. zu dieser Wendung Charles Baladier, L'Éros médiéval. Désir, plaisir et délectation morose, der in Kürze erscheinen wird.
3 Jacques Lacan, Le Séminaire, Buch VIII, Le Transfert, Paris 1991, 14.
4 Diese Überlegungen sind Teil einer Epochen übergreifenden Untersuchung über die Geschichte der Sexualität im Abendland. Das Vorhaben zielt nach Foucault darauf ab, zu den philosophischen Texten zurückzugehen, die herangezogen und untersucht werden, um die darin wesentliche und in der Vergangenheit leider verschüttete ontologische Dimension aufzuspüren. Zwei Teile sind veröffentlicht: „Du désir insatiable au plaisir captivé" (Von der unersättlichen Begierde zum packenden Genuß), Problèmes d'histoire des religions, 1, 1992, 33–48 (Thema der Ausgabe: Religion und sexuelles Tabu); „Le bon appétit" (Heißhunger), Modern Languages Notes, 106 (4), 1993, 751–764 (Sondernummer Cultural Representations of Food). Neben diesem Essay über den negativen Genuß wird eine Geschichte der Sexualität in Antike und Urchristentum in Frankreich, Italien und den USA erscheinen.
5 Tertullian, Ermahnung zur Keuschheit, IX, 2.
6 Ebd., IX, 3.
7 Ebd.
8 Augustinus, Der Gottesstaat, I, 16, 18, 22.
9 Es existiert eine außerordentlich interessante Dokumentation über die erotischen Träume in der vorchristlichen Antike, und besonders bei Ärzten. J. Pigeaud, „Le rêve érotique dans l'Antiquité gréco-romaine: l'oneiōgmós", in: Littérature, Médecine, Société, 3, 1981, 10–23. Was das Leitmotiv dieser Behandlung des Problems auszumachen scheint, ist die *vanitas;* ferner schließt dieser fürchterliche Lukrez-Text, wo die durch ein Bild hervorgerufene Ejakulation als Wahrheit der Liebe präsentiert wird, die rhetorische Aufregung mit ein, entfacht durch die „unberührbaren Trugbilder". Zur Neigung der Griechen, in Bildern der – aufgrund ihrer

Vergänglichkeit – hinfälligen Ersatzvorstellungen Objekte aus Fleisch und Blut zu sehen, vgl. M. Bettini, Il Ritratto dell'amante, Turin 1992.

10 Platon, Der Staat, IX, 1.

11 Wie Peter Brown zu Recht unterstreicht, beweist der erotische Traum die Macht der Sexualität und die Ohnmacht des Christen, der mit aller Kraft darum bemüht ist, seine Begierde ein für allemal zu unterdrücken. Dieser Ungehorsam des Fleisches spaltet den Menschen und vermittelt ihm das Gefühl, daß er nie mit sich selbst eins werden kann (The Body and Society, New York 1988, 406 f.).

12 Augustinus, Bekenntnisse, X, 30, 41 f.

13 Der Einfluß der Stoiker auf das christliche Denken ist ausgiebig erforscht worden besonders von J. Rohmer, „L'intentionalité des sensations chez Saint Augustin", Augustinus magister I, Paris 1954, 490–498; M. Spanneut, Le Stoïcisme des Pères de l'Église, Paris 1957; G. Verbeke, „Saint Augustin et le stoïcisme", Recherches augustiniennes I, Paris 1958, 67–89; M. Testard, Saint Augustin et Cicéron, 2. Bd., Paris 1958; A.-J. Voelke, L'Idée de volonté dans le stoïcisme, Paris 1973; M. Colish, The Stoic Tradition from Antiquity to the Early Middle Ages, Leiden 1985; C. Kahn, „Emergence of the Concept of the Will in Ancient Philosophy", in: J. Dillon and A. A. Long, The Question of Eclecticism, Berkeley/Los Angeles 1988. Der ausführliche Gedankengang, den ich hier entwickle, findet sich meines Wissens nicht in den Arbeiten über die Geschichte des Stoizismus. Im Zusammenhang mit den Leidenschaften kann man im Gegenteil eine Tendenz beobachten, Augustinus' Kritik an der stoischen Idee der Ungerührtheit – was genauer ist – hervorzuheben, ohne übrigens zu erkennen, daß er sich von den Stoikern wesentliche Konzepte geborgt hat, wie man weiter unten sehen wird. Zum Beispiel I. Bochet, Saint Augustin et le désir de Dieu, Études augustiniennes, Paris 1982, oder F.-J. Thonnard, „La valeur morale des passions" und „La psychologie des passions", Anmerkungen zur Ausgabe Der Gottesstaat, Bücher XI–XIV, Œuvres de Saint Augustin, 35, Paris 1959, 531–539. Wenn ich die Stoiker zwischen Platon und den Christen einreihe, möchte ich ausdrücklich nicht den Abstand zwischen Antike und Christentum verwischen, sondern den Gegensatz deutlich machen, den diese eigentümliche Denkart der Stoiker hervorgebracht hat.

14 Cicero, Akademische Abhandlungen, I, 11. Vgl. G. Watson, Phantasia in Classical Thought, Galway 1988; A. A. Long, „Representation and the Self in Stoicism", in: Everson, Psychology. Companion to Ancient Thought 2, Cambridge 1991.

15 Ebd., „sed ad haec quae visa sunt, et quasi accepta sensibus, assensionem adiungit animorum, quam esse vult in nobis et voluntariam".

16 Ebd.

17 R. Sorabji hat betont, daß für die Stoiker die Wahrnehmungen auch von der Zustimmung abhängig waren und daß die *phantasíai* noch keine Wahrnehmungen sind: „Appearances are received by the sen-

ses, but distinct from these is the assent of the soul *(anima)*, mind *(animus)* or (in humans) reason *(lógos, logite dynamis)*. And something more important to the Stoics than belief depends on this assent, namely perception *(aisthesis, sensus)*. Perception is not the same as appearance. (Vgl. Stoicorum veterum fragmenta (1903–1924), Stuttgart 1964, II, 71–74)", Animal Mind and Human Morals, London 1993, 40 f.

18 Cicero, Lucullus, 12.

19 Ebd.

20 Ebd., 10 und 12.

21 In Wirklichkeit geben oder verweigern wir unsere Zustimmung den „begrifflichen Übersetzungen der Vorstellungen" und nicht den visuellen Bildern. Aber die propositionalen Inhalte, denen wir Vertrauen schenken, sind nur die verbalen und stillen Übertragungen der Bilder. Da ich Worte gutheiße, also die sprachliche Aussage, die die *phantasía* ausdrückt, ist sie es – als transkribierte –, wozu ich ja sage. Während Pierre Hadot dem Wort den Vorrang vor der Vorstellung einräumt (La Citadelle de Dieu, Paris 1992), besteht Claude Imbert zu Recht auf der Unterdrückung der „diskursiven Formen durch die repräsentativen Zeichen", der „Unterordnung des diskursiven Bereichs unter die geheimnisvolle Synthese zu einem Bild", der Unterwerfung des Diskurses (soweit es sich um Beschreibung und Analyse handelt) unter einen „repräsentativen Zustand, sei er erlitten oder selbst verursacht" („La logique stoïcienne et la construction du récit", Phénoménologie et langues formulaires, Paris 1992, 93 f.). Im übrigen legen sich die doxographischen Quellen selbst nicht alle genau darauf fest, daß das Einverständnis sich auf die sprachliche Aussage stützt, die sich aus dem Bild herleitet. Einige geben zu verstehen, letzteres sei als solches Gegenstand der Einwilligung.

22 Cicero, Lucullus, 10.

23 Ebd.

24 Seneca, Briefe an Lucilius, 113, 18 (Stoicorum veterum fragmenta, III, 169): „Omne rationale animal nihil agit, nisi primum specie alicuius rei inritatum est, deinde impetum cepit, deinde adsensio confirmavit hunc impetum. Quid sit adsensio dicam. Oportet me ambulare; tunc demum ambulo, cum hoc mihi dixi et adprobavi hanc opinionem meam." – Plutarch, Moralia, 1057 a (ebd., 177): „Es gibt weder Aktion noch Neigung ohne Zustimmung, und es ist eine Erfindung und leere Hypothese, daß, sobald die entsprechende Vorstellung entstanden ist, die Neigung in Bewegung münde, ohne daß man dieser Vorstellung nachgegeben und seine Zustimmung erteilt hätte." – Stobaeus, II, 88, 1W (Stoicorum veterum fragmenta III, 171): „Alle Neigungen sind Zustimmungen." Vgl. A.-J. Voelke, L'Idée de volonté dans le stoïcisme, 50–55.

25 Cicero, Akademische Abhandlungen, I, 10. Vgl. Tusculanae disputationes, III, 11, 24 f.: „Wenn man die Ursache für den Verdruß findet, hat

man auch sein Heilmittel. Nun liegt diese Ursache ganz und gar im Gedanken, der nicht nur die Ursache des Verdrusses, sondern auch die aller anderen Leidenschaften ist, von denen es vier Gattungen und noch mehr Arten gibt." – Tusculanae disputationes, IV, 7, 14 f: „Omnes perturbationes iudicio censent fieri et opinione. Itaque eas definiunt pressius, ut intellegatur, non modo quam vitiosae, sed etiam quam in nostra sint potestate. (...) Opinationem autem, quam in omnis definitiones superiores inclusimus, volunt esse imbecillam adsensionem." Es ist vor allem Plutarch, der in seiner Abhandlung *Über moralische Tugend* die Stoische Vorstellung einer geistigen, zustimmenden und willkürlichen Natur der Leidenschaften aushöhlt und kritisiert. Zur Leidenschaft als eine „im Inneren modifizierte Einsicht", als „Veränderung der Vernunft", die „nur durch die Vernunft selbst möglich wird", vgl. A.-J. Voelke, L'Idée de volonté dans le stoïcisme, 81–91.

26 Ebd., 122. Poseidonius, nach Galen, De H ac P, V, 6; 473 f. Kuhn. Dieser Abschnitt ist problematisch, weil Poseidonius innerlich die stoische Theorie der Leidenschaften als Wirkungen der Urteile über die Erscheinungen bestreitet. Für ihn wird die Begierde durch die *phantasía* selbst hervorgerufen, durch „jene Art von Gemälde, das der wahrgenommenen Realität gleicht" und eine Repräsentation darstellt. Es gibt also die direkte Wirkung einer ersten bildlichen Vorstellung in der Seele, unabhängig von jeder Übertragung des Visuellen in eine Aussageform. Wenn dagegen kein verstandesmäßiges und diskursives Nachdenken stattgefunden hat, heißt das nicht, daß keine Zustimmung erteilt wird. In diesem Fall sagt der irrationale Teil der Seele ja zu dem Bild als solchem, ohne daß der Verstand sich einmischt.

27 Cicero, Tusculanae disputationes, IV, 7, 14.

28 Die Wirkungen der *phantasía,* der man zugestimmt hat, auf das Geschlecht müssen im Zusammenhang mit der „gemeinsamen Natur von Seele und Körper" verstanden werden. Zu dieser grundlegenden Theorie bleibt das Buch von G. Verbeke, L'Évolution de la doctrine du pneuma du stoïcisme à Saint Augustin, Paris/Löwen 1945, eine besonders wertvolle Quelle. Man ermißt dann besonders die Nachwirkung des stoischen Materialismus im christlichen Denken Tertullians. Bei Jackie Pigeaud („Le rêve érotique dans l'Antiquité gréco-romaine: l'oneiōgmós", vgl. oben Anm. 9 dieses Kapitels) heißt es: „Die Leidenschaft bei den Stoikern besteht von ihrer Entstehung an in einem Urteil und einer Körperlichkeit, die als ein unteilbares Ganzes gegeben sind" (S. 17 f.). In La Maladie de l'âme. Étude sur la relation de l'âme et du corps dans la tradition médico-philosophique antique, Paris 1981, widmet derselbe Autor eine längere Darstellung dem Monismus von Chrysippos und Seneca sowie dem der Ciceronischen Interpretation des Stoizismus (S. 265–353). Er betont: „Die Leidenschaften richten sich nicht nach den Urteilen, sondern sind die Urteile selbst" (265). „Wir verstehen unter dem Monismus des Chrysippos, insofern

er im Zusammenhang mit der Theorie der Leidenschaften auftritt, die Vorstellung, daß es unmöglich ist, das Urteil von den körperlichen Erscheinungen zu trennen, die es begleiten. Es handelt sich um eine einzige und gleiche Handlung: Die Leidenschaft ist aus diesem Hin und Her gemacht, das unzertrennlich mit dem Urteil und mit der Bewegung der Kontraktion oder der Dilatation verbunden ist“ (267). Er zitiert Galen, wie er die körperlichen Erscheinungen der Begierde beschreibt, die „sich wie Dampf erhebt (anathumioménou) und sich über Gesicht und Hände legt“ (266). Er spielt nicht auf die Bewegung der Erektion an, stellt aber den ethisch-physiologischen Zusammenhang her, der einen daran denken läßt. Vgl. auch die spätere Arbeit über die Beziehung zwischen Seele und Körper im stoischen Denken von A. A. Long, „Soul and Body in Stoicism“, Phronesis, 27, 1982, 34–57.

29 Augustinus, Bekenntnisse, X, 30, 41.

30 G. Verbeke, L'Évolution de la doctrine du pneuma du stoicisme à Saint Augustin, 440–451; Michel Spanneut, Le Stoïcisme des Pères de l'Église, 210–222.

31 Ebd., 213.

32 Tertullian, De anima, XVIII, 8.

33 Tertullian, De carnis resurrectione, XLVI.

34 Plutarch, Über moralische Tugend, 7.

35 Dasselbe Beharren auf einer Bewegung der ganzen Seele und also ihrem unbekehrbaren Charakter bei Cicero, Tusculanae disputationes, IV, 9, 22: „Die Stoiker sagen, die Quelle all dieser Leidenschaften sei die Unmäßigkeit, die eine Revolte des ganzen Geistes gegen die geradlinige Vernunft darstellt, eine Bewegung, die so den Vorschriften der Vernunft zuwiderläuft, daß sie keine Chance haben, die Lüste der Seele zu regeln oder zu beherrschen.“

36 Ebd., 422 E.

37 Die äußerst einleuchtende Analyse der symbolischen, spiegelbildlichen Struktur der *poena reciproca* – dieser Bestrafung, in der sich das Vergehen in seiner Umkehrung als Symptom wiederfindet – kommt aus der Feder von P. Brown, The Body and Society, 396–427.

38 Augustinus, Der Gottesstaat, XIV, 23.

39 Ebd., XIV, 6.

40 „Denn die Liebe und der Wille unterscheiden sich nicht ihrer Natur nach, sondern nur durch ihre Intensität; die Liebe ist ein eindringlicher, brennender Wille.“ Diese Definition ist auf die Begehrlichkeit so anwendbar wie auf die Nächstenliebe, wie diese beiden Texte aus *De Trinitate* demonstrieren: „Wenn der Wille derart ungestüm ist, daß er den Namen Liebe, Begehren oder Leidenschaft verdient …“ (XI, 2, 5); „…der Wille, oder auch die begehrliche oder die Nächstenliebe, die nichts als Wille ist mit seiner ganzen Kraft“ (XV, 21, 41) (I. Bochet, Saint Augustin et le désir de Dieu, 104).

41 Augustinus, Der Gottesstaat, XIV, 7.

42 I. Bochet, Saint Augustin et le désir de Dieu, 102.

43 Cicero, Akademische Abhandlungen, I, 10; Tusculanae disputationes, IV, 7.
44 Augustinus, Der Gottesstaat, XIV, 5.
45 Ebd., 5 f.
46 I. Bochet, Saint Augustin et le désir de Dieu, 330 f.

SECHSTES KAPITEL
Vom Nirwana zum verlorenen Objekt

1 Sigmund Freud, Das Unbehagen in der Kultur (1929), Studienausgabe (StA), Frankfurt a. M. [8]1997, Bd. 9, 208: „Was man im strengsten Sinne Glück heißt, entspringt der eher plötzlichen Befriedigung hoch aufgestauter Bedürfnisse und ist seiner Natur nach nur als episodisches Phänomen möglich."
2 Sigmund Freud, Zur Frage der Laienanalyse (1926), Studienausgabe (StA), Ergänzungsband, 291.
3 Sigmund Freud, Das Unbehagen in der Kultur (1929), StA, Bd. 9, 208. Vgl. auch 215 oben. Diese Unterscheidung kehrt mehrmals wieder: Vorlesungen zur Einführung in die Psychoanalyse (1916), StA, Bd. 1, 348; Jenseits des Lustprinzips (1920), StA, Bd. 3, 1 ff.; Das ökonomische Problem des Masochismus (1924), StA, Bd. 3, 343 ff.
4 Sigmund Freud, Das Unbehagen in der Kultur (1929), StA, Bd. 9, 213.
5 Sigmund Freud, Vorlesungen zur Einführung in die Psychoanalyse (1916), StA, Bd. 1, 348 f. Diese Passage ist besonders lehrreich, weil man hier zunächst die Unterscheidung zwischen Vermeiden von Schmerz und der Suche nach Lustgewinn sehen kann, weil „unsere gesamte Seelentätigkeit darauf gerichtet ist, Lust zu erwerben und Unlust zu vermeiden", und anschließend die Reduktion der Lust auf reine Unlustvermeidung.
6 Sigmund Freud, Jenseits des Lustprinzips (1920), StA, Bd. 3, 244 f.
7 Sigmund Freud und Josef Breuer, zu: Studien über Hysterie, Theoretisches (1895), in: Gesammelte Werke (GW), Nachtragsband, III. Teil: Aus der Zusammenarbeit mit Josef Breuer, Frankfurt a. M. 1987, 252.
8 Ebd.
9 Ebd., Anm. 1.
10 Ebd., 255–261.
11 Ebd., 251–260.
12 Sigmund Freud, Abriß der Psychoanalyse (1938), GW, Bd. XVII (Schriften aus dem Nachlaß), 81.
13 Sigmund Freud, „Brief an Josef Breuer", GW, Bd. XVII (Schriften aus dem Nachlaß), 5.
14 Sigmund Freud und Josef Breuer, „Zur Theorie des hysterischen Anfalles" (1893), GW, Bd. XVII (Schriften aus dem Nachlaß), 7–13, besonders 12.
15 Sigmund Freud, Über den psychischen Mechanismus hysterischer Phänomene (1893), StA, Bd. 6, 21 ff.; Die Behandlung gewisser For-

men von Neurasthenie und Hysterie (1887), GW, Bd. XVII (Schriften aus dem Nachlaß), 39–55, besonders 54: „Jedes Ereignis, jeder seelische Eindruck ist mit einem bestimmten Affektbetrag versehen, dessen das Ich sich entweder auf dem Weg einer motorischen Reaktion oder über psychische Assoziationstätigkeit entledigt. Wenn das Individuum den Zuwachs nicht abträgt, bekommt die Erinnerung an diesen Eindruck das Ausmaß eines Traumas und wird Ursache andauernder hysterischer Symptome. Die Unmöglichkeit einer Eliminierung folgt unweigerlich, wenn der Eindruck im Unterbewußtsein bleibt. Wir haben diese Theorie als das *Abreagieren der Reizzuwächse* bezeichnet."

16 Zum „Entwurf", der ein großes Interesse an den Zusammenhängen zwischen der Psychoanalyse und der Biologie des 19. Jahrhunderts zeigt, vgl. Karl Pribram und Morton Gill, Freud's Project Re-assessed: Preface to Contemporary Cognitive Theory and Neuropsychology, New York 1976, sowie den bekannten Text von Frank Sulloway, Freud, Biologist of the Mind. Beyond the Psychoanalytic Legend, New York 1979, 101–131.

17 Sigmund Freud, „Entwurf einer Psychologie" (1895), GW, Bd. XVII (Schriften aus dem Nachlaß), 388 f. Freud spricht hier über Neuronen und Gehirn. Die heutige Neurobiologie und die kognitiven Wissenschaften stehen in offenem Gegensatz zum Freudschen Modell und greifen es sehr häufig an. Aus der, u. a. auch in den USA, überreichen Literatur möchte ich nur einige Veröffentlichungen herausgreifen, denen vor allem an einer kritischen Diskussion sowohl der eher ungeschminkt antipsychoanalytischen als auch der gemäßigteren Thesen liegt: Michel Jouvet, Le Sommeil et le Rêve, Paris 1992, 143–170; Patricia Kitcher, Freud's Dream. A Complete Interdisciplinary Science of Mind, Cambridge/London 1992, 65–112. In seinem Buch Listening to Prozac®: A Psychiatrist Explores Antidepressants Drugs and the Remaking of the Self, New York 1993 (dt. Ausgabe: Glück auf Rezept. Der unheimliche Erfolg der Glückspille Fluctin, München 1995.), gibt Peter Kramer einen außerordentlich klaren und ausgewogenen Überblick über die Verträglichkeiten zwischen Neurobiologie und Psychoanalyse.

18 Sigmund Freud, „Entwurf einer Psychologie" (1895), GW, Nachtragsband, 446–451.

19 Sigmund Freud, „Formulierungen über die zwei Prinzipien des psychischen Geschehens" (1911), StA, Bd. 3, 15–24, 18.

20 Sigmund Freud, Triebe und Triebschicksale (1915), StA, Bd. 3, 84 f.; „Das Unbewußte" (1915), StA, Bd. 3, 125 ff., besonders 141 ff.; Vorlesungen zur Einführung in die Psychoanalyse (1916), StA, Bd. 1, 348; Jenseits des Lustprinzips (1920), StA, Bd. 3, 217 passim (das Trägheitsprinzip und des Konstanzprinzip werden dort eingehend erörtert); „Das ökonomische Problem des Masochismus", StA, Bd. 3, 343 ff.; „Das Problem der Analyse" ist jedoch unabhängig davon und scheint

ursprünglicher zu sein als die Suche nach Lustgewinn und die Unlustvermeidung.

21 Sigmund Freud, „Entwurf einer Psychologie“ (1895), GW, Nachtragsband, 404.

22 Zum Mechanismus der Verdrängung, Flucht vor Triebregungen, deren Motiv und Ziel nichts anderes als die „Unlustvermeidung“ sind, vgl. Sigmund Freud, Die Verdrängung (1915), StA, Bd. 3, 107 ff. Zu den zwei Systemen und deren Konflikt in bezug auf den Genuß vgl. die unter Anmerkung 46 zit. Texte.

23 Siehe weiter unten, Anmerkung 46.

24 Sigmund Freud, Die Verdrängung (1915), StA, Bd. 3, 107.

25 Sigmund Freud, Vorlesungen zur Einführung in die Psychoanalyse (1916), StA, Bd. 1, 349.

26 Sigmund Freud, „Das ökonomische Problem des Masochismus“, StA, Bd. 3, 345.

27 Sigmund Freud, Vorlesungen zur Einführung in die Psychoanalyse (1916), StA, Bd. 1, 352.

28 Sigmund Freud, Jenseits des Lustprinzips (1920), StA, Bd. 3, 264.

29 Ebd., 246 ff.

30 Ebd., 264.

31 Sigmund Freud, Vorlesungen zur Einführung in die Psychoanalyse (1916), StA, Bd. 1, 348 f.; Das Unbehagen in der Kultur, StA, Bd. 9, 211 ff.

32 Sigmund Freud, Jenseits des Lustprinzips (1920), StA, Bd. 3, 270.

33 Ebd., 271.

34 Ebd., 236–244 , 269 f.

35 Ebd., 241 f.: „Aber wir dürfen annehmen, daß sie [die Träume] sich dadurch [nämlich durch ihren repetitiven Charakter] einer anderen Aufgabe zur Verfügung stellen, deren Lösung vorangehen muß, ehe das Lustprinzip seine Herrschaft beginnen kann. Diese Träume suchen die Reizbewältigung unter Angstentwicklung nachzuholen, deren Unterlassung die Ursache der traumatischen Neurose geworden ist. Sie geben uns so einen Ausblick auf eine Funktion des seelischen Apparats, welche, ohne dem Lustprinzip zu widersprechen, doch unabhängig von ihm ist und ursprünglicher scheint als die Absicht des Lustgewinns und der Unlustvermeidung.“

36 Sigmund Freud, ebd., 264; „Das ökonomische Problem des Masochismus“, StA, Bd. 3, 343. B. Low, Psycho-Analysis, London 1920.

37 Sigmund Freud, Jenseits des Lustprinzips (1920), StA, Bd. 3, 269 f.

38 Vgl. beispielsweise Judith Butler, „The Pleasures of Repetition“, in: Robert Glick und Stanley Bone, Pleasure beyond the Pleasure Principle, Yale University Press 1990, 259–275.

39 Sigmund Freud, „Entwurf einer Psychologie“ (1895), GW, Nachtragsband, 404.

40 Monique Schneider hat diesen Zusammenhang erkannt (Freud et le plaisir, Paris 1980, 94).

41 Sigmund Freud, „Das ökonomische Problem des Masochismus", StA, Bd. 3, 343 f.
42 Ebd., 343–354, Zitatstelle 344.
43 Ebd.
44 In dieser „Kehrtwende" erblickt Monique Schneider eine „wirkliche Neuerung", „Zeichen einer Anziehungskraft in Richtung Leben" (Freud et le plaisir, 95). In einem Text, der zu zeigen versucht, daß Freud das Lustprinzip durch den Todestrieb ersetzt habe, schreibt Edward Casey dagegen, die Selbstkritik Freuds in *Das ökonomische Problem des Masochismus* und seine Versicherung, daß der Genuß als solcher von dem Verlangen nach dem Leben abhängt, gälten nicht. Der Tod dominiere („Subdominance of the Pleasure Principle", in: Robert Glick und Stanley Bone, Pleasure beyond the Pleasure Principle, Yale University Press 1990, 256).
45 Sigmund Freud, „Das ökonomische Problem des Masochismus", StA, Bd. 3, 343–354, bes. 344. Man muß sich dennoch in Erinnerung rufen, daß Freud in seinem letzten, unvollständig gebliebenen Werk *Abriß der Psychoanalyse* (1938) Genuß und Tod immer ganz direkt miteinander verknüpfte und versicherte, daß er deren Verbindung nicht verstehe. „Die Erwägung, daß das Lustprinzip eine Herabsetzung, im Grunde vielleicht ein Erlöschen der Bedürfnisspannungen (Nirwana) verlangt, führt zu noch nicht gewürdigten Beziehungen des Lustprinzips zu den beiden Urkräften, Eros und Todestrieb." (GW, Bd. XVII, 129). Zum Rätsel des angenehmen Charakters der sexuellen Lust vgl. Monique Schneider, Freud et le plaisir, 179–186.
46 Vgl. dazu die Diskussion zwischen G. Santas (Plato and Freud: Two Theories of Love, Oxford 1988) und A. V. Price („Plato and Freud", in: Christopher Gill, The Person and the Human Mind. Issues in Ancient and Modern Philosophy, Oxford 1990, 247–270). Jacques Lacan war zweifellos von Platon fasziniert, besonders in seinem Seminar über Le transfert (Die Übertragung) (Paris 1991).
In: Die Postkarte. Von Sokrates zu Freud und darüber hinaus (Paris 1980), schreibt Jacques Derrida, daß „bei aller Zurückhaltung und Distanz, die Freud in philosophischen Belangen an den Tag legte, ‚Jenseits …' in der Tradition des Philebos [steht]. Dieses Erbe kann als sicher gelten, hinter Freud steht Platon" (425). Daß Derrida einen solchen Schluß ziehen kann, entnimmt er der Spannung zwischen Lust und Lustprinzip in Freuds Texten, die auf folgende Situation zusteuert: Wenn das Lustprinzip seine Herrschaft bekräftigt, indem es den Primärprozeß bindet, limitiert es damit auch die mögliche Lust. Das Lustprinzip behindert die Lust.
Meine Analyse zeigt dagegen, daß das Lustprinzip dem Ich die Verbindung, aber dem Es die Entladung der freien Energie (die Derrida natürlich ignoriert und damit aber unterschätzt) auferlegt. Aufgrund desselben Prinzips versuche ich nicht zu leiden, obwohl mein Es den Genuß will. Räumt man der Entladung den Platz ein, der ihr zukommt,

so erkennt man die tiefgreifende Diskrepanz zwischen Freud und Platon.

47 Sigmund Freud, Zur Frage der Laienanalyse (1926), StA, Ergänzungsband, 294.

48 Sigmund Freud, Jenseits des Lustprinzips, StA, Bd. 3, 220: „Gelingt es ihnen dann, was bei den verdrängten Sexualtrieben so leicht geschieht, sich auf Umwegen zu einer direkten oder Ersatzbefriedigung durchzuringen, so wird dieser Erfolg, der sonst eine Lustmöglichkeit gewesen wäre, vom Ich als Unlust empfunden. Infolge des alten, in die Verdrängung auslaufenden Konfliktes hat das Lustprinzip einen neuerlichen Durchbruch erfahren, gerade während gewisse Triebe am Werke waren, in Befolgung des Prinzips neue Lust zu gewinnen. Die Einzelheiten des Vorganges, durch welchen die Verdrängung eine Lustmöglichkeit in eine Unlustquelle verwandelt, sind noch nicht gut verstanden oder nicht klar darstellbar, aber sicherlich ist alle neurotische Unlust von solcher Art, ist Lust, die nicht als solche empfunden werden kann." Vgl. Hemmung, Symptom und Angst (1926), StA, Bd. 6, 237. Die Verdrängung (1915), StA, Bd. 3, 111 ff. Zur doppelten Struktur des Symptoms und des Traums – Befriedigung und Unlust – vgl. auch: Vorlesungen zur Einführung in die Psychoanalyse (1916), StA, Bd. 1, 219 f. (das Märchen von den drei Wünschen und dem Paar Würstchen) und 352. Der Verlauf der in Erfüllung gehenden Wünsche und derjenigen, die nicht zur Befriedigung gelangen, wird in mehr als einem Text Freuds dargelegt. Man wende sich vor allem dem Kapitel 7 der *Traumdeutung* zu.
Im Zusammenhang mit dem Leiden des Ich unter dem Symptom spricht Moustapha Safouan von der *Not des Lustprinzips* (so lautet der Titel eines 1979 in Paris veröffentlichten Buches). Aber bei Freud handelt es sich um einen derart unverhältnismäßigen Erfolg, daß ich diesen viel weniger unterstützen kann als ein wie immer geartetes Scheitern. Zur Beziehung zwischen Symptom und motorischer Entladung vgl. Monique David-Ménard, L'Hystérie entre Freud et Lacan: corps et langage en psychanalyse, Paris 1983.

49 Zu Energie und Repräsentation vgl. Michel Henry, Généalogie de la psychanalyse, Paris 1985, 343–398. Henry kritisiert auf sehr interessante Weise „das irrige Konzept der unbewußten Repräsentation". Vgl. auch Alasdair Mac Intyre, L'Inconscient. Analyse d'un concept, Paris 1958.

50 Normale Befriedigung: Sigmund Freud, Die Frage der Laienanalyse (1926), StA, Ergänzungsband, 293 f. Besondere Befriedigung: „Entwurf einer Psychologie" (1895), GW, Nachtragsband, 410: „Der Erfahrung nach ist es die Bahn zur inneren Veränderung (Ausdruck der Gemütsbewegung, Schreien, Gefäßinnervation), die dabei zuerst beschritten wird. Alle solche Abfuhr wird aber [...] keinen entlastenden Erfolg haben, da die Aufnahme endogenen Reizes doch fortdauert und die Spannung wiederherstellt. Reizaufhebung ist hier nur möglich

durch einen Eingriff, welcher im Körperinnern die Q-Entbindung für eine Weile beseitigt, und dieser Eingriff erfordert eine Veränderung in der Außenwelt (Nahrungszufuhr, Nähe des Sexualobjektes), welche als spezifische Aktion nur auf bestimmten Wegen erfolgen kann." Zur Lösung der Verbindung zwischen Energie und Repräsentation vgl.: Die Verdrängung (1915), StA, Bd. 3, 111–118.

51 Sigmund Freud, Traumdeutung, StA, Bd. 2. Hier stellt Freud einen ursprünglichen seelischen Apparat, dessen Begehren Repräsentationen anvisiert, die im Gedächtnis verfügbar sind und schon früher mit einer Befriedigung verbunden waren, einem angepaßteren Apparat gegenüber, der die halluzinatorischen Befriedigungen verbannt hat, weil er ihre Ineffizienz erfahren hat. Der innere Weg ist zweifellos der kurze und schnelle, aber er führt bestenfalls zur Aufrechterhaltung der Phantasievorstellungen, das heißt zur Psychose, „wo die seelische Aktivität sich darin erschöpft, das begehrte Objekt festzuhalten". So zeigen die Psychosen „ihre Unfähigkeit, unsere Bedürfnisse im Angesicht der äußeren Welt zu befriedigen". Nur der Umweg über die Wirklichkeit erlaubt, die Objekte zu finden, dank derer das Triebziel erreicht werden kann, samt Entladung und spezifischer Erfüllung.

52 Sigmund Freud, „Entwurf einer Psychologie" (1895), GW, 452–461.

53 Siehe oben, Anm. 46.

54 Alle Textstellen zu zitieren, in denen von der Weigerung des Ich die Rede ist, an der Realisierung eines Wunsches aus dem Es mitzuwirken, liefe fast darauf hinaus, alle Freudschen Texte durchzugehen. Vgl. besonders: Die Verdrängung (1915), StA, 107, wo die Verdrängung als Vorstadium des Urteils definiert wird, als ein Akt zwischen Flucht und Verurteilung.

55 Sigmund Freud, Jenseits des Lustprinzips (1920), StA, Bd. 3, 251.

56 Sigmund Freud, Traumdeutung, StA, Bd. 2.

57 Donald Klein, „Depression and Anhedonia", in: David Clark und Jan Fawcett, Anhedonia and Affect Deficit States, New York 1987, 1–14. Die offenkundig unterschiedlichen Wirkungen der Opiate bzw. des Kokains rechtfertigen eine Forschungshypothese, die für das Verständnis der Drogensucht äußerst nützlich ist: die These, wonach jemand die Droge im Sinne einer Selbstheilung wählt (also Heroin für diejenigen, die sich zu leicht erregbar fühlen, Kokain für die Depressiven), mithin aus vernünftigen Gründen und pharmakologisch sinnvoll. Vgl. Edward Khantzian, „The Self-Medication Hypothesis of Addictive Disorders: Focus on Heroin and Cocaine Dependence", The American Journal of Psychiatry 142, Nr. 11, Nov. 1985, 1259–1264. Für eine sehr aufschlußreiche Synthese dieser beiden neuesten Sichtweisen vgl. Peter Kramer, Listening to Prozac®: A Psychiatrist Explores Antidepressants Drugs and the Remaking of the Self, 231–236.

58 Sigmund Freud, Das Unbehagen in der Kultur (1929), StA, Bd. 9, 210. Zur Gegenüberstellung von Religion und Rauschmitteln siehe auch: Die Zukunft einer Illusion (1927), StA, Bd. 9, 182.

59 Vgl. E.Vera Ocampo, L'Envers de la toxicomanie. Un idéal d'indépendance, Paris 1989, 117, 137–145.
In einem Buch, das sehr wichtig ist – da es die Inhalte des süchtigen Denkens zu rekonstruieren versucht –, spricht Sylvie Geismar-Wieviorka selbst vom Ideal einer „Superunabhängigkeit", die als ein unterschwelliges Bedauern die Erfahrung der Gewöhnung begleitet. Der Süchtige ist ein Mensch, der gegenüber anderen und der Welt nicht die geringste Form der Abhängigkeit erträgt. Dieses Ziel ist offensichtlich ernstlich gefährdet. „Aus dieser unausweichlichen Bedrängnis, dieser Unmöglichkeit, total unabhängig zu sein, ziehen manche Süchtige die Rechtfertigung ihrer Drogenabhängigkeit. Eine relative Unabhängigkeit interessiert sie nicht. Sie scheint ihnen als Existenzziel zu mittelmäßig, um für sie in Frage zu kommen. Sie glauben an die absolute Unabhängigkeit, und da sie diese nicht erreichen können, ziehen sie eine völlig abhängige Lebensweise vor." (Les Toxicomanes, Paris 1995, 69)

60 Sigmund Freud, Die Zukunft einer Illusion (1927), StA, Bd. 9, 182.

61 Sigmund Freud, Drei Abhandlungen zur Sexualtheorie (1905), StA, Bd. 5, 120. Vgl. Bruchstück einer Hysterie-Analyse (1905), StA, Bd. 6, 178.

62 Sigmund Freud, Meine Ansichten über die Rolle der Sexualität in der Ätiologie der Neurosen (1905), StA, Bd. 5, 156 f.

63 Fernando Geberovich, Une douleur irrésistible. Sur la toxicomanie et la pulsion de mort, Paris 1984, 303.

64 Paul Meehl, „Hedonic Capacity: Some Conjectures" (1975), in: Dan Clark und Jan Fawcett, Anhedonia and Affect Deficit States, 33–45.

65 Sigmund Freud, „De la coca", in: R. Byck, De la cocaïne, Brüssel 1976.

66 Über Freuds Erfahrung mit Kokain und über deren Spuren in der Psychoanalyse vgl. vor allem R. Byck, De la cocaïne; aber auch Pierre Eyguesier, Comment Freud devint drogman, Paris 1983; Fernando Geberovich, Une douleur irrésistible, 146–281; E. Vera Ocampo, L'Envers de la toxicomanie. Un idéal d'indépendance, 88–119.

67 Norman Doidge, „Appetitive Pleasure States: A Biopsychoanalytical Model of the Pleasure Threshold, Mental Representation, and Defense", in: Robert Glick und Stanley Bone, Pleasure beyond the Pleasure Principle, New Haven/London 1990, 138–173.

68 Jacques Lacan, Le Séminaire, Buch XX, Encore, Paris 1975, 12.

69 Ebd., 13. Als erleuchtender Kommentar zu dieser Passage vgl. Serge André, Que veut une femme? (1986), Paris 1995, 237–255.

70 Jacques Lacan, Le Séminaire, Buch VIII, Le Transfert, Paris 1991, 14.

71 Sigmund Freud, Massenpsychologie und Ich-Analyse (1921), StA, 112.

72 Sigmund Freud, Triebe und Triebschicksale (1915), StA, Bd. 3, 85 f. „Das Objekt des Triebes ist dasjenige, an welchem oder durch welches der Trieb sein Ziel erreichen kann. Es ist das Variabelste am Triebe,

nicht ursprünglich mit ihm verknüpft, sondern ihm nur infolge seiner Eignung zur Ermöglichung der Befriedigung zugeordnet" (86).

73 Jacques Lacan, Le Séminaire, Buch VII, L'Éthique de la psychanalyse, Paris 1986, 357.

74 Zur lyrisch-bildlichen Umgestaltung der Freudschen Triebe in unzähmbare Begierden vgl. beispielsweise Nestor Braunstein, La Jouissance, un concept lacanien, Paris 1992, 58–66.

75 Zur Begierde in ihrer exemplarischen Verkörperung durch den hysterischen Patienten vgl. Nestor Braunstein, La Jouissance, un concept lacanien, 201–229; Serge André, Que veut une femme?, 143–160.

76 In einem Kapitel, das die Kluft zwischen Freud und Lacan illustriert, erwähnt Ellie Ragland, daß in der Lacanschen Neuinterpretation des Todestriebs die Objekte eine Befriedigung zu versprechen scheinen, die rasch „süchtig macht", indem sie das Verlangen bedroht (Essays on the Pleasures of Death. From Freud to Lacan, New York – London, 1995, 91).

77 So in einem Buch, das sich aus vielerlei Gründen als außerordentlich intelligent und reichhaltig erweist, das jedoch vollkommen irregeführt wird durch die Lacansche These und die feste Überzeugung, daß Freud die tatsächlichen chemischen Eigenschaften des Kokains hätte erkennen müssen (Pierre Eyguesier, Comment Freud devint drogman).

78 Ebd., 39–42, 93 passim.

79 Zum Fehlen der Begierde in der Drogensucht vgl. beispielsweise Fernando Geberovich, Une douleur irrésistible, 282–305; E. Vera Ocampo, L'Envers de la toxicomanie, 116–134; Nestor Braunstein, La Jouissance, 263–269; Sylvie Lepoulichet, Toxicomanies et psychanalyse, „Les narcoses du désir", Paris 1987.

SCHLUSS

1 New York Magazine vom 15. Juli 1996, 36–39.

2 Sehr bedeutsam ist in diesem Zusammenhang die Arbeit von Alain Ehrenberg und den Mitarbeitern an der Nummer der *Communications* mit dem Titel „Leben mit Drogen", Juli 1996.

3 Für eine nicht paranoide Analyse des Konsums vgl. Gilles Lipovetsky, L'Empire de l'éphémère. La mode et son destin dans les sociétés modernes, Paris 1987; Robert Rochefort, La Société des consommateurs, Paris 1995.

4 Einige Ansätze seien genannt: A. Renaut, „Individu, dépendance et autonomie", in: A. Ehrenberg (Hrsg.), Individus sous influence, Paris 1991, 219–234; Avital Ronell, Crack Wars, Nebraska University Press 1992; Dan von Brock, „The Use of Drugs for Pleasure. Some Philosophical Issues".

5 Edward Khantzian, „The Self-Medication Hypothesis of Addictive Disorders: Focus on Heroin and Cocaine Dependence", The American Journal of Psychiatry 142, Nr. 11, November 1985, 1259–1264.

6 Eine Synthese in der Frage der Endorphine findet sich bei Henry Krystal, „The Hedonic Element in Affectivity", in: David C. Clark und Jan Fawcett, Anhedonia and Affect Deficit States, 89–117, besonders 103–107. Im Zusammenhang mit ALS (Amphetamin-ähnliche Substanzen) vgl. Donald F. Klein, „Depression and Anhedonia", ebd., 1–14, bes. 11: „Ich stelle die Hypothese auf, daß das für die Empfindung appetitiver Lust verantwortliche Zentrum eine dem Amphetamin ähnliche Substanz (ALS) freigibt und daß wir es mit einer positiven Rückkopplung zu tun haben, denn die amphetaminanaloge Substanz stimuliert ihrerseits das appetitive Lustzentrum. Bei der Substanz kann es sich um Phenylethylamin handeln – oder vielleicht um einen Stoff, der dem Kokain analog ist. Die Identität des stimulierenden Agens ist nicht bekannt." Das Modell von Donald Klein wird wiederaufgenommen und kommentiert von Norman Doidge, „Appetitive Pleasure States: A Biopsychanalytical Model of the Pleasure Threshold, Mental Representation and Defense", in: Robert A. Blick und Stanley Bone, Pleasure Beyond the Pleasure Principle, 138–173, und Peter Kramer (Listening to Prozac®/Glück auf Rezept; frz. Übers.: Le bonheur sur ordonnance?, Paris 1994, 306–342). Zur Chemie der Lust im allgemeinen vgl. Jean-Didier Vincent, Biologie des passions, Paris 1986, Kap. 9.

7 Peter Kramer, Prozac®, 324. Der englische Originaltitel gibt die Grundidee anschaulich wieder: Listening to Prozac®. Es geht darum, die Beziehung zwischen Geist und Körper, und damit zwischen Neurologie und Psychoanalyse, neu zu denken, angefangen bei der Medikationswirkung, die der Arzt entdeckt, indem er seinem Patienten zuhört.

8 Norman Doidge, „Appetitive Pleasure States", 152–155. Zur Gewöhnung an das Kokain, die sozusagen nach der Euphorie der achtziger Jahre wiederentdeckt wurde, vgl. das ausgezeichnete Buch von Jill Jonnes, Hep-Cats, Narcs and Pipe Dreams, New York 1996, 303–413.

9 In einem Buch, dessen These in sehr kritischer Form den Gebrauch von psychotropen Mitteln in Frankreich aufs Korn nimmt, betont Édouard Zarifian gerade die Veränderung des zerebralen Gleichgewichts im psychischen Leben, die diese Substanzen zwangsläufig hervorrufen, deren Name bereits andeutet, daß sie die Seele „umdrehen" (trépô). Vgl. z. B. Édouard Zarifiau, Les jardiniers de la folie, Paris 1988 (dt. Ausgabe: Gärtner der Seele, München 1996).

10 Peter Kramer, Prozac®, 321.

11 Vgl. jedoch den Vorbehalt von Édouard Zarifian, hier hinsichtlich der Wirkungsmechanismen des Fluoxetins.

12 Jean-Didier Vincent, Casanova. La contagion du plaisir, Paris, 1990, 54–55.

Kostis Papajorgis:
Der Rausch

Ein philosophischer Aperitif

Aus dem Neugriechischen von Gaby Wurster
1993. 182 Seiten, Leinen, ISBN 3-608-91625-3

Wer trinkt, gefällt sich, labt sich, leidet. Es verlangt ihn nach einem Seelenzustand, dessen Geheimnis in einem erbarmungslosen Verlust der Selbstkontrolle liegt. Er ist das gebrochene Glied der sozialen Kette; er öffnet den bösen Geistern der Nüchternheit Tür und Tor – dem Chaos, der Verwirrung, dem Lächerlichen, eben jedem Wahnsinn. Kurz: Er will nicht aufhören, seinen Verstand zu verlieren. Gestützt auf bekannte und unbekannte Werke der abendländischen Kultur, geführt von den historischen Protagonisten des Alkohols, entfaltet Kostis Papajorgis eine Philosophie der Leidenschaft für das Delirium. Sie beginnt bei Homer und endet bei Malcolm Lowry. Weit davon entfernt, die Betäubung alltäglicher Sorgen zu rechtfertigen oder eine lallende Geselligeit zu verteidigen, berichtet Papajorgis von einem aristokratischen Rausch der Selbstzerstörung. Trunken ist der Tod in einer seiner tückischten Masken.

Klett-Cotta